2ページで理解する

標準薬物治療ファイル

改訂4版

日本アプライド・セラピューティクス（実践薬物治療）学会 編

南山堂

編者・執筆者一覧（五十音順）

責任編集

山藤　満	SUBARU健康保険組合太田記念病院薬剤部

相曽　啓史	東京医科歯科大学病院薬剤部
安芸万梨子	聖路加国際病院薬剤部
芦川　直也	豊橋ハートセンター薬局　薬局長
安島　秀友	聖マリアンナ医科大学横浜市西部病院薬剤部
新本　春夫	公益財団法人榊原記念財団附属 榊原記念病院末梢血管外科　主任部長
池田　実加	聖マリアンナ医科大学横浜市西部病院薬剤部
市田　裕之	大阪市立十三市民病院薬剤部　副部長
伊藤　幸	草加市立病院薬剤部　主任
井上真智子	浜松医科大学医学部地域家庭医療学講座　特任教授
上原秀一郎	日本大学医学部外科学系小児外科学分野　准教授
内田　豊義	順天堂大学大学院医学研究科代謝内分泌内科学　准教授
内田まやこ	同志社女子大学薬学部臨床薬学教育研究センター　教授
越前　宏俊	明治薬科大学　学長
遠藤　宗臣	医療法人社団泰成会 しぶかわ内科クリニック　内科部長／医療法人社団泰成会 東静岡somキッニック　院長
大久保綾香	聖マリアンナ医科大学横浜市西部病院薬剤部
小川ゆかり	武蔵野大学薬学部臨床薬学センター講師
小田　泰弘	国家公務員共済組合連合会 虎の門病院薬剤部
大日方大亮	日本大学医学部泌尿器科学系泌尿器科学分野　准教授
勝俣　範之	日本医科大学武蔵小杉病院腫瘍内科部長／教授
金井　紀仁	医療法人社団武蔵野会新座病院薬剤科　係長
金子　駿太	JCHO東京山手メディカルセンターリウマチ・膠原病内科　部長
川名　純一	独立行政法人医薬品医療機器総合機構信頼性保証部　調査役
北村　登	日本大学医学部内科学系血液膠原病内科分野　診療教授

木村　聡子	香取おみがわ医療センター医療支援部薬剤科　副科長
國島　広之	聖マリアンナ医科大学感染症学講座　主任教授
桑原　昌代	薬剤師
鯉淵　寛之	医療法人社団緑成会 横浜総合病院薬剤部
古宇田裕子	前 医療法人財団宝積会大木記念 女性のための菊池がんクリニック　薬局長
河野　勤	公益財団法人佐々木研究所附属杏雲堂病院腫瘍内科　科長
高野　尊行	那須赤十字病院薬剤部感染制御室　調剤課長補佐
神山　紀子	昭和大学薬学部臨床薬学講座薬物治療学部門　講師
小暮　孝道	医療法人赤城会 三枚橋病院　副院長
小林　綾子	聖マリアンナ医科大学病院薬剤部　主任
小林　誠一	浜松労災病院薬剤部
櫻井　宏大	帝京大学ちば総合医療センター薬剤部　主任
佐治　重衡	福島県立医科大学腫瘍内科学講座　主任教授
佐村　優	医療法人社団緑成会 横浜総合病院薬剤部　科長
嶋田　顕	昭和大学江東豊洲病院内科　診療科長／腫瘍内科　教授
白井　正一	株式会社エイトライフ　代表取締役
白野　倫徳	大阪市立総合医療センター感染症内科　部長
菅沼　豪	社会福祉法人浴風会 浴風会病院薬剤科　薬品情報管理主任
関口　幸夫	公益財団法人榊原記念財団附属 榊原記念病院循環器内科　部長
高橋　牧子	聖路加国際病院薬剤部
高見澤　格	公益財団法人榊原記念財団附属 榊原記念病院循環器内科　部長
武山　廉	たけやま呼吸器・内科クリニック　院長
舘　知也	岐阜薬科大学健康医療薬学研究室　准教授
津田　泰正	聖路加国際病院薬剤部　マネジャー
桃原　哲也	社会医療法人財団石心会 川崎幸病院循環器内科　主任部長
栃倉　尚広	日本大学医学部附属板橋病院薬剤部　主任

飛田　夕紀	北里大学病院薬剤部
富田　直人	聖マリアンナ医科大学血液・腫瘍内科　教授
中薗　健一	聖マリアンナ医科大学横浜市西部病院薬剤部／感染制御室　主査
中田　和宏	越谷市立病院薬剤科　主幹
中田土起丈	昭和大学藤が丘病院皮膚科　教授
七里　守	公益財団法人榊原記念財団附属 榊原記念病院循環器内科　主任部長
竝川　昌司	SUBARU健康保険組合太田記念病院消化器内科　部長
西村　光司	日本大学医学部小児科学系小児科学分野　助教
野田　勝	福島県立医科大学乳腺外科学講座　助教
橋本　悠生	聖路加国際病院薬剤部
蓮沼　智子	北里大学医学部附属臨床研究センター　教授
花井　雄貴	東邦大学薬学部臨床薬学研究室　講師
林　宏行	日本大学薬学部薬物治療学研究室　教授
生城山勝巳	千葉科学大学薬学部臨床薬学ユニット　教授
藤谷与士夫	群馬大学生体調節研究所分子糖代謝制御分野　教授
古家　恵子	裁判所共済組合本部診療所
朴　成和	東京大学医科学研究所附属病院腫瘍・総合内科　教授
本間　昭	お多福もの忘れクリニック　院長
増田　豊	昭和大学東病院ペインクリニック／昭和大学薬学部　客員教授
松井健太郎	国立精神・神経医療研究センター病院臨床検査部　医長
松岡　陽子	北里大学病院薬剤部　主任
松本　千明	日本大学医学部附属板橋病院　薬剤部
三浦　正樹	亀田総合病院糖尿病内分泌内科　部長
宮島　律子	北里大学病院薬剤部
宮本　康敬	浜松医療センター薬剤科　副科長
向山　雅士	医療法人社団亮正会 総合高津中央病院薬剤部　部長
茂木　孝裕	草加市立病院薬剤部
本石　寛行	草加市立病院薬剤部　主任
森田　達也	聖隷三方原病院緩和支持治療科／副院長
門前　達哉	SUBARU健康保険組合太田記念病院脳神経内科　主任部長
八代　成子	国立研究開発法人国立国際医療研究センター病院眼科　医長
山本　舜悟	大阪大学医学系研究科変革の感染制御システム開発学寄附講座　准教授
山本　信之	和歌山県立医科大学医学部呼吸器内科・腫瘍内科　教授
吉川　勉	公益財団法人榊原記念財団附属 榊原記念病院
若竹　春明	聖マリアンナ医科大学横浜市西部病院救命救急センター
鷲巣　晋作	日本大学医学部附属板橋病院薬剤部

改訂4版の序

「2ページで理解する標準薬物治療ファイル」は，初心者が薬物治療について理解するためよりも，むしろ基礎的な事項を確認し，ベッドサイドや在宅の場面で薬物治療を実践するスタッフを対象にしたものです．本書は初版が2013年8月に出版され，第2版（2015年12月），第3版（2019年8月）と定期的な改訂が行われきました．そしてこのたび，第4版が出版されることになりました．

さて，日本の医療は大きく変わろうとしています．2019年末，中国・武漢を発生源とした新型コロナウイルス感染症（COVID-19）は全世界で猛威を振るい，拡大と沈静を繰り返しながら4年目を迎えました．このような中で，我が国においては社会保障・税一体改革が急ピッチで進められており，医療DX（Digital Transformation）の導入が診療報酬の改定も含めて具現化されています．一方，薬物治療は従来のチーム医療の中心的な対象として，そして外来診療やタスクシフト・シェアへの対応などに科学的・合理的に推進されることがますます求められています．

日本アプライド・セラピューティクス（実践薬物治療）学会の活動方針は「医療法では，医療を担う医療関係者は，医療を受ける者との信頼関係に基づき医療を受ける者の心身の状況に応じて良質かつ適切な医療を行う責務を持つとされています．医療において薬物治療は大きなウエイトを占めており，安心，安全で，かつ，有効で合理的，経済的な薬物治療を提供することは薬物治療を担う者の責務です．しかし，昨今の状況は，それを全うできている状況ではなく，患者，国民からの医療に対する不安感や不信感の増大が起こっています．そのことが，更に，医師に対する過度の負担を課すこととなり，その対応に苦慮する状態を生み，さらに患者の医療に対する不満を増大させるという悪循環に陥っている現状があります．この現状を打破していくためには医師だけでなく，薬剤師など薬物治療を担う者達が，共通の目標と認識を持ち，協力して薬物治療に対応していくべきです．そのためには経験的な薬物治療に依存することなく，薬物治療に関して調査，評価，研究などを行い，新たなエビデンスを蓄積し，安心，安全かつ良質な薬物治療を議論，提案していく，さらに共通の目的と認識を持って薬物治療を実践していくために普及，教育などの活動を行う組

織が必要だと考えます.」（本学会の設立趣意書より）とされており，本書もこの活動方針に沿って作成されてきました．医師・薬剤師が共通した認識で疾患を理解し，確認できることで患者フォローが容易にでき，適切な薬物治療が実践されることと思います．

　現在はさまざまな領域で診療ガイドラインが作成され，臨床に提供されていますが，本書も診療ガイドラインのup dateや新規治療薬の上市などに対応するため，それらの情報を加えて編集作業を行いました．今後も，最新の情報を取り入れ，医療や臨床でますます使いやすい書籍になっていくことを目指し，継続的に改訂を行っていきたいと考えています．既に，本書がいくつかの薬学部で教科書として採用されているとの情報が届いています．今回の第4版より代表的8疾患を網羅できるよう，67疾患（第3版）から70疾患に増やしての標準薬物治療ファイルの編集をお願いしました．標準的な薬物治療を専門以外でも一目で確認できることが本書の主目的であり，多くの医療スタッフに活用され，客観的・科学的なエビデンスに基づいた薬物治療が実践されることを期待します．

　最後に，改訂第4版の編集にあたりご尽力を頂きました栃倉尚広先生（日本大学医学部附属板橋病院薬剤部），津田泰正先生（聖路加国際病院薬剤部）ならびに70疾患の標準薬物治療ファイルの筆者全員の先生方に，心よりお礼申し上げます．

2023年1月
日本アプライド・セラピューティクス(実践薬物治療)学会標準薬物治療委員会
SUBARU健康保険組合太田記念病院　薬剤部
山藤　満

初版の序

　本書は，わが国における当該疾患の治療ガイドラインをベースに，標準的な薬物治療に関する基本的な情報や知識をSOAP形式（S：患者疾患の主観的観察事項，O：客観的観察事項，A：治療評価，P：治療方針）でA４一枚（本書見開き２ページ）に要領よく簡潔にまとめ，読者が該当する疾患に対する標準薬物治療を短時間で確認し理解して，患者フォローに利用できることを目的としています．

　日本アプライド・セラピューティクス学会は，医療を受ける者に対して安心，安全かつ良質な薬物治療を提供するために，薬物治療に関連した課題を評価，研究，普及，教育などを行うことを目的に活動を行っております．医療用医薬品，一般用医薬品のみならず，いわゆるサプリメントなどの補助的非薬物治療も含め，広く薬物治療が科学的で合理的なエビデンスに基づいて行われることを目指し，学会の活動を通して，科学的で合理的なエビデンスに加え患者の価値観に基づいた薬物治療の推進とその薬物治療を担う医療者の養成を医師，薬剤師を中心に行っていきたいと考えています．

　昨今の薬物治療に関する情報は莫大であり，かつ新薬は毎年上市され，治療ガイドラインなども頻繁にアップデートされています．このような状況において適切な薬物治療を即応的に進めるためには，膨大な情報や知識を系統的に整理，理解することが必要となっています．そのため，わが国における当該疾患の治療ガイドラインをベースに，標準的な薬物治療に関する基本的な情報や知識をSOAP形式でまとめることを考えました．それは，臨床の場において，専門医以外の医師もしくは薬剤師が，領域ごとの標準的な薬物治療を一目で確認できるツールとなり，科学的で合理的なエビデンスのみならず，さらに，患者の価値観に基づいた薬物治療を推進する一助になると考えたからです．

　具体的には，薬学部の薬物治療教育を担当する教員と病院で薬物治療に従事する薬剤師を中心とした比較的若い新進気鋭の方達でワーキンググループを組

織し，当該疾患の治療ガイドラインをベースに原案を作成し，さらに，その記載内容を診療ガイドラインに造詣が深く，日常診療に携わっている医師の視点からチェックをするというステップを踏んで作り上げました．

　このような趣旨で作り上げましたので，本書は初心者が薬物治療について学ぶためより，むしろ，基礎的な事項を学び，薬物治療に実践的に立ち向かおうとされている方を対象に，専門医以外の医師もしくは薬剤師が，領域ごとの標準的な薬物治療を一目で確認できることに主目的をおいています．

　本書を通じて，わが国の薬物治療が，経験的，主観的に陥りがちな治療から，科学的，客観的なエビデンスを下敷きにした治療へと進むことを期待します．

2013年7月

日本アプライド・セラピューティクス学会会長

緒方　宏泰

目　次

循環器疾患

1　本態性高血圧症 …………… 2
2　慢性心不全 ………………… 4
3　ST上昇型急性心筋梗塞：急性期 6
4　急性肺血栓塞栓症 ………… 8
5　虚血性心疾患二次予防 …… 10
6　冠攣縮性狭心症 …………… 12
7　深部静脈血栓症 …………… 14
8　心房細動 …………………… 16
9　感染性心内膜炎 …………… 18
10　冠動脈ステント治療における
　　抗凝固・抗血小板療法 …… 20

呼吸器疾患

11　成人気管支喘息 …………… 22
12　慢性閉塞性肺疾患（COPD）…… 24

消化器疾患

13　消化性潰瘍 ………………… 26
14　潰瘍性大腸炎 ……………… 28
15　急性膵炎 …………………… 30
16　慢性膵炎 …………………… 32
17　胆道感染症 ………………… 34
18　C型慢性肝炎 ……………… 36
19　慢性便秘症 ………………… 38

腎・泌尿器疾患

20　慢性腎臓病（CKD）………… 40
21　ネフローゼ症候群 ………… 42
22　前立腺肥大症 ……………… 44
23　過活動膀胱 ………………… 46

内分泌・代謝疾患

24　脂質異常症 ………………… 48
25　2型糖尿病 ………………… 50
26　甲状腺機能亢進症 ………… 52
27　高尿酸血症・痛風 ………… 54

血液・免疫疾患

28　鉄欠乏性貧血 ……………… 56
29　関節リウマチ ……………… 58
30　全身性エリテマトーデス（SLE）… 60

神経・精神疾患

31　脳梗塞 ……………………… 62
32　パーキンソン病 …………… 64
33　てんかん …………………… 66
34　統合失調症 ………………… 68
35　大うつ病性障害 …………… 70
36　アルツハイマー型認知症 … 72
37　不眠障害 …………………… 74

骨・関節疾患

38　骨粗鬆症 …………………… 76

	眼・耳鼻疾患				**53**	初期乳癌 ･･････････････	106
39	緑内障 ･････････････････	78			**54**	転移・再発乳癌 ･･･････	108
40	中耳炎 ･･･････････････	00			**55**	小細胞肺癌（SCLC）･･･	110
41	アレルギー性鼻炎（通年性,花粉症）･･	82			**56**	非小細胞肺癌（NSCLC）･･･････	112
					57	卵巣癌・卵管癌・腹膜癌	114
	皮膚疾患				**58**	子宮頸癌 ･･････････	116
42	アトピー性皮膚炎 ･･･････	84			**59**	子宮体癌 ･･････････	118
					60	前立腺癌 ･･･････････	120
	感染症				**61**	腎細胞癌 ･･･････････	122
43	市中肺炎 ･･････････････	86			**62**	急性骨髄性白血病（AML）･･	124
44	院内肺炎 ･･････････････	88			**63**	急性リンパ性白血病（ALL）･･	126
45	細菌性髄膜炎 ･･････････	90			**64**	慢性骨髄性白血病（CML）･･	128
46	尿路感染症 ･･･････････	92			**65**	慢性リンパ性白血病（CLL）･･	130
47	肺結核 ･････････････････	94			**66**	悪性リンパ腫 ･････････	132
48	HIV感染症/AIDS ･･････	96			**67**	多発性骨髄腫 ･･････････	134
49	帯状疱疹 ･･････････････	98			**68**	発熱性好中球減少症（FN）･･	136
50	敗血症 ･････････････････	100			**69**	抗がん薬による悪心・嘔吐 ･･	138
					70	がん疼痛 ･･･････････	140
	悪性腫瘍						
51	胃癌 ･････････････････	102				文　献 ･･･････････････	142
52	大腸癌 ･････････････････	104				ガイドライン一覧 ･･･････	152

凡例　　　↑：増加，増強，促進　　⇩：減少，低下，抑制

⇔：相互作用　（例）薬剤A⇔薬剤B：惹き起こされる相互作用内容

→：因果関係もしくはその後の対応

○：適応あり，もしくは推奨される　　×：禁忌，もしくは推奨されない

項目別執筆者一覧

1. **本態性高血圧症**：安島秀友／七里　守
2. **慢性心不全**：芦川直也／吉川勉
3. **ST上昇型急性心筋梗塞：急性期**：川名純一／七里　守
4. **急性肺血栓塞栓症**：川名純一／桃原哲也
5. **虚血性心疾患二次予防**：川名純一／高見澤　格
6. **冠攣縮性狭心症**：芦川直也／七里　守
7. **深部静脈血栓症**：川名純一／新本春夫
8. **心房細動**：芦川直也／関口幸夫
9. **感染性心内膜炎**：栃倉尚広／國島広之
10. **冠動脈ステント治療における抗凝固・抗血小板療法**：川名純一／七里　守
11. **成人気管支喘息**：白井正一／遠藤宗臣
12. **慢性閉塞性肺疾患（COPD）**：櫻井宏大／遠藤宗臣
13. **消化性潰瘍**：花井雄貴／越前宏俊
14. **潰瘍性大腸炎**：花井雄貴／越前宏俊
15. **急性膵炎**：林　宏行／越前宏俊
16. **慢性膵炎**：生城山勝巳／越前宏俊
17. **胆道感染症**：木村聡子／越前宏俊
18. **C型慢性肝炎**：生城山勝巳／竝川昌司
19. **慢性便秘症**：松本千明／上原秀一郎
20. **慢性腎臓病（CKD）**：小田泰弘／古家恵子
21. **ネフローゼ症候群**：小田泰弘
22. **前立腺肥大症**：茂木孝裕／大日方大亮
23. **過活動膀胱**：伊藤　幸／大日方大亮
24. **脂質異常症**：栃倉尚広／藤谷与士夫
25. **2型糖尿病**：佐村　優／藤谷与士夫
26. **甲状腺機能亢進症**：小川ゆかり／内田豊義

27. **高尿酸血症・痛風**：向山雅士／三浦正樹
28. **鉄欠乏性貧血**：宮島律子／富田直人
29. **関節リウマチ**：津田泰正／安芸万梨子／高橋牧子／橋本悠生／蓮沼智子
30. **全身性エリテマトーデス（SLE）**：小林綾子／北村　登
31. **脳梗塞**：菅沼　豪／門前達哉
32. **パーキンソン病**：松岡陽子／門前達哉
33. **てんかん**：金井紀仁／門前達哉
34. **統合失調症**：飛田夕紀／小暮孝道
35. **大うつ病性障害**：舘　知也／小暮孝道
36. **アルツハイマー型認知症**：菅沼豪／本間　昭
37. **不眠障害**：小田泰弘／松井健太郎
38. **骨粗鬆症**：桑原昌代／金子駿太
39. **緑内障**：神山紀子／八代成子
40. **中耳炎**：相曽啓史／國島広之
41. **アレルギー性鼻炎**：神山紀子／井上真智子
42. **アトピー性皮膚炎**：神山紀子／中田土起丈
43. **市中肺炎**：池田実加／中薗健一／山本舜悟
44. **院内肺炎**：本石寛行／山本舜悟
45. **細菌性髄膜炎**：高野尊行／山本舜悟
46. **尿路感染症**：高野尊行／國島広之
47. **肺結核**：中薗健一／武山　廉
48. **HIV感染症/AIDS**：市田裕之／白野倫徳
49. **帯状疱疹**：小林綾子／増田　豊／中田土起丈
50. **敗血症**：大久保綾香／中薗健一／若竹春明
51. **胃癌**：中田和宏／朴　成和
52. **大腸癌**：小田泰弘／嶋田　顕
53. **初期乳癌**：宮本康敬／佐治重衡／野田　勝
54. **転移・再発乳癌**：宮本康敬／佐治重衡／野田　勝
55. **小細胞肺癌（SCLC）**：小林誠一／山本信之

56. **非小細胞肺癌（NSCLC）**：小林誠一／山本信之
57. **卵巣癌・卵管癌・腹膜癌**：古宇田裕子／勝俣範之
58. **子宮頸癌**：宮本康敬／勝俣範之
59. **子宮体癌**：宮本康敬／勝俣範之
60. **前立腺癌**：宮本康敬／河野　勤
61. **腎細胞癌**：鷲巣晋作／大日方大亮
62. **急性骨髄性白血病（AML）**：安島秀友／富田直人
63. **急性リンパ性白血病（ALL）**：安島秀友／富田直人
64. **慢性骨髄性白血病（CML）**：内田まやこ／富田直人
65. **慢性リンパ性白血病（CLL）**：内田まやこ／富田直人
66. **悪性リンパ腫**：宮島律子／富田直人
67. **多発性骨髄腫**：宮島律子／富田直人
68. **発熱性好中球減少症（FN）**：宮島律子／西村光司
69. **抗がん薬による悪心・嘔吐**：宮島律子／朴　成和
70. **がん疼痛**：鯉淵寛之／森田達也

xi

- 循環器疾患 ・・・・・・・・・・・・・・・・・・・ 2
- 呼吸器疾患 ・・・・・・・・・・・・・・・・・ 22
- 消化器疾患 ・・・・・・・・・・・・・・・・・ 26
- 腎・泌尿器疾患 ・・・・・・・・・・・・ 40
- 内分泌・代謝疾患 ・・・・・・・・ 48
- 血液・免疫疾患 ・・・・・・・・・・・ 56
- 神経・精神疾患 ・・・・・・・・・・・ 62
- 骨・関節疾患 ・・・・・・・・・・・・・・ 76
- 眼・耳鼻疾患 ・・・・・・・・・・・・・・ 78
- 皮膚疾患 ・・・・・・・・・・・・・・・・・・・ 84
- 感染症 ・・・・・・・・・・・・・・・・・・・・・・ 86
- 悪性腫瘍 ・・・・・・・・・・・・・・・・・・ 102

1 本態性高血圧症

S/O

- **症状**
  - 症状のない場合が多い（肩こり、頭痛、ふらつき、ほてり感、頭重感）
- **検査所見**
  【血圧測定法】
  - 診察室血圧：（座位）診察室2回平均
  - 家庭血圧：原則2回平均
  - →診察室血圧と家庭血圧で差異がある場合、家庭血圧を優先する
  - 24時間自由行動下血圧測定（ABPM）
  - 白衣高血圧：5mmHg高値
- **診断基準**
  - 診察室血圧：140/90mmHg以上
  - 家庭血圧：135/85mmHg以上
  - ABPM（24時間）：130/80mmHg以上
- **鑑別診断**
  二次性高血圧を除外
  - 腎実質性高血圧（慢性糸球体腎炎、多発性嚢胞腎）
  - 腎血管性高血圧
  - 内分泌性高血圧（原発性アルドステロン症、ミネラルコルチコイド過剰症、クッシング症候群、褐色細胞腫、パラガングリオーマ、先端巨大症、甲状腺機能亢進症/低下症、原発性副甲状腺機能亢進症）
  - 血管性高血圧（高安動脈炎、結節性多発動脈炎、全身性強皮症、大動脈狭窄症）
  - 脳、中枢神経系疾患による高血圧
  - 遺伝性高血圧
  - 薬剤誘発性高血圧〔NSAIDs、甘草、グルココルチコイド、シクロスポリン、タクロリムス、エリスロポエチン、エストロゲン（経口避妊薬、ホルモン補充療法）、交感神経刺激薬（三環系/四環系抗うつ薬、SNRI、MAO阻害薬）、がん分子標的薬（抗VEGF抗体製剤、マルチキナーゼ阻害薬）〕

A

- **病因**
  - 病因
    - 環境因子（体重、食塩摂取量など）と遺伝因子の双方が血圧値に関与
    - 血圧＝心拍出量（CO）×末梢血管抵抗（R）
    - CO⇩：心拍数→β遮断薬
    - 循環血液量→利尿薬
    - R⇩：血管緊張性→ACE阻害薬、ARB、Ca拮抗薬
  - 危険因子 ☞表1
    【改善不能】
    - 高齢（65歳以上）、男性
    - 家族歴：若年（50歳未満）発症の心血管病
    【改善可能】
    - 喫煙
    - 糖尿病
      FBS≧126mg/dL
      OGTT、随時血糖≧200mg/dL
      HbA1c≧6.5%（NGSP）
    - 高血圧（特に脳卒中）
    - 脂質異常症
      HDL-C＜40mg/dL
      LDL-C≧140mg/dL
      TG≧150mg/dL
    - 肥満：BMI≧25
      BMI＝体重[kg]÷身長[m]^2
    - メタボリックシンドローム（腹腔内脂肪蓄積に加え、下記のうち2項目以上を有する）
      SBP/DBP≧130/85mmHg
      FBS≧110mg/dL
      脂質異常症（⬆TG/⬇HDL）
  - 疫学
    - 日本：4,300万人（3,100万人が管理不良）
    - 血圧⬆、メタボ→脳心血管病⬆、死亡⬆
- 塩分摂取　9.9g/日（日本）
- **治療評価**
  - 重症度分類 ☞表1
- **治療の必要性**
  - 降圧治療は、脳心血管病の発症・進展・再発による死亡やQOLの低下を抑制させるため、必要
- **治療方針**
  - 初診時の高血圧管理計画 ☞図1
- 未治療の若年多い
- **非薬物治療**
  - 生活習慣の修正
  - 食事〔減塩6g/日（Na2.4g）以下、コレステロール⇩、野菜・果物・魚⬆、低脂肪乳製品⬆、多価不飽和脂肪酸⬆〕、適正体重の維持（BMI:25kg/m^{2}未満）、軽強度の有酸素運動（30分/日または180分/週以上）、節酒（エタノールと

表1　診察室血圧に基づく心血管病リスクの層別化

リスク層	高値血圧 130～139/80～89mmHg	I度高血圧 140～159/90～99mmHg	II度高血圧 160～179/100～109mmHg	III度高血圧 ≧180/≧110mmHg
リスク第一層 予後影響因子がない	低リスク	低リスク	中等リスク	高リスク
リスク第二層 年齢（65歳以上）、男性、脂質異常症、喫煙のいずれかがある	中等リスク	中等リスク	高リスク	高リスク
リスク第三層 脳心血管病既往、非弁膜症性心房細動、糖尿病、蛋白尿のあるCKDのいずれか、または、リスク第二層の危険因子が3つ以上ある	高リスク	高リスク	高リスク	高リスク

JALSスコアと久山スコアより得られる絶対リスクを参考に、予後影響因子の組合せによる脳心血管病リスク層別化を行った。
層別化で用いられている予後影響因子は、血圧、年齢（65歳以上）、男性、脂質異常症、喫煙、脳心血管病（脳出血、脳梗塞、心筋梗塞）の既往、非弁膜症性心房細動、糖尿病、蛋白尿のあるCKDである。

（文献1より転載）

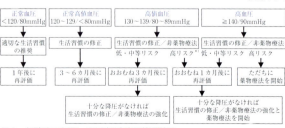

図1　初診時の血圧レベル別の高血圧管理計画

*）高値血圧レベルでは、後期高齢者（75歳以上）、両側頸動脈狭窄や脳主幹動脈閉塞があるか、または未評価の脳血管障害、蛋白尿のないCKD、非弁膜症性心房細動の場合は、高リスクであっても中等リスクと同様に対応する。その後の経過で症例ごとに薬物療法の必要性を検討する。　（文献1より転載）

して，男 性20〜30mL/日，女 性10〜20mL/日以下），禁煙，防寒，ストレス管理，睡眠習慣，入浴習慣，排便管理

P

薬物治療

●標準的な薬物治療計画

- 第一選択薬の使用（禁忌や積極的適応に応じて選択）

積極的適応がない高血圧

STEP1 A，C，Dのいずれか*1

STEP2 A+C，A+D，C+Dのいずれか
（配合剤の使用が可能な場合，配合剤の使用を推奨）

STEP3 A+C+D

STEP4 治療抵抗性高血圧
高血圧専門医に紹介
A+C+D，MR拮抗薬，βもしくはα遮断薬，さらに他の種類の降圧薬

第一選択薬
A：ARB，ACE阻害薬　C：Ca拮抗薬
D：サイアザイド系利尿薬

*1：高齢者では常用量の1/2から開始，1〜3ヵ月の間隔で増量
（文献1より転載）

【ACE阻害薬/ARB】

- 末梢動脈拡張（心拍，GFR変化なし）
- 抗アルドステロン症（→K⬇）
- ×高K⬆，妊娠，血管浮腫（ACE阻害薬のみ），腎動脈狭窄症

リシノプリル 10〜20mg 1日1回
（腎排泄）
エナラプリル 5〜10mg 1日1回
（プロドラッグ→活性体は腎排泄）
カンデサルタン 8mg 1日1回
（肝代謝）
オルメサルタン 10〜20mg 1日1回
（胆汁排泄）
テルミサルタン 20〜40mg 1日1回
（胆汁排泄）

【Ca拮抗薬（DHP系）】

- 細動脈拡張
- 非DHP系：×徐脈，心不全

アムロジピン2.5〜10mg 1日1回
（肝代謝）

【サイアザイド系利尿薬】

- 遠位尿細管でNa再吸収⬇，尿酸⬆，K⬇
- 低用量使用→脂質代謝異常・耐糖能⬇
- ×K⬇（ジゴキシン中毒のリスク），耐糖能異常，痛風，妊娠

ヒドロクロロチアジド 25mg 半錠1日1回（腎排泄）

【β遮断薬】

- β1：心拍出量，心拍数，β2：気管支
- 脂溶性（プロプラノロール等）：肝代謝⬆，CNS⬆
- 親水性（アテノロール等）：腎排泄⬆
- ISA+（ピンドロール等）：心拍数⬆，血清脂質⬆，気管支収縮→少ない
- ×喘息，高度徐脈，耐糖能異常，閉塞性肺疾患，末梢動脈疾患，未治療の褐色細胞腫

カルベジロール10〜20mg 1日1回
（肝代謝）
ビソプロロール5mg 1日1回
（腎排泄および肝代謝）

【臓器障害を合併する高血圧】

	Ca拮抗薬	ARB/ACE阻害薬	サイアザイド系利尿薬	β遮断薬
左室肥大	●	●		
LVEFの低下した心不全		●*1	●	●*1
頻脈	●（非ジヒドロピリジン系）			●
狭心症	●			●*2
心筋梗塞後		●		●
蛋白尿/微量アルブミン尿を有するCKD		●		

*1：少量から開始し，注意深く漸増する
*2：冠攣縮には注意

（文献1より転載）

●注意すべき副作用

- ACE阻害薬/ARB（共通：血管浮腫，高K血症，腎機能障害，ACE阻害薬：空咳）
- Ca拮抗薬（血管拡張による低血圧や動悸，便秘）
- 利尿薬（電解質異常，脂質異常症，耐糖能異常，高尿酸血症）
- β遮断薬（徐脈，脂質異常症，耐糖能異常）
- α遮断薬（起立性低血圧）
- MR拮抗薬（高K血症）

●注意すべき相互作用

- Ca拮抗薬⇔CYP3A4阻害薬：降圧⬆
- ACE阻害薬/ARB⇔K保持性利尿薬：血清K値⬆
- 利尿薬⇔リチウム薬：血中リチウム濃度⬆　など

治療目的/治療モニタリング/患者教育

●治療のゴール

- CVD罹患，死亡予防のため血圧コントロール

●治療のモニタリング項目 ☞表2

表2　降圧目標

	診察室血圧（mmHg）	家庭血圧（mmHg）
75歳未満の成人*1 脳血管障害患者 （両側頸動脈狭窄や脳主幹動脈閉塞なし） 冠動脈疾患者 CKD患者（蛋白尿陽性）*2 糖尿病患者 抗血栓薬服用中	<130/80	<125/75
75歳以上の高齢者*3 脳血管障害患者 （両側頸動脈狭窄や脳主幹動脈閉塞あり，または未評価） CKD患者（蛋白尿陰性）*2	<140/90	<135/85

*1：未治療で診察室血圧130〜139/80〜89mmHgの場合は，図1を参照。すでに降圧薬治療中で130〜139/80〜89mmHgの場合は，低・中等リスク患者では生活習慣の修正を強化し，高リスク患者では降圧薬治療の強化を含めて，最終的に130/80mmHg未満を目指す。
*2：随時尿で0.15g/gCr以上を蛋白尿陽性とする。
*3：併存疾患などによって一般に降圧目標が130/80mmHg未満とされる場合，75歳以上でも忍容性があれば個別に判断して130/80mmHg未満を目指す。

（文献1より改変）

●副作用のモニタリング項目

【ACE阻害薬/ARB】
- 血清K値⬆，空咳（ACE阻害薬のみ）

【Ca拮抗薬】
- 脈拍，便秘

【利尿薬】
- 電解質（血清K値⬇，血清Na値⬇），尿酸値⬆

【β遮断薬】
- 脈拍

【α遮断薬】
- 起立性低血圧

【MR拮抗薬】
- 血清K値⬆

●患者教育

- CVD罹患，死亡予防のために血圧管理の重要性・有益性
- 長期治療の必要性
- 生活習慣の改善（減塩，減量など）
- 家庭血圧の自己測定，記録の励行
- 治療薬の効果・副作用のモニタリング項目

3

2 慢性心不全

S/O

- **症状**
  【うっ血による自覚症状】
  - 左心不全：呼吸困難，息切れ，頻呼吸，起座呼吸
  - 右心不全：右季肋部痛，食思不振，腹満感，心窩部不快感

  【低心拍出による自覚症状】
  - 意識障害，不穏，記銘力低下

- **検査所見**
  【バイオマーカー】
  - NT-proBNP≧400pg/mLまたはBNP≧100pg/mL

  【胸部X線】
  - 肺うっ血および胸水の有無，心胸郭比の増大（立位呼気撮影＞0.5，ポータブル撮影＞0.6）

  【心エコー】
  - 左室収縮能（LVEF）および拡張能，右室機能，うっ血の評価

  【心臓MRI】
  - 心形態，心機能，心筋組織（虚血性心筋症の鑑別，心筋バイアビリティの有無等）の評価

- **診断基準**
  - 症状，既往・患者背景，身体所見，心電図，胸部X線のいずれかにおいて，心不全を疑わせる項目があり，心エコー・CT・MRI・核医学検査・運動／薬剤負荷試験・心臓カテーテル検査において病的所見を認めた場合

A

- **病因**
  - **病因**
    - 高血圧，冠動脈疾患，不整脈（心房細動等），弁膜症，睡眠時無呼吸，慢性閉塞性肺疾患，先天性心疾患

- **危険因子**
  - CKD，肥満，糖尿病，家族歴

- **治療評価**
  - **重症度分類**
    - 心不全ステージ分類（図1），NYHA

- 心機能分類
- **治療の必要性**
  - 心不全ステージAより治療介入が必要
- **治療方針**
  - 図1，図2参照

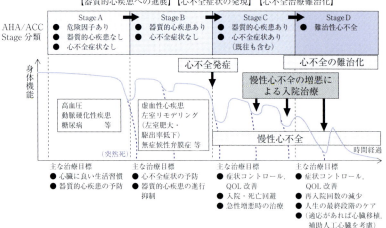

図1　心不全ステージ分類

（文献1より改変）

P

- **薬物治療**
- **標準的な薬物治療計画**

  【心不全ステージA】
  - 高血圧：サイアザイド系利尿薬，減塩，減量
  - 糖尿病：SGLT2阻害薬，減量，身体活動量の増加

  【心不全ステージB】
  - 冠動脈疾患：ACE阻害薬，スタチン，禁煙
  - 心筋梗塞：β遮断薬，MRA
  - 左室収縮不全：ACE阻害薬

  【心不全ステージC，D】
  - 図2参照

- HFrEF症例に対するACE阻害薬/ARB/ARNI，β遮断薬は可能な限り増量を図る
- LVEF≧40％に改善したHFrEF症例では，原則HFrEFに対する標準治療を継続する

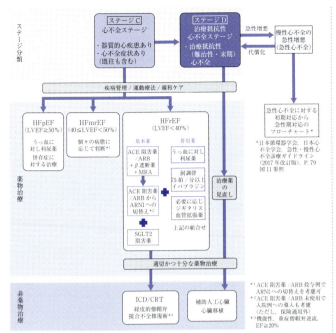

図2　心不全治療アルゴリズム
〔日本循環器学会／日本心不全学会：2021年JCS/JHFSガイドラインフォーカスアップデート版急性・慢性心不全診療．〈https://www.j-circ.or.jp/cms/wp-content/uploads/2021/03/JCS2021_Tsutsui.pdf〉（2022年10月閲覧）〕

【ACE阻害薬】

エナラプリル　2.5～5mg　1日1回
　［活性代謝物が腎排泄］

- 注意すべき副作用：腎機能障害（尿量低下を伴う），K↑，血管浮腫，空咳

【ARB】

カンデサルタン　4mg　1日1回

- ACE阻害薬が忍容性などの点で投与できない場合に用いる
- 注意すべき副作用：腎機能障害（尿量低下を伴う），K↑

【ARNI】

サクビトリルバルサルタン　50mg　1日2回［ネプリライシン阻害薬sacubitrilの活性代謝物は腎排泄］

- ACE阻害薬/ARBの効果不十分例において切り替える
- ACE阻害薬からの切り替え時は，36時間以上の間隔を空けて投与開始
- 注意すべき副作用：血圧低下，腎機能障害（尿量低下を伴う），血管浮腫，空咳

【β遮断薬】

カルベジロール　1.25mg　1日2回
　［胆汁排泄］
ビソプロロール　0.625mg　1日1回
　［腎/胆汁排泄］

- カルベジロールは喘息症例に対する投与は禁忌．腎機能正常例におけるカルベジロールとビソプロロールのβ₁遮断作用の効力比はおよそ1：4
- 注意すべき副作用：徐脈，心不全症状の増悪

【MRA】

スピロノラクトン　25mg　1日1回
エプレレノン　25～50mg　1日1回

- 注意すべき副作用：K↑，女性化乳房（スピロノラクトン）

【SGLT2阻害薬】

エンパグリフロジン　10mg　1日1回
ダパグリフロジン　10mg　1日1回

- 注意すべき副作用：性器感染（フルニエ壊疽等），正常血糖ケトアシドーシス

【ループ利尿薬】

フロセミド　20～40mg　1日1回
アゾセミド　30～60mg　1日1回

- 注意すべき副作用：K↓，脱水症

【バソプレシンV₂受容体拮抗薬】

トルバプタン　3.75～7.5mg　1日1回

- 注意すべき副作用：Na↑，肝機能障害，口渇，脱水症

【サイアザイド系利尿薬】

トリクロルメチアジド　0.5～1mg
　1日1回

- ループ利尿薬抵抗例に対し併用
- 注意すべき副作用：Na↓，K↓，血圧低下（ACE阻害薬/ARB/ARNI併用例），脱水症

【I_fチャネル阻害薬】

イバブラジン　2.5mg　1日2回
　※2週間以上経過後増量

- 注意すべき副作用：徐脈，光視症，霧視
- 注意すべき相互作用：ベラパミル，ジルチアゼム（イバブラジン血中濃度上昇に伴う過度の徐脈）

【ジギタリス】

メチルジゴキシン　0.05～0.1mg
　1日1回　［腎排泄］

- 注意すべき副作用：房室ブロック，食欲不振

治療目的／治療モニタリング／患者教育

●治療のゴール
- 短期的：自覚症状の改善（NYHA心機能分類，KCCQスコア）
- 長期的：再入院抑制，生命予後改善

●治療のモニタリング項目
- 自覚症状の有無，体重の変化
- 血液検査：NT-proBNP値またはBNP値
- 胸部X線検査：肺うっ血および胸水の有無，心胸郭比
- 心エコー検査：LVEF，うっ血の有無

●副作用のモニタリング項目
- 血圧，体重
- 血液検査：腎機能評価項目（UN，CRE），電解質（特にNa，K）

●患者教育
- 塩分制限，低Na血症を生じる低心機能もしくは低腎機能例における緩徐な水分制限，禁煙，良好な服薬アドヒアランスの維持（低血圧時における服薬自己中断の危険性等），NSAIDs内服禁止

3 ST上昇型急性心筋梗塞：急性期

S/O

●症状
- 胸痛（重苦しい，締めつけ，圧迫，焼けつく．顎・頚部・肩・心窩部・背部・腕へ放散）（84%）
  高リスクの胸痛・安静で20分以上持続or胸痛出現前2日以内に発作（頻度や程度増加）
- 呼吸困難（6%）
- 意識障害（2%）
- めまい，悪心・嘔吐，冷汗

●検査所見
【12誘導心電図】
- T波の尖鋭・増高（Hyperacute T），T波の陰転化，R波の減高，ST上昇／低下，

異常Q波，右室梗塞でV$_{4R}$のST上昇

【心筋傷害マーカー】
- 高感度心筋トロポニン ⬆，CK⬆，CK-MB⬆

【聴診】
- 心音・心雑音（Ⅲ音），湿性ラ音

【心エコー】
- 局所壁運動異常，左室収縮機能

【胸部X線写真】
- 肺うっ血，肺水腫，胸水

●診断基準
- 心電図STの持続的上昇
- Killip分類：身体所見に基づく重症度分類（ポンプ不全）☞表1

表1　Killip分類（身体所見に基づいた重症度分類）

クラスⅠ	ポンプ失調なし	肺野にラ音なくⅢ音も聴取しない
クラスⅡ	軽度～中等度の心不全	全肺野の50%未満の範囲でラ音を聴取またはⅢ音を聴取する
クラスⅢ	重症心不全，肺水腫	全肺野の50%以上の範囲でラ音を聴取する
クラスⅣ	心原性ショック	血圧90mmHg未満，尿量減少，チアノーゼ，冷たく湿った皮膚，意識障害を伴う

〔日本循環器学会：急性冠症候群ガイドライン（2018年改訂版），2019年6月1日更新版．〈https://www.j-circ.or.jp/cms/wp-content/uploads/2020/02/JCS2018_kimura.pdf〉（2022年10月閲覧）〕

A

病因
●病因
- 冠動脈の完全閉塞による貫壁性心筋虚血

●危険因子
【改善可能】
- 糖尿病，高血圧，慢性腎臓病（CKD）
- 喫煙
- 脂質異常症：HDL-C<40mg/dL，LDL-C≧140mg/dL，TG≧150mg/dL
- メタボリックシンドローム，肥満（BMI≧25）

【改善不可能】
- 高齢：65歳以上
- 家族歴：若年（50歳未満）発症の心血管病

●疫学
- 発症超早期の致死性不整脈（心室細動）により死亡（自動体外式除細動器AEDが有効）：総患者の14%以上
- 院内死亡率：7%前後に減少（CCU管理と冠再灌流療法普及により）
- 虚血性心疾患の死亡率：10万人あたり男性63.4，女性50.0（欧米の1/2～1/3）

治療評価
●重症度分類
- Killip分類 ☞表1

●治療方針
①標準的初期治療
- MONA（☞表2．モルヒネ，酸素，硝酸薬，アスピリン）

表2　MONA

M	モルヒネ（硝酸薬投与後胸痛持続例）
O	酸素：来院後6時間以内の全患者，肺うっ血や動脈血酸素飽和度低下（<94%）を認める患者に2～5L／分
N	硝酸薬（舌下・口腔内噴霧：胸部症状，静注：胸部症状，血圧，肺うっ血治療）
A	アスピリン（発症直後160～325mg咀嚼）

②再灌流療法
- 経皮的冠動脈インターベンション（PCI）or血栓溶解療法→STEMI発症早期（TIMI3再灌流）で予後改善が確立

【血栓溶解療法】
- 発症3時間以内で，PCIを施行するためにかかる時間と血栓溶解療法開始までにかかる時間の差が1時間以上の場合に考慮
- 発症6時間以内で，最初の接触から2時間以内にPCIが施行できないことが予想される場合

【primary PCI】
- 発症12時間以内の患者に対し，できる限り迅速に行う

【緊急冠動脈バイパス（CAGB）】
- PCI不成功，PCI不適病変

【再灌流療法の補助療法】
- 未分画ヘパリン＋アスピリン：PCI時，ACT250秒以上
- 抗トロンビン薬（アルガトロバン）：ヘパリン起因性血小板減少症（HIT）患者のPCI時
- アスピリン：初期治療として162～325mg咀嚼服用
- Primary PCI前に，プラスグレル20mgまたはクロピドグレル300mgまたはチカグレロル180mg投与
- カルペリチド静脈内投与．発症12時間以内にPCIを行う場合の再灌流傷害予防目的に考慮してもよい
- ニコランジル：発症12時間以内の患者にPCIを行う際の冠微小循環改善目的に考慮してもよい

③その他の治療
- ポンプ失調時：硝酸薬，強心薬
- 頻脈性不整脈：抗不整脈薬，電気的除細動
- 薬物治療抵抗性の心原性ショック：補助循環装置〔大動脈バルーンパンピング（IABP），経皮的心肺補助装置（PCPS），IMPELLA〕機械的合併症（自由壁破裂，中隔穿孔，僧帽弁乳頭筋断裂）に対する緊急手術，徐脈性不整脈に対して体外ペーシング再灌流療法

P

薬物治療
●標準的な薬物治療計画
【酸素】
- 低酸素血症（酸素飽和度90％未満）または心不全徴候のある患者

【輸液】
- 容量負荷所見がない低拍出量・低血圧患者に対する迅速な輸液
- 電解質補正（K＞4.0mEq/L, Mg＞2.0mg/dL）

【抗凝固薬】
- ヘパリン　Primary PCI施行時にアスピリンと併用しながら70〜100単位/kgを急速静注投与し、ACTを250秒以上を維持
- アルガトロバン　0.7mg/kg/分

【血栓溶解療法】
- モンテプラーゼ　27,500 IU/kg

【2剤併用抗血小板療法（DAPT）】
- アスピリン　81〜162mg（禁忌のない限り永続）
加えて
- プラスグレル　初回20mg, 維持3.75mg（肝代謝）
または
- クロピドグレル　初回300mg, 維持75mg（肝代謝）
または
- チカグレロル　初回180mg, 維持1回90mg 1日2回（肝代謝）
- 詳細は「10. 冠動脈ステント治療における抗凝固・抗血小板療法（→p.20）」を参照

【β遮断薬】
- 高リスクでβ遮断薬が禁忌でない患者
- アテノロール　25〜50mg（腎排泄）
- メトプロロール　30〜120mg（肝代謝）
- カルベジロール　10〜20mg（肝代謝）

- ビソプロロール　2.5〜5mg（肝腎排泄）
- 発症早期から少量から開始

【ACE阻害薬】
- 全例に早期投与（禁忌以外）
- エナラプリル　2.5〜10mg（活性代謝物・腎排泄）
- 発症24時間以内に少量から開始

【ARB】
- ACE阻害薬に不耐性の患者
- カンデサルタン4〜8mg（肝代謝）など
- 少量から開始

【ミネラルコルチコイド受容体拮抗薬】
- 左室機能低下（LVEF40％以下）、心不全、糖尿病を有するACE阻害薬及びβ遮断薬既投与患者で、腎不全や高カリウム血症がない患者
- スピロノラクトン25mg（肝代謝）

【スタチン系薬】
- アトルバスタチン10mg（肝代謝）, ロスバスタチン2.5〜10mg（胆汁排泄）など
- 発症後早期から開始

●注意すべき副作用
【抗凝固薬】
- ヘパリン：出血, 血小板減少, HIT（3％）

【血栓溶解療法】
- モンテプラーゼ：出血

【抗血小板薬】
- アスピリン：出血, 消化管潰瘍
- クロピドグレル：出血, 血小板減少, 肝機能障害

【降圧薬】
- β遮断薬：徐脈, 低血圧, 心不全徴候
- ACE阻害薬：低血圧, 高K血症, 空咳
- ARB, スピロノラクトン：低血圧, 高K血症

【その他】
- スタチン：CK↑, 横紋筋融解, 肝機能障害, 血小板減少, 間質性肺炎
- 硝酸薬：血圧↓, 頭痛

●注意すべき相互作用
- アスピリン⇔イブプロフェン
- スタチン⇔フィブラート：腎機能↓
- クロピドグレル⇔CYP2C19阻害薬
- チカグレロル⇔CYP3A阻害薬, 誘導薬

治療目的/治療モニタリング/患者教育
●治療のゴール
【短期】
- 急性期離脱：モルヒネ, 酸素, 硝酸薬, カテコラミン
- 心筋虚血の解除：血栓溶解薬, 硝酸薬, Ca拮抗薬
- 心臓死・致死性心筋梗塞の予防, 生命予後改善：アスピリン, β遮断薬, スタチン, ACE阻害薬, ARB, 抗不整脈薬

●治療のモニタリング項目
- 胸痛, 呼吸困難, 心電図, 心エコー, 動脈血酸素飽和度, ACT/APTT, CK/CKMB, 血圧, コレステロール値, 尿量, 電解質（K, Mg）, PCWP, CI

●副作用のモニタリング項目
- 出血（内出血, 下血など）, 胃部症状, 臨床検査（血算, 肝機能, 腎機能, 電解質, CK）

●患者教育
- 危険因子の是正の重要性について：糖尿病, 血圧, 脂質, 体重, 喫煙
- 生活習慣の是正について
  食餌, 運動, 禁煙, 節酒等
- 硝酸薬1回舌下5分後に効果が不十分（胸痛改善せず, 増悪）→救急車要請
- 服薬方法・継続の意義
- インフルエンザワクチンおよび肺炎球菌ワクチン（高齢者）の接種を推奨
- 患者の家族には、BLS（一次救命法）とAEDの心肺蘇生訓練プログラム

4 急性肺血栓塞栓症

S/O

- **症状**
  - 特異的なものはない
  - 呼吸困難，胸痛，頻呼吸，発熱，失神，咳嗽，喘鳴，冷汗
  - 頻呼吸，頻脈が高頻度に認められる
- 【特徴的な発症状況】
  - 安静解除直後の最初の歩行時，排便，排尿時，体位変換時
- **診断基準** ☞図1

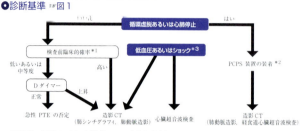

PTEを疑った時点でヘパリンを投与する．DVTも同時に探索する．
*1：スクリーニング検査として胸部X線，心電図，動脈血ガス分析，経胸壁心臓超音波検査，血液生化学検査を行う．
*2：PCPS装置が利用できない場合には胸骨圧迫，昇圧薬により循環管理を行う．
*3：低血圧あるいはショックでは，造影CTが可能なら施行するが，施行が難しい場合には心臓超音波検査の結果のみで血栓溶解療法などを考慮してよい．

図1 急性肺血栓塞栓症の診断手順
(佐久間聖仁：急性肺血栓塞栓症の診断：今後の方向性．Therapeutic Research, 30：744-747, 2009より改変)

A

病因
- **病因**
  - 新鮮血栓が塞栓子として肺動脈を閉塞
- **危険因子**
  - 【先天性】
    - プロテインC欠乏症，プロテインS欠乏症，アンチトロンビン欠乏症，高ホモシステイン血症
  - 【後天性】
    - 血流停滞（長期臥床，肥満，妊娠，心肺疾患，加齢，下肢静脈瘤，長時間座位）
    - 血管内皮障害（手術，外傷，骨折，中心静脈カテーテル留置，喫煙，抗リン脂質抗体症候群）
    - 血液凝固能亢進〔悪性腫瘍，妊娠，手術，外傷，骨折，熱傷，薬物（経口避妊薬，エストロゲン製剤など），抗リン脂質抗体症候群，脱水〕
- **疫学**
  - 患者数：62人/100万人
- **重症度／治療方針**
  ☞図2[1, 2)]
- **治療の必要性**
  - 未治療の死亡率：約30%
- **薬物治療**
  ☞表1

治療評価

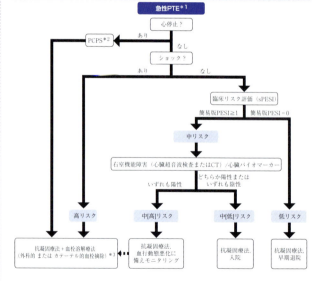

*1：診断されしだい，抗凝固療法を開始する．高度な出血のリスクがある場合など，抗凝固療法が禁忌の場合には下大静脈フィルター留置を考慮する
*2：施設の設備や患者の状態により，装着するか否かを検討する
*3：施設の状況や患者の状態により，治療法を選択する

図2 急性PTEのリスクレベルと治療アプローチ[1, 2)]

表1 急性PTEの薬物治療に関する推奨とエビデンスレベル

	推奨クラス	エビデンスレベル
急性PTEの初期治療期,維持治療期に非経口抗凝固薬とワルファリンを投与して,非経口抗凝固薬はワルファリンの効果が安定するまで継続する.	I	B
急性PTEの血行動態が安定している例に,初期治療期,維持治療期に非経口抗凝固薬あるいはDOACを投与する.エドキサバンは非経口抗凝固薬による適切な初期治療後に投与する.リバーロキサバンおよびアピキサバンは,一定期間の高用量による初期治療後に常用量にて投与する.	I	A
急性PTEの抗凝固療法は,可逆的な危険因子がある場合には3ヵ月間,誘因のないVTEでは少なくとも3ヵ月間の投与を行う.	I	A
急性PTEの抗凝固療法は,再発をきたした患者ではより長期の投与を行う.	I	B
急性PTEの抗凝固療法の3ヵ月以上の延長治療を行う場合には,リスクとベネフィットを定期的に十分に検討する.	I	C
急性PTEで,ショックや低血圧が遷延する血行動態が不安定な例に対しては,血栓溶解療法を施行する.	I	B
急性PTEの治療におけるワルファリンは,プロトロンビン時間国際標準比(PT-INR)が1.5〜2.5となるように調節投与する.	IIa	C
急性PTEの抗凝固療法は,癌患者では癌が治癒しない限り,より長期間の投与を行う.	IIa	B
急性PTEで,正常血圧であるが右室機能不全と心臓バイオマーカー陽性がともに認められる症例に対しては,非経口薬による抗凝固療法を第一選択とし,循環動態の悪化徴候を見逃さないようにモニタリング下にて管理する.循環動態の悪化徴候がみられた場合には,血栓溶解療法を考慮する.	IIa	B
誘因のないPTEの抗凝固療法中止後に,抗凝固療法の延長治療を希望しない,あるいは可能でない場合に,PTEの再発予防にアスピリンを投与する.	IIb	B

〔日本循環器学会:肺血栓塞栓症および深部静脈血栓症の診断,治療,予防に関するガイドライン(2017年改訂版),2020年8月28日更新版.(https://www.j-circ.or.jp/guideline/pdf/JCS2017_ito_h.pdf)(2022年10月閲覧)〕

P

薬物治療
●標準的な薬物治療計画
- ヘパリン 80単位/kgから5,000単位を単回静脈
  以後,18単位/kg/hrか1,300単位の持続静注としてAPTTを1.5〜2.5倍とする
- フォンダパリヌクス 7.5mg(体重50〜100kg)1日1回,皮下投与

- 長期治療:ワルファリン,アピキサバン,エドキサバン,リバーロキサバン
  〔詳細は「7. 深部静脈血栓症(→p.14)」を参照〕

治療目的/治療モニタリング/患者教育
●治療のゴール
- 抗凝固薬にて病態進行防止
- 肺高血圧症への進展防止
- QOLや生命予後を確保

●治療のモニタリング項目
- ヘパリン:4〜6時間後にAPTT,その後は1日1回測定
- ワルファリン:維持量決定までPT-INRを毎日

【急性PTEに対する抗凝固療法の継続期間[3, 4]】

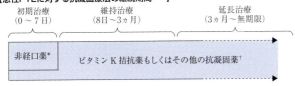

*:未分画ヘパリン・フォンダパリヌクス
†:ワルファリン・エドキサバン・リバーロキサバン・アピキサバン

●副作用のモニタリング項目
- ヘパリン:出血,血小板減少,ヘパリン依存性自己抗体(抗ヘパリン-血小板第4因子複合体抗体:HIT抗体),血栓症
- フォンダパリヌクス:出血,血小板減少,貧血,ヘモグロビン,肝機能,腎機能
- ワルファリン:出血,PT-INR,肝機能

●注意すべき副作用
- ヘパリン:出血,ヘパリン起因性血小板減少症(HIT),血栓症
- フォンダパリヌクス:出血,肝機能障害,黄疸,ショック,アナフィラキシー
- ワルファリン:出血,皮膚壊死,肝機能障害,黄疸

●注意すべき相互作用
- ワルファリン⇔CYP2C9阻害薬,ビタミンK含有医薬品・食品:作用↓

●患者教育
- 再発予防には抗凝固療法の継続期間が重要
- 出血症状(あざや鼻血など)を認めた場合には申し出ること

5 虚血性心疾患二次予防

S/O

●症状
- 胸部圧迫感，絞扼感，放散痛（左肩・腕のしびれ），呼吸苦（胸部症状のない無痛性心筋梗塞も存在）

●診断基準
- 急性冠症候群（ACS）：ST上昇型心筋梗塞（STEMI），非ST上昇型心筋梗塞（NSTEMI），不安定狭心症（uAP）
- 安定労作性狭心症（eAP）
- 無症候性心筋虚血（SMI）

●二次予防の定義
- 虚血性心疾患症例の心血管系事故*の予防

*：心臓死（致死性心筋梗塞，心臓突然死，心不全死）および非致死性心筋梗塞，薬剤抵抗性狭心症，心不全による入院，脳卒中など

A

病因
●病因
- 冠動脈アテローム硬化に伴う血管内腔の狭小化，アテローム破綻による血栓形成，冠攣縮

●危険因子
【改善可能】
- 糖尿病
  - FBS ≧126 mg/dL
  - OGTT（2時間値）≧200
- 喫煙
- 高血圧
  - 正常高値：130〜139/85〜89mmHg
  - I度HTN：140〜159/90〜99mmHg
  - II度HTN：160〜179/100〜109mmHg
  - III度HTN：≧180/≧110mmHg
- 脂質異常症
  - HDL＜40mg/dL
  - LDL≧140mg/dL
  - TG≧150mg/dL
- 肥満　BMI≧25
  - BMI=体重［kg］÷身長［m］²
- メタボリックシンドローム
  - 腹囲に加え，血圧，血糖，脂質のうち2項目を満たす場合
  - 腹囲男性≧85cm，女性≧90cm
  - 正常高値以上の血圧
  - 血糖値/脂質代謝異常
- 慢性腎臓病（CKD）

【改善不可能】
- 性別（男性）
- 高齢（65歳以上）

●疫学
- 虚血性心疾患による死亡率（人口10万当たり）：男性63.4，女性50.0

治療評価
●治療の必要性
- 心筋梗塞再発，突然死，心不全死の予防（生命予後改善），狭心症発作時緩解および予防

【治療目標】
- 体重：18.5≦BMI＜25の維持
- 血圧：140/90mmHg，ハイリスク患者では130/80mmHg
- 脂質：LDL＜70mg/dL
- 糖質：HbA1c＜7%

●治療方針
- 一般療法：生活スタイルを是正して冠危険因子を除去・高血圧や糖尿病等合併症を治療すること→すべての心筋梗塞患者に励行すべき
- 薬物療法：心筋梗塞再発，突然死，心不全死の予防に効果がある薬剤（スタチン，アスピリン，β遮断薬，ニコランジル，ACE阻害薬・ARB等）と狭心症発作時にこれを緩解するものや発作を予防する薬剤（発作時のニトログリセリン舌下，噴霧や硝酸薬，ニコランジル，カルシウム拮抗薬，β遮断薬等）に分類
- 侵襲的治療法：適応に応じ，冠血行再建術と不整脈の非薬物治療を選択

●非薬物治療
【食餌療法】
- 血圧管理：減塩 1日6g未満，1日純アルコール摂取量30mL未満
- 脂質管理：適正体重［標準体重＝身長（m）×身長（m）×22］を維持
- 脂肪の摂取量：総エネルギーの25%以下，飽和脂肪酸の摂取量：総エネルギーの7%以下
- コレステロール摂取量を1日300mg以下
- 多価不飽和脂肪酸（特にn-3系）の摂取量を増やす
- 体重管理：BMI 18.5〜24.9kg/m²
- 糖尿病管理：HbA1c（NGSP）7.0%未満を目標
- 飲酒管理：多量飲酒を控える

【運動療法（心臓リハビリテーション）】
- 運動負荷試験に基づき，1回最低30分，週3〜4回（できれば毎日）の有酸素運動（歩行・走行・サイクリング等）
- 日常生活の中の身体活動（通勤時の歩行，家庭内外の仕事等）を増やす
- 中等度ないし高リスク患者は施設における運動療法が推奨

【禁煙指導】
- 喫煙歴の把握：禁煙指導・支援
- 受動喫煙の弊害を説明，生活・行動療法も指導

【うつ対策】
- 心筋梗塞後の患者のうつ・不安症・不眠症→カウンセリング，社会・家庭環境等の評価

【患者教育】
- 心筋梗塞患者へ再発予防の知識（生活習慣の修正・服薬方法など）を教育
- 患者本人・家族に，心筋梗塞・狭心症等の急性症状，適切な対処を教育

【侵襲的治療法】
- 冠動脈インターベンション（PCI）：薬物療法に抵抗性の心筋虚血がある場合に実施
- 冠動脈バイパス術（CABG）：冠動脈造影所見に基づき選択

●薬物治療
【血小板薬・抗凝血薬】
- 禁忌がない場合のアスピリン（81〜162mg）を永続的に投与→禁忌の場合はチエノピリジン系抗血小板薬を投与
- 左室，左房内血栓を有する心筋梗塞，重症心不全，左室瘤，発作性および慢性心房細動，肺動脈血栓塞栓症を合併する症例，人工弁の症例→ワルファリンを併用
- 冠動脈ステントを留置症例→低用量アスピリンとチエノピリジン系抗血小板薬を併用

【β遮断薬】
- （心不全徴候を有する，またはLVEF40%以下の患者は特に推奨）禁忌のない患者に投与
- 中等度or高度の左心機能低下患者→徐々に増量しながら投与

【脂質代謝異常改善薬】
- 高 LDL-C血症（70mg/dL目標）→ストロング・スタチン：忍容可能な最大用量（＋PCSK-9，エゼチミブ剤）

【糖尿病治療薬】
- 早期からHbA1c7.0%（NGSP）未満を

目標に血糖コントロール→メトホルミン，SGLT2阻害薬

【硝酸薬】
- 狭心症発作寛解のために，速効性ニトログリセリンや硝酸薬の舌下投与（スプレー式は噴霧，注射ならone-shot 静注等）
- 冠攣縮性狭心症を合併or冠攣縮が原因での発症が明確な患者に対し，虚血発作予防目的で長時間作用型硝酸薬を投与

【Ca拮抗薬】
- 冠攣縮性狭心症を合併or冠攣縮が原因での発症が明確な患者に対し，虚血発作予防目的で長時間作用型Ca拮抗薬を投与

【RAA系阻害薬】
- ACE阻害薬：禁忌のない患者に投与．左心機能低下（左室駆出率が40％未満）や心不全を有する高リスクの患者に対し発症24時間以内に投与．左心機能低下例，左心機能低下はないが高血圧や糖尿病の合併や心血管事故の発生リスクが中等度～高度の患者に特に推奨
- ARB：ACE阻害薬に不耐例で，心不全徴候を有するか左心室駆出分画が40％以下の心筋梗塞例に投与（急性期から）

- サクビトリルバルサルタン〔アンジオテンシン受容体ネプリライシン阻害薬（ARNI）〕：左心機能低下（左室駆出率40％未満）を伴う心不全患者に対して，ACE阻害薬／ARBから切り替え
- SGLT2阻害薬：左心機能低下を伴う心不全患者に投与
- ミネラルコルチコイド受容体拮抗薬：中等度～高度の心不全，低用量で腎機能障害や高カリウム血症なし例に投与

【インフルエンザワクチン】
- 心筋梗塞後の患者：インフルエンザ不活化ワクチン

P

薬物治療
●標準的な薬物治療計画
【抗血小板薬】
- アスピリン　維持量81～162mg 1日1回　永続投与
- プラスグレル　維持量3.75mg 1日1回
- クロピドグレル　維持量75mg 1日1回
- チカグレロル　維持量90mg 1日2回（ステント植込後）

【ACE 阻害薬/ARB/ミネラルコルチコイド受容体拮抗薬/ARNI】
- ARBはACE阻害薬不耐例で適用
- エナラプリル 10mg 1日1～2回（肝でプロドラッグ→活性体，腎排泄）
- カンデサルタン 4～8mg 1日1回（肝代謝）
- ロサルタン 25～50mg 1日1回（肝代謝）
- スピロノラクトン 5mg 1日1回（肝代謝）
- SCr>2.0mg/dLは減量or中止
- ARNI 50～100mg 1日2回

【SGLT2阻害薬】
- エンパグリフロジン 10mg 1日1回
- ダパグリフロジン 10mg 1日1回

【Ca拮抗薬（DHP系）】
- アムロジピン 5mg 1日1回（肝代謝）

【β遮断薬】
- アテノロール 50mg 1日1回（腎排泄）
- メトプロロール 40mg 1日3回（肝代謝）

カルベジロール 20mg 1日1回（肝代謝）

【HMG-CoA還元酵素阻害薬】
アトルバスタチン 10mg 1日1回（肝代謝）

【PCSK-9】
エボロクマブ 420mg 4週間に1回皮下投与

【硝酸薬】
舌下orスプレー口腔内 1噴霧

●注意すべき副作用
- アスピリン：アレルギー，消化器疾患（胃潰瘍），出血
- プラスグレル，クロピドグレル：出血，血栓性血小板減少性紫斑病（TTP），無顆粒球症，肝機能障害
- ACE阻害薬：血管浮腫，空咳，低血圧，高K血症
- ARB：血管浮腫，低血圧，高K血症
- Ca拮抗薬：肝機能障害，頻脈，頭痛，潮紅，浮腫
- β遮断薬：低血圧，徐脈，心不全
- HMG-CoA還元酵素阻害薬：横紋筋融解症，肝障害
- 硝酸薬：頭痛，動悸，起立性低血圧

●注意すべき相互作用
- アスピリン⇔抗血小板薬・抗凝固薬：出血
- アスピリン⇔降圧薬：血圧⇩
- Ca拮抗薬⇔CYP3A4阻害薬：血圧⇩
- HMG-CoA還元酵素阻害薬⇔フィブラート系：腎機能低下時は併用禁忌
- 硝酸薬⇔PDE5阻害薬：血管拡張作用

⬆による過度の降圧→PDE5阻害薬服用後24時間（タダラフィル；シアリス®では36時間）以内は硝酸薬投与禁止

治療目的/治療モニタリング/患者教育
●治療のゴール
【短期的】
- 生活の質（QOL）の障害となる症状の軽減・予防

【長期的】
- 心筋梗塞や突然死，心不全などの心血管事故予防と生命予後改善

●治療のモニタリング項目
【自覚的】
- 胸痛，呼吸苦，喫煙状況

【他覚的】
- 腹囲，血圧，脂質検査，血糖

●副作用のモニタリング項目
【自覚的】
- めまい，ふらつき，出血傾向（内出血など），胃部不快感

【他覚的】
- 肝機能（AST，ALT），腎機能（BUN，Scr），Hb，Ht，RBC，WBC，Plt（プラスグレル，クロピドグレル投与開始2ヵ月間は原則2週間毎に血液検査），K値（ACE阻害薬，ARB，ARNI，ミネラルコルチコイド受容体拮抗薬投与時）

●患者教育
- 出血傾向と対策
- 生活習慣の修正，服薬方法等の再発予防のための知識について
- 本人および家族に対し心筋梗塞・狭心症等の急性症状と適切な対応
- 硝酸薬1回舌下5分後に効果が不十分（胸痛改善せず，増悪）時，救急車要請

11

6 冠攣縮性狭心症

S/O

●症状
- 胸骨下中央部の圧迫感、絞めつけられるような感じ、つまるような感じで、1本指で指すことのできない漠然とした痛み。時に顎、頸や左肩などに放散し、左肩から上腕がしびれ、力が抜けるなどの訴えを伴う
- 安静時（特に夜間から早朝にかけて）に出現し、痛みの持続時間は数分から15分程度
- 労作性狭心症発作と比較して、症状の持続時間が長いことが多く、冷汗や意識障害（意識消失など）を伴うことがある

●検査所見
【12誘導心電図】
- 関連する2誘導以上で、0.1mV以上のST↑または0.1mV以上のST↓、もしくは陰性U波の新規出現

【心臓カテーテル検査】
- アセチルコリンもしくはエルゴノビン負荷による心筋虚血の徴候（狭心痛および虚血性ST変化）を伴う冠動脈の一過性の完全または亜完全閉塞（＞90％狭窄）
- ※エルゴノビン（＝エルゴメトリン）の半減期は約2時間であり、負荷試験後8時間程度は体内に残存することから、陽性例では冠攣縮発作を生じやすいため注意が必要

●診断基準
- 図1参照

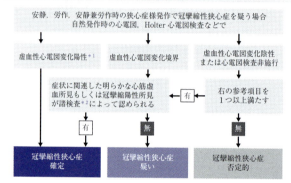

図1 冠攣縮性狭心症の診断アルゴリズム
〔日本循環器学会：冠攣縮性狭心症の診断と治療に関するガイドライン（2013年改訂版）．〈https://www.j-circ.or.jp/cms/wp-content/uploads/2020/02/JCS2013_ogawah_h.pdf〉（2022年10月閲覧）〕

*1：明らかな虚血性変化とは、12誘導心電図で、関連する2誘導以上における一過性の0.1mV以上のST上昇または0.1mV以上のST下降か陰性U波の新規出現が記録された場合とする。虚血性心電図変化が遷延する場合は急性冠症候群のガイドラインに準じ対処する。

*2：心臓カテーテル検査における冠攣縮薬物誘発試験、過換気負荷試験などをさす。なお、アセチルコリンやエルゴノビンを用いた冠攣縮薬物誘発試験における冠動脈造影上の冠攣縮陽性所見を「心筋虚血の徴候（狭心痛および虚血性心電図変化）を伴う冠動脈の一過性の完全または亜完全閉塞（＞90％狭窄）」と定義する。

A

●病因
●病因、危険因子
- 喫煙、飲酒、脂質・糖代謝異常、ストレス、遺伝的要因（eNOS遺伝子多型等）

治療評価
●重症度分類
- 重症度分類はないが、薬剤抵抗性の難治性冠攣縮性狭心症、心臓突然死に関連した冠攣縮などの重症例は存在する

●治療の必要性
- 予後は比較的良好であることから、薬物療法による発作の予防と、生活の質の改善に治療の主眼を置く

●治療方針
- 日常生活の管理（禁煙、血圧管理、適正体重の維持、耐糖能障害・脂質異常症の是正、過労・精神ストレスの回避、節酒）、薬物療法、経皮的冠動脈インターベンション（高度な器質的狭窄を伴う場合）

薬物治療

●標準的な薬物治療計画

【硝酸薬】
- 発作時には舌下投与，スプレーの口腔内噴霧，注射薬の静注
- 予防には長時間作用型硝酸薬の内服または貼付

（発作時）

ニトログリセリン舌下錠　発作時　1錠　舌下

ニトログリセリンスプレー　発作時　1噴霧　舌下

（発症予防）

一硝酸イソソルビド錠　20mg　1日2回

硝酸イソソルビドテープ　40mg　1日1回　貼付

- 注意すべき副作用：頭痛，血圧低下（発作緩解薬）
- 注意すべき相互作用：PDE-5阻害薬，リオシグアト（過度の血圧⇩）
- 耐性を生じやすいため，できる限り休薬時間を設ける

【ニコランジル】
ニコランジル錠　5mg　1日3回　[肝代謝]

- 注意すべき副作用：頭痛
- 注意すべき相互作用：PDE-5阻害薬，リオシグアト（過度の血圧⇩）

【Ca拮抗薬】
ジヒドロピリジン系

ベニジピン塩酸塩錠　4mg　1日1回　夕食後～就寝時　[肝代謝]

- 注意すべき副作用：血圧⇩，下腿浮腫，歯肉肥厚

非ジヒドロピリジン系

ジルチアゼム塩酸塩徐放カプセル　100mg　1日1回　夕食後～就寝時　[肝代謝]

- 注意すべき副作用：徐脈，便秘
- 注意すべき相互作用：イバブラジン（血中濃度上昇に伴う過度の徐脈）

【β遮断薬】
- 原則として投与しないが，冠動脈に有意狭窄のある冠攣縮性狭心症に対し用いることがある
- ただし，α受容体優位となり血管収縮を助長する可能性があるため，長時間型Ca拮抗薬を必ず併用する

カルベジロール　20mg　1日1回　[胆汁排泄]

ビソプロロール　5mg　1日1回　[腎/胆汁排泄]

- 注意すべき副作用：徐脈，冠攣縮狭心症の増悪

治療目的/治療モニタリング/患者教育

●治療のゴール
- 発作の予防と生活の質の改善

●治療のモニタリング項目
- 狭心症発作の有無

●副作用のモニタリング項目
- 頭痛，ふらつき，血圧低下・徐脈の有無

●患者教育
- 禁煙，血圧管理，適正体重（BMI21～25）の維持，耐糖能障害・脂質異常症の是正，過労・精神ストレスの回避，節酒（エタノール換算で男性30mL/日以下，女性15mL/日以下）

7 深部静脈血栓症

S/O

●症状
- 下肢腫脹
- 鼠径部血栓化静脈触知（中枢型）
- 疼痛
  - 大腿部痛；中枢性
  - 下腿部痛；中枢型・末梢型
- 色調変化；赤紫色
- 皮膚壊死；重症

●診断基準
- 急性期診断は肺血栓塞栓症を念頭に置く（血栓，病型，血栓源，重症度の判定）
- 疑診断（問診診察；危険因子，症状，所見）→選別診断（定量検査；Dダイマー）→確定診断（画像検査；静脈エコー，造影CT，MRV），静脈造影→

病因診断（病因検査；血栓傾向，自己抗体）

●特異的な徴候 表1

表1　急性期と慢性期DVTの下肢静脈超音波検査所見の特徴[1] [2]

	判定指標	急性期	慢性期
静脈	形態	閉塞・狭窄	狭窄
	静脈径	拡大	縮小
血栓	内部超音波	均一・一部不均一	不均一
	輝度	低～中	高～石灰化
	退縮	なし	あり
	硬さ（被圧迫性）	軟	硬
	先端の浮遊	あり	なし
血流	血流欠損	全・高度欠損	軽度欠損
	血栓内の再疎通	なし	あり
	側副血行	なし	あり

A

病因
●病因
- 静脈の内皮障害，血液の凝固亢進，静脈の血流停滞

●危険因子 表2，3

●疫学
- 発生頻度；12例/10万人/年

治療評価
●重症度
- 有痛性腫脹，有痛性変色腫脹，静脈性壊死に分類

●治療の必要性
- 深部静脈血栓症（骨盤・下肢静脈）で，急性期には急性静脈還流障害，急性肺血栓塞栓症，動脈塞栓症が関与。深部静脈血栓症再発は，急性期症状の再燃とともに，より高率の肺血栓塞栓症や血栓後症候群を続発する。深部静脈血栓症では，早期治療により予後が改善

●非薬物治療
- カテーテル治療(血栓溶解・血栓吸引・ステント)；急性期
- 外科的血栓摘除術；カテーテルアクセス不能，血栓溶解不成功，抗凝固療法禁忌例で適応，腸骨静脈圧迫が認められる場合は術中バルーン拡張やステント留置が推奨
- 下大静脈フィルター；抗凝固療法禁忌例や無効例
- 弾性ストッキング・運動療法；術後，

再発予防

●薬物治療
- ワルファリンとPT-INR 1.5～2.5に到達するまで非経口抗凝固薬（未分画ヘパリン又はフォンダパリヌクス）併用

- 未分画ヘパリン（血栓溶解療法，血管内治療等施行例）
- 非経口抗凝固薬又はDOAC投与
- 未分画ヘパリンとワルファリン併用（腎機能低下例）

【静脈血栓塞栓症のリスクの層別化と付加的な危険因子】

表2　各領域のVTEのリスクの階層化

リスクレベル	一般外科・泌尿器科・婦人科手術
低リスク	60歳未満の非大手術
	40歳未満の大手術
中リスク	60歳以上，あるいは危険因子のある非大手術
	40歳以上，あるいは危険因子のある大手術
高リスク	40歳以上の癌の大手術
最高リスク	VTEの既往あるいは血栓性素因のある大手術

総合的なリスクレベルは，予防の対象となる処置や疾患のリスクに，付加的な危険因子を加味して決定される。付加的な危険因子（表3）を持つ場合にはリスクレベルを1段階上げることを考慮する。大手術の厳密な定義はないが，すべての腹部手術あるいは その他の45分以上を要する手術を大手術の基本とし，麻酔法，出血量，輸血量，手術時間などを参考として総合的に評価する。
〔日本循環器学会：肺血栓塞栓症および深部静脈血栓症の診断，治療，予防に関するガイドライン（2017年改訂版），2020年8月28日更新版，〈https://www.j-circ.or.jp/guideline/pdf/JCS2017_ito_h.pdf〉（2022年10月閲覧）〕

表3　VTEの付加的な危険因子の強度

危険因子の強度	危険因子
弱い	肥満
	エストロゲン治療
	下肢静脈瘤
中等度	高齢
	長期臥床
	うっ血性心不全
	呼吸不全
	悪性疾患
	中心静脈カテーテル留置
	癌化学療法
	重症感染症
強い	VTEの既往
	血栓性素因
	下肢麻痺
	ギプスによる下肢固定

血栓性素因：アンチトロンビン欠乏症，プロテインC欠乏症，プロテインS欠乏症，抗リン脂質抗体症候群など

〔日本循環器学会：肺血栓塞栓症および深部静脈血栓症の診断，治療，予防に関するガイドライン（2017年改訂版），2020年8月28日更新版，〈https://www.j-circ.or.jp/guideline/pdf/JCS2017_ito_h.pdf〉（2022年10月閲覧）〕

薬物治療
●標準的な薬物治療計画
【抗凝固薬】

- ヘパリン 初回5,000単位静注後, 10,000～15,000単位を24時間で持続点滴（400～625単位/時）
- ワルファリン（肝代謝型） 当初2日間ワルファリン5mgを投与, その後PT-INRを測定し, 維持投与量決定（年齢等により適宜減量して開始）

- 可逆的な危険因子がある場合, 症候性下腿限局型：3ヵ月間
- 危険因子が明らかでない初発例：3ヵ月間＋リスク評価し継続決定
- 再発例や危険因子が持続する場合（癌, アンチトロンビン欠乏症, 抗リン脂質症候群など）：リスク継続する限り継続

静脈血栓塞栓症の発現リスクの高い患者（静脈血栓塞栓症の発症抑制）

- フォンダパリヌクスナトリウム 2.5mg 1日1回 皮下投与（成人）

- 腎障害患者：腎機能の程度に応じて1.5mg 1日1回に減量

急性肺血栓塞栓症, 急性深部静脈血栓症の治療

- フォンダパリヌクスナトリウム 体重50kg未満：5mg, 体重50～100kg：7.5mg, 体重100kg超：10mg 1日1回 皮下投与（成人）

静脈血栓塞栓症（深部静脈血栓症および肺血栓塞栓症）の治療および再発の抑制

- アピキサバン 1回10mg 1日2回 7日間投与後, 1回5mg 1日2回
- エドキサバン 60kg以下：1日1回30mg 体重60kg超：1日1回60mg 腎機能, 併用薬により1日1回30mg
- リバーロキサバン 発症から3週間は1回15mg 1日2回 その後, 1回15mg 1日1回

【血液凝固阻止薬】
静脈血栓塞栓症の発症リスクの高い患者（静脈血栓塞栓症の発症抑制）

- エノキサパリン 1回2,000IU 12時間毎 1日2回 連日皮下投与（原則）

- 15日間以上投与した場合の有効性・安全性は検討されていない

●注意すべき副作用
【抗凝固薬】

- ヘパリン：出血, ヘパリン起因性血小板減少症（HIT）, 血栓症
- ワルファリン：出血, 皮膚壊死, 肝機能障害, 黄疸
- フォンダパリヌクス：出血, 肝機能障害, 黄疸, ショック, アナフィラキシー
- アピキサバン, エドキサバン, リバーロキサバン：出血, 間質性肺炎, 肝機能障害

●注意すべき相互作用
- ワルファリン⇔CYP2C9阻害薬, ビタミンK含有医薬品・食品：作用⇩

治療目的/治療モニタリング/患者教育
●治療のゴール
- 肺血栓塞栓症の合併を防ぐ
- 速やかに静脈血栓を除去・溶解し, 静脈灌流障害を改善
- 再発を防ぐことにより, 静脈の開存性を確保して静脈弁機能を温存

●治療のモニタリング項目
- 静脈エコー
- ヘパリン：4～6時間後にAPTT, その後は1日1回測定し増減.
- ワルファリン：維持量決定までPT-INRを毎日
- フォンダパリヌクス：APTT及びPT-INRは指標とならない

●副作用のモニタリング項目
- ヘパリン：出血, APTT, 血小板減少, ヘパリン依存性自己抗体（抗ヘパリン-血小板第4因子複合体抗体：HIT抗体）, 血栓症
- ワルファリン：出血, PT-INR, 肝機能
- フォンダパリヌクス：出血, 血小板減少, 貧血, ヘモグロビン, 腎機能
- アピキサバン, エドキサバン, リバーロキサバン：出血, 貧血, 血算（ヘモグロビン）, 肝機能

●患者教育
- 再発予防には, 運動圧迫療法の継続とともに, 抗凝固療法の継続期間が重要であることを説明
- 出血を伴う検査, 治療時には必ず抗凝固薬の服薬状況を申し出るよう指導する

8 心房細動

S/O

- **症状**
  - 【徐脈による症状】
    - 労作時の息切れやめまい，倦怠感，胸部不快感，眼前暗黒感，失神
  - 【頻脈による症状】
    - 動悸，胸痛，胸部不快感
  - ※初めて診断されたAF症例の約40%は無症候性
- **検査所見**
  - 【心電図】
    - RR間隔の絶対不整と不規則に上下に変動し細かく揺れる基線（F波）の記録
    - 永続性AFでは，F波が小さくなり認識しにくい
- **診断基準**
  - 12誘導心電図もしくは1誘導以上の心電図で，30秒以上明らかなP波を認めず，RR間隔の絶対不整を認めれば，臨床的にAFと診断
  - 発作性AF：発生後7日以内に洞調律に復すもの（発生後7日以内に除細動された場合も含む）
  - 持続性AF：発生後7日を超えて持続するもの（発生後7日以後に除細動された場合も含む）
  - 長期持続性AF：1年を超えて持続しているが，洞調律維持を考慮し得る場合
  - 永続性AF：AFであることが患者および医師により受容されている場合

A

- **病因**
  - 病因
    - 危険因子（下記）の存在，心筋梗塞・弁膜症・心不全の病歴，遺伝的素因
  - 危険因子
    - 高血圧，肥満，糖尿病，睡眠呼吸障害，喫煙，飲酒
- **治療評価**
  - 重症度分類
    - 自覚症状の重症度指標：Modified EHRA score
    - 1点（症状なし）から4点（強い障害）で評価
- **治療の必要性**
  - 心房細動に対する5段階の治療ステップ（表1）に従い評価
- **治療方針**
  - 【抗凝固療法】
    - 図1参照
    - 除細動時は，AFの持続時間が48時間

表1 AFに対する5段階の治療ステップ

ステップ	内容	目的	患者にとっての利点
第1：急性期の管理	洞調律維持 心拍数調節	血行動態の安定化	QOL 自立的社会的機能改善 生命予後改善
第2：増悪因子の管理	生活習慣改善 基礎心疾患の治療	心血管病リスクの減少	QOL 自立的社会的機能改善 生命予後改善
第3：脳梗塞リスクの評価	高リスク患者への抗凝固療法	脳梗塞予防	QOL 自立的社会的機能改善 生命予後改善
第4：心拍数の評価	適切な心拍数調節	症状改善 左室機能維持	QOL 自立的社会的機能改善 生命予後改善
第5：症状の評価	抗不整脈薬 電気的除細動 カテーテルアブレーション 外科治療（メイズ手術）	症状改善	QOL 自立的社会的機能改善 生命予後改善（心不全合併患者に対するカテーテルアブレーション）

〔日本循環器学会／日本不整脈心電学会：2020年改訂版不整脈薬物治療ガイドライン．〈https://www.j-circ.or.jp/cms/wp-content/uploads/2020/01/JCS2020_Ono.pdf〉〔2022年10月閲覧〕〕

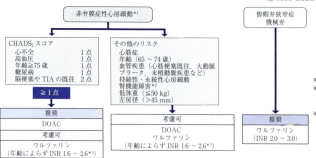

図1 AFにおける抗凝固療法の推奨

〔日本循環器学会／日本不整脈心電学会：2020年改訂版不整脈薬物治療ガイドライン．〈https://www.j-circ.or.jp/cms/wp-content/uploads/2020/01/JCS2020_Ono.pdf〉〔2022年10月閲覧〕〕

未満の場合，もしくは48時間以上経過するも経食道エコーで左房内血栓がなければヘパリン静注後施行．その他の状況では，DOAC3週間以上もしくはワルファリンのPT-INR値が治療域到達後3週間以上経過後施行．除細動後，抗凝固薬は4週間以上継続
- 抗凝固療法に忍容性のない場合，左心耳閉鎖も考慮

【心拍数調節療法】
- 頻脈性AFの目標安静時心拍数は110/分未満とし，徐脈傾向に注意
- LVEF<40%：急性期ランジオロール±ジゴキシン，慢性期ビソプロロール・カルベジロール±ジゴキシン
- LVEF≧40%：β遮断薬（ビソプロロール・カルベジロール）もしくは非ジヒドロピリジン系Ca拮抗薬（ベラパミル・ジルチアゼム），無効時はβ遮断薬と非ジヒドロピリジン系Ca拮抗薬を併用

【洞調律維持療法】
- 図2参照
- 長期の薬物治療を必要とする症候性AFでは，アブレーションも考慮

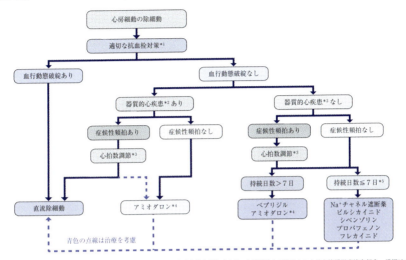

*1：48時間以内の発症を確認できない症例では，経食道エコーで心内血栓を否定するか，3週間以上の適切かつ十分な抗凝固療法を行う．詳細はガイドラインの「3. 抗凝固療法」を参照
*2：肥大心，不全心，虚血心
*3：血行動態が破綻しなくとも症候性の頻拍をきたしている症例では，適切な心拍数調節を併用する．詳細はガイドラインの「4. 心拍数調節療法」を参照
*4：アミオダロンの使用は，肥大型心筋症や心不全に合併した心房細動以外では保険適用外
*5：有効性と血栓塞栓合併症を減らす観点からは，48時間以内に実施することが望ましい

図2　AFに対する除細動施行のフローチャート
〔日本循環器学会／日本不整脈心電学会：2020年改訂版不整脈薬物治療ガイドライン．〈https://www.j-circ.or.jp/cms/wp-content/uploads/2020/01/JCS2020_Ono.pdf〉（2022年10月閲覧）〕

P

薬物治療

● 標準的な薬物治療計画

【抗凝固薬】

ワルファリン	1～5mg	1日1回 [胆汁排泄]
ダビガトラン	150mg	1日2回 [腎排泄]
リバーロキサバン	15mg	1日1回 [腎／胆汁排泄]
アピキサバン	5mg	1日2回 [腎／胆汁排泄]
エドキサバン	60mg	1日1回 [腎／胆汁排泄]

- 注意すべき副作用：出血（腎機能低下例等における過量投与に注意！）

【β遮断薬】

カルベジロール　5mg　1日1回 [胆汁排泄]

ビソプロロール　2.5mg　1日1回 [腎／胆汁排泄]

- 注意すべき副作用：徐脈

【抗不整脈薬】

シベンゾリン　100mg　1日3回 [腎排泄]
ピルシカイニド　50mg　1日3回 [腎排泄]
フレカイニド　50mg　1日2回 [肝代謝／腎排泄]
プロパフェノン　150mg　1日3回 [肝代謝]
ベプリジル　50mg　1日2回 [腎／胆汁排泄]
アミオダロン　50～400mg　1日1回 [胆汁排泄]

- 注意すべき副作用：徐脈，致死性不整脈（TdP等）

治療目的／治療モニタリング／患者教育

● 治療のゴール
- QOLおよび生命予後の改善

● 治療のモニタリング項目
- 心電図：洞調律の維持，心拍数
- 心エコー検査：LVEF，心筋リバースリモデリング

● 副作用のモニタリング項目
- 心電図：PQ，QRS，QT間隔の延長，徐脈
- 胸部X線検査：間質性肺炎の所見
- 血液検査：PT延長（ワルファリン），Hb低下（抗凝固薬），甲状腺機能異常（アミオダロン），KL-6上昇（アミオダロン，ベプリジル），肝酵素上昇（ベプリジル），低血糖（シベンゾリン）

● 患者教育
- 血圧管理，減塩，肥満症例に対する減量，血糖管理，禁煙，節酒（エタノール20g/日以下）

9 感染性心内膜炎

S/O

- **症状**
  - 最も重要な症状は発熱
  - 全身倦怠感，食欲不振，体重減少など非特異的な症状も多い
  - 心不全の症状や感染性塞栓による症状が生じる場合もある
- **検査所見**
  - 「診断基準」の項目参照
- **診断基準**
  【Duke臨床的診断基準】
  ①持続性菌血症，②心内膜病変（弁病変を含む）の存在から診断
  - 血液培養（3セット以上異なる部位から採取，最初と最後採血の間隔は1時間以上），心エコー所見（疣贅有），臨床所見など
  - 2週間以内の抗菌薬使用がある場合やHACEK*による感染の場合，血液培養陰性のこともあり
  - 経胸壁エコーは偽陰性の可能性もあるので，感染性心内膜炎を疑えば経食道エコーにて確認
  - *：Haemophilus, Actinobacilus (Aggregatibacter), Cardiobacterium, Eikenella, Kingellaを指す
- **徴候**
  - 心雑音
  - 末梢血管性病変

- 眼底出血（Roth斑）
- 点状出血
- 爪下の線状出血（splinter hemorrhage）
- 手掌・足底の出血斑（Janeway病変）

- Osler結節
- ばち指
- 脾臓腫大
【診断の流れ】図1

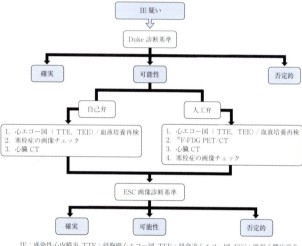

図1 新しい画像診断を組み入れたIEの診断基準
〔日本循環器学会：感染性心内膜炎の予防と治療に関するガイドライン（2017年改訂版）.〈https://www.j-circ.or.jp/guideline/pdf/JCS2017_nakatani_h.pdf〉（2022年10月閲覧）〕

A

- **病因**
- **病因**
  - 弁膜や心内膜への感染により疣贅が形成され，菌血症，血管塞栓，心障害などを呈する
- **危険因子**
  - 人工弁置換患者
  - 先天性心疾患
  - 閉塞性肥大型心筋症
  - 僧帽弁逸脱
  - 人工ペースメーカー or ICD植え込み患者
  - 長期にわたるCV留置患者
- **起因菌**
  【亜急性】
  - Viridans group streptococci：30〜40%
  - Other streptococcal spiecies：15〜25%
  - Enterococcus faecals：5〜18%
  - Staphylococcus：20〜35%
  - まれな原因：グラム陰性桿菌（HACEK

  groupなど）2〜3%，酵母様真菌（Candidaなど）1〜2%
  【急性】
  - Staphylococcus aureus（MSSA, MRSA）
  - Streptococcus pneumoniae
  - Group A Streptococcus
  ※先進国ではStaphylococcus aureusが最多の原因菌
- **疫学**
  - 年間100万人あたり10〜50例
- **治療評価**
- **重症度分類（合併症）**
  - 心不全，弁膜瘍，塞栓症（脾臓，腎臓，脳など），腎炎，骨髄炎など多彩
  - 合併症は予後を大きく規定するため治療開始後の出現にも注意が必要
- **治療の必要性**
  - 救急疾患の1つであり，死亡率は20〜25%（未治療では50%以上）と高く迅速な治療が必要

- **治療方針**
  【内科的治療（抗菌薬）】
  - 殺菌的抗菌薬を経静脈内投与
  - 有効な血中濃度が得られる十分量を，必要期間投与（疣贅内は血流が乏しく，貪食細胞の影響を受けにくいため投与は長期間となる）
  - 治療期間：4〜6週
  ※起因菌や弁置換の既往の有無によって異なる（人工弁では少なくとも6週，Staphylococcusではより長期）
  【外科的治療（心臓手術の適応）】
  - 中等度〜高度のうっ血性心不全（最多）
  - 複数の全身塞栓
  - 耐性微生物：真菌，緑膿菌など
  - コントロール不能な感染：血流感染の持続，弁周囲への波及など
  【その他の治療薬】
  - 抗凝固療法：継続の十分なエビデンスない（出血リスク増大のため新規も推奨しない）

P

薬物治療
●標準的な薬物治療計画
- 全身状態の急激な悪化や心不全がなければ血液培養結果を待って治療開始
- 可能な限り経験的治療は行いたくない疾患であり，微生物学的診断をつける最大限の努力をすること
- 院内発症の場合はMRSAやMRSEなど耐性菌を念頭に置く
- 弁置換術後2ヵ月以内では外科的治療の必要性も考慮

【原因微生物が判明した場合（標的治療）】
亜急性：Viridans group streptococci

PCG 400〜500万単位 4時間ごと（腎）
or ABPC 2g 4時間ごと（腎）
or CTRX 2g 12時間ごと（肝）
±GM* 1mg/kg 8時間ごと，初期2週間（腎）

- MICが高い場合があるので必ず測定し治療に反映させる（成書を参照）

亜急性：Enterococcus faecalis
GM高度耐性でない

ABPC 2g 4時間ごと（腎）
+GM* 1mg/kg 8時間ごと（腎）

GM高度耐性

ABPC 2g 4時間ごと（腎）
+CTRX 2g 12時間ごと（肝）

- 高濃度でのGM耐性スクリーニングを必ず行う

*：ピーク濃度：3〜5μg/mL，トラフ濃度：<1μg/mLを目標にTDM，肥満患者（IBWの20%以上or BMI>30）では調整体重を使用し投与量を決定⇒調整体重＝IBW+0.4×（実体重−IBW）

亜急性：グラム陰性桿菌，HACEKなど

CTRX 2g 24時間ごと（肝）

急性：MSSA

CEZ 2g 8時間ごと，4〜6週間（腎）

- 中枢病変を疑う場合はCTRXを考慮（CEZは髄液移行不良）
- 人工弁ではより長期（6週間以上），RFP，GMを追加

上記+GM* 1mg/kg 8時間ごと，初期2週間（腎）±RFP（経口）1回450〜600mg 1日1回 or 1回300mg 1日2回，6週間以上（肝）

急性：MRSA

VCM** 15〜20mg/kg 12時間ごとで開始，4〜6週間（腎）
or DAP 8〜10mg/kg 24時間ごと，4〜6週間（腎）

※保険適応は右心系のみ，最大1回6mg/kg
**：トラフ濃度15〜20μg/mLを目標にTDM
- 人工弁ではより長期（6週間以上），RFP，GMを追加

上記+GM* 1mg/kg 8時間ごと，初期2週間（腎）
±RFP（経口）1回450〜600mg 1日1回 or 1回300mg 1日2回，6週間以上（肝）

急性：Sterptococcus
- 「Viridans group streptococci」の項目参照

【培養陰性または経験的治療】
自己弁：MRSAリスクあり

VCM** 15〜20mg/kg 12時間ごとで開始（腎）
±GM* 1mg/kg 8時間ごと（腎）

- 培養結果が出るまで，CEZの追加も考慮

自己弁：MRSAリスクなし，血行動態安定

SBT/ABPC 3g 6時間ごと（腎）
+GM* 1mg/kg 8時間ごと（腎）

経験的治療：人工弁あり

VCM** 15〜20mg/kg 12時間ごとで開始（腎）
+GM* 1mg/kg 8時間ごと（腎）
±RFP（経口）1回450〜600mg 1日1回（肝）

●治療効果判定
- 治療開始2，3日後に初期効果判定
- 臨床症状の改善がみられた場合でも，治療開始1〜2週間以内に血液培養の陰性化を必ず確認
- 陰性化しない場合→心外科コンサルテーション（全身の感染性塞栓症，弁輪周囲膿瘍，感染性動脈瘤など検索）
- 陰性化しているのに発熱が続く場合→薬剤熱の疑い
- 推奨投与期間を目安に終了時期の判定
※治療期間は陰性化した血液培養が採取された日からカウント

●注意すべき副作用
- 「副作用のモニタリング項目」参照
●注意すべき相互作用
- GM⇔VCM：腎障害リスク↑
- DAP⇔HMG-CoA還元酵素阻害薬：CK↑
- RFP⇔CYP3A4で代謝される薬物：血中濃度↓（ワルファリンでは効果↓のため投与量の調整必要）
- CTRX⇔Ca含有製剤：混濁（溶解，ルート内混合に注意）

治療目的/治療モニタリング/患者教育
●治療のゴール
【短期】
- 血液培養の陰性化
- 自覚症状，検査所見，画像所見の改善
- 感染性心内膜炎による合併症，死亡を防ぐ

【長期】
- 感染性心内膜炎の再燃を防ぐ

●治療のモニタリング項目
- 血液培養
- 自覚症状（解熱，全身倦怠感，食欲不振など）
- 身体所見（バイタルサイン，心雑音の変化，塞栓症状）
- 検査所見（WBC，CRP）
- 画像所見（心エコー，胸部Xp）

●副作用のモニタリング項目
- アレルギー（アナフィラキシー）
- 消化器症状（下痢，偽膜性腸炎）
- 薬剤熱
- 骨髄抑制
- DAP：横紋筋融解症
- GM：腎障害，聴覚毒性
- PCG：高カリウム血症（100万単位あたり1.53mEq）
- VCM：腎障害，レッドネック，血管外漏出（壊死）
- RFP：尿，涙，汗の着色（橙赤色）
- CTRX：偽胆石

●患者教育
- 心臓の弁にいる細菌を除菌するため症状がなくても長期間の治療が必要
- 1週間以上経過してから発疹など過敏症が見られることがある
- 歯科治療が必要（口腔外科領域が原因と考えられる場合）
- 抜歯など歯科処置の際には疾患を申告するよう説明（抗菌薬予防投与が必要）
- 発熱時の安易な抗菌薬は避けるよう説明
- 口腔内や皮膚を清潔に保つよう説明

19

10 冠動脈ステント治療における抗凝固・抗血小板療法

S/O

●徴候
【冠動脈インターベンション（PCI）後の症状・所見】
- 12誘導心電図（PCI前後）
- 胸痛→ECGを確認し虚血性変化は急性冠閉塞，血栓閉塞を考え再造影，追加治療も考慮
- CK/CK-MB⬆

●診断基準（ARC定義血栓症）
【Definite stent thrombosis】
- 血管造影所見による確認
  ステント留置部・近位部or遠位部5 mm以内の血管内血栓発症48時間以内の急性の心筋虚血を示す症状あるいは所見（症状，ECG異常，心筋逸脱酵素の変化のいずれかで確認）
- 病理的確認：剖検あるいは血栓除去術でのステント血栓症の確認

【probable stent thrombosis】
- 30日以内の説明できない死亡
- 血管造影で，ステント血栓症が確認できていないステント留置血管領域の心筋梗塞

【possible stent thrombosis】
- 冠動脈内ステント植込み後30日から追跡終了までに生じた説明できない死亡

A

病因
●疫学・病因
【再狭窄率】
- 経皮的冠動脈形成術（POBA）：32〜40%（新生内膜の増殖と血管外径の縮小）
- ベアメタルステント（BMS）：20%前後（ステント内orステントエッジの新生内膜増殖およびリモデリング）
- 薬剤溶出ステント（DES）：10%以下 DESはPOBA，BMSと比較して再血行再建術の頻度が低い DESが生命予後，心筋梗塞発症率を改善するという明らかなエビデンスはない）

【ステント血栓症（発症時期による分類）】
- 早期ステント血栓症（EAT）：留置後1ヵ月以内
- 遅発性ステント血栓症（LST）：ステント留置後1ヵ月以後，1年以内
- 超遅発性ステント血栓症（VLST）：ステント留置後1年以後→第1世代のDESで1年ごとの発生頻度が0.4〜0.6%で問題となり長期の抗血小板薬2剤併用（DAPT）が考慮されることとなった。第2世代以降のDESでVLST発生は減少。短期DAPTへ移行
- ＊：VLSTをきたすと高頻度で急性心筋梗塞発症し，死亡率高い

●危険因子
【ステント血栓症の予測因子】
- 十分な抗血小板療法下でのステント血栓症の既往
- 第1世代薬剤溶出性ステント（DES）
- ST上昇型または非ST上昇型心筋梗塞（STEMIまたはNSTEMI）
- complex PCI（3本以上のステント留置，3病変以上のステント治療，分岐部2ステント，総ステント長60mm超，慢性完全閉塞（CTO）へのステント

留置）
- 糖尿病合併例のび慢性病変
- 慢性腎臓病（CKD）〔糸球体濾過量（GFR）<60mL/分/1.73m²〕

【日本版高出血リスク（HBR評価）】
- 少なくとも主要項目を1つ，あるいは副次項目を2つ満たした場合に高出血リスク（HBR）と定義する。＊は本邦で特に出血に注意を要すると考えられる因子
- 主要項目：低体重（男性<55kg，女性<50kg）＊・フレイル＊，CKD（eGFR高度低下：eGFR<30mL/分/1.73m²，透析）＊，貧血（ヘモグロビン値<11 g/dL）＊，心不全＊，抗凝固薬＊の長期使用，末梢血管疾患（PVD）＊，非外傷性出血の既往（入院または輸血を要する，6ヵ月以内，再発）＊，脳血管障害（特発性脳出血の既往，12ヵ月以内の外傷性脳出血，脳動静脈奇形の合併，6ヵ月以内の中等度または重度の虚血性脳卒中）＊，血小板数減少症（血小板数<100×10⁹ L）＊，活動性悪性腫瘍＊，門脈圧亢進症を伴う肝硬変＊，慢性の出血性素因＊，DAPT期間中の延期不可能な大手術＊，PCI施行前30日以内の大手術＊または大きな外傷＊
- 副次項目：高齢（≧75歳）＊，CKD（eGFR中等度低下：eGFR30〜59mL/分/1.73m²），軽度貧血（ヘモグロビン値11〜12.9 g/dL（男性），11〜11.9 g/dL（女性））＊，NSAIDs＊・ステロイド＊服用，非外傷性出血の既往（入院または輸血が必要，6〜12ヵ月以内の初回）＊，脳血管障害（主要項目に該当しない虚血性脳卒中の既往）＊

治療評価
●重症度分類／治療の必要性
- 出血リスク因子と血栓リスク因子には共通の因子が多く，一般的に，出血リ

スクが高い場合には血栓リスクも高い
- 東アジア地域では，欧米よりも出血リスクが高く，血栓リスクは低いことから，出血リスクを優先して抗血栓薬の投薬を決定する

【薬剤溶出ステント（DES）】
- Sirolimus-Eluting Stent〔SES：オシロ，アルチマスター，Coroflex®（プロブコール使用），COMBO Plus（マウス由来抗CD34抗体使用）〕
- Paclitaxel-Eluting Stent（PES：TAXUS®）
- Zotarolimus-Eluting Stent（ZES：Endeavor®，リゾリュート）
- Everolimus-Eluting Stent（EES：Xience，PROMUS，シナジー）
- Biolimus-A9-Eluting Stent（BES：ノボリ®，BMX-J，BioFreedom）
- Ridagorolimus-Eluting Stent〔RES：EluNIR™（国内未承認）〕

●薬物治療
- HBRを踏まえた抗血栓療法（図1）を推奨

【アスピリン未服用患者への負荷投与】
- アスピリン162〜324mgを咀嚼服用〔STEMIまたは非ST上昇型急性冠症候群（NSTE-ACS）が強く疑われる時点，安定冠動脈疾患でPCI施行前〕

【P2Y12受容体拮抗薬未服用患者への負荷投与】
- プラスグレル20mg（>クロピドグレル300mg）チカグレロル180mg：優先順位）〔STEMI：primary PCI施行前，NSTE-ACS：冠動脈病変を確認後PCI施行前，安定冠動脈疾患：ステント留置時〕

【冠動脈ステント留置後のDAPT継続期間】
- ACS患者：アスピリン（81〜162mg/日）とプラスグレル（3.75mg/日）／クロピドグレル（75mg/日）を3〜12ヵ月

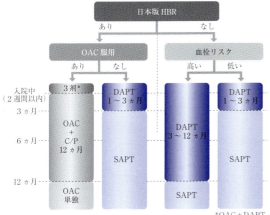

図1 高出血リスク（HBR）をふまえたPCI施行後の抗血栓療法
〔日本循環器学会：2020年JCSガイドライン フォーカスアップデート版 冠動脈疾患患者における抗血栓療法．〈https://www.j-circ.or.jp/cms/wp-content/uploads/2020/04/JCS2020_Kimura_Nakamura.pdf〉（2022年10月閲覧）〕

注）短期間DAPTを選択した場合は，DAPT後のSAPTではP2Y₁₂受容体拮抗薬を考慮する．OAC単独の場合には，投与可能であればDOACを推奨する．
C/P：クロピドグレル，プラスグレル，DAPT：抗血小板薬2剤併用療法，HBR：高出血リスク，OAC：経口抗凝固薬
SAPT：抗血小板薬単剤療法

間併用投与．禁忌がないかぎり，アスピリン81～162mg/日を無期限投与（アスピリン禁忌患者はチエノピリジン系抗血小板薬単剤投与を考慮する）
- 安定冠動脈疾患患者：アスピリンとクロピドグレル／プラスグレルのDAPTを1～3ヵ月間継続．禁忌がないかぎり，アスピリン81～162mg/日を無期限投与
- 出血リスクが低くステント血栓症を含む血栓イベントのリスクが高いACS患者：DAPTは長期継続考慮
- DES留置後出血リスクが高い患者：DAPTは1～3ヵ月間に短期化
- 抗凝固薬を必要とする患者：PCI周術期に抗凝固療法とDAPTの3剤併用療法，周術期（2週間以内）以降に抗凝固薬とP2Y12受容体拮抗薬の2剤併用療法
- 左室，左房内血栓を有する心筋梗塞患者，重症心不全患者，左室瘤を合併する患者，人工弁置換術後のACS患者：抗血小板薬とワルファリン併用
- 心房細動を合併する出血リスクが高いPCI施行患者：抗凝固薬とDAPTの3剤併用は1ヵ月以上長期継続すべきではない

【PCI施行時の抗凝固薬】
- ヘパリン，アルガトロバン〔ヘパリン起因性血小板減少症（HIT）患者〕

【予防的な抗潰瘍薬】
- プロトンポンプ阻害薬などの投与（消化性潰瘍既往例）
- アスピリン，DAPT（消化性潰瘍既往例，抗血小板薬と抗凝固薬の併用では推奨）

P

薬物治療

●標準的な薬物治療計画
【アスピリン】
- 初期投与量（162～330mg/日）：未服用患者ではPCIの2時間前までに
- 維持量（81～162mg/日）：無期限

【チエノピリジン系】
- クロピドグレル（肝代謝）
- 初回投与量（300mg）：未服用患者ではPCの6時間前までに
- 維持量（75mg/日）

- プラスグレル（肝代謝）
- 初回投与量（20mg）
- 維持量（3.75mg）

【シクロペンチルトリアゾロピリミジン系】
- チカグレロル（肝代謝）
- 初回投与量（180mg）
- 維持量（90mg 1日2回）

- ステント血栓症防止目的
  BMS：少なくとも1ヵ月間
  DES：少なくとも6ヵ月間
ただし，出血リスクの高い患者には3ヵ月以内の短期化も検討する．抗凝固薬（DOAC）服用例も，3剤併用期間を短くすることを検討
- ランソプラゾール（肝代謝）
消化性潰瘍既往例（15mg/日）

●注意すべき副作用
【アスピリン】
- 出血，アレルギー，胃腸障害

【チエノピリジン系】
- 出血，血栓性血小板減少性紫斑病（TTP），無顆粒球症，肝機能障害

【シクロペンチルトリアゾロピリミジン系】
- 出血，アナフィラキシー，血管浮腫，皮下出血，呼吸困難

【ヘパリン】
ヘパリン（ACT250～400秒以上）70～100IU/kg静注

約3％でHIT．血小板数10万以下は要注意

●注意すべき相互作用
- クロピドグレル⇔CYP2C19阻害薬（オメプラゾール・ランソプラゾールなど）：効果↓の可能性
- チカグレロル⇔強いCYP3A阻害薬・誘導薬：禁忌

治療目的／治療モニタリング／患者教育

●治療のゴール
- ステント血栓症（急性および亜急性血栓症，遅発性血栓性閉塞）の予防
- QOLの維持，二次予防，長期予後改善

●治療のモニタリング項目
- STEMIでは再灌流徴候（症状軽減，血行動態・電気生理学的安定化，初期ST上昇の50％以上減高）
- ステント血栓症（急性および亜急性血栓症，超遅発性血栓性閉塞）：心筋虚血由来の胸痛
- 死亡，AMI，ACS，再狭窄・再閉塞による入院

●副作用のモニタリング項目
- 出血（内出血，下血など）
- 胃部症状
- 臨床検査（血算，肝機能／2週毎：開始後2ヵ月間）

●患者教育
- 長期間にわたり，少なくとも1種類の抗血小板薬を継続する必要性（治療中断により晩期血栓閉塞）とそれに伴うリスク
- 出血する可能性のある検査や処置がある場合→事前に相談（個々の検査・処置ごとに服薬継続や中止がある）
- 外科的手術や内視鏡：DAPT両剤の同時休薬はできるだけ避ける

11 成人気管支喘息

S/O

●症状
- 喘鳴，息切れ，咳，胸苦しさなど

●検査所見

●診断基準（問診及び検査所見）
- 1）発作性の呼吸困難，喘鳴，胸苦しさ，咳などの反復，2）変動性・可逆性の気流制限（PEFの日内変動＞20%），3）気道過敏性の亢進（気道過敏性検査），気道炎症の存在（喀痰好酸球3%以上，血中好酸球＞300/μL，FeNO＞35ppb），5）アトピー素因の有無（血清特異的IgE抗体検査），6）他疾患の除外
- 特に1）2）3）6）が重要

A

病因
●病因
- 複数の個体要因と環境要因との相互作用の結果として発症　表現型は多彩
- 個体要因：家族歴・遺伝的要因，性差，アレルギー素因，早産児・低出生体重児，肥満，気道過敏性
- 環境要因：アレルゲン曝露，呼吸器感染症，喫煙，大気汚染，鼻炎，食物

●危険因子
- 個体要因：増悪の病歴，現在のコントロール状態，治療薬の不適切な使用・アドヒアランス不良，併存症，運動ならびに過換気

- 環境要因：喫煙，アレルゲン曝露，気象，大気汚染，薬物，アルコール，ビタミンD低下，呼吸器感染症

治療評価
●治療の必要性
- 症状のコントロール（増悪，喘息症状がない状態の維持）と，将来の喘息死，急性増悪，呼吸機能の経年低下，治療薬の副作用などのリスクを回避し，健康寿命と生命予後を良好に保つこと

●重症度分類／治療方針

【急性増悪治療】
表1　喘息発作の強度と目安となる増悪治療ステップ[1]

増悪強度[*1]	呼吸困難	動作	検査値				治療	自宅治療，救急外来，入院，ICUなど
			PEF	SpO₂	PaO₂[*2]	PaCO₂[*2]		
喘鳴／胸苦しい 軽度（小発作）	急ぐと苦しい 動くと苦しい 苦しいが横になれる	ほぼ普通 やや困難	80%以上	96%以上	正常	45未満	・短時間作用性β刺激薬吸入 ・SMART療法施行時はブデソニド／ホルモテロール吸入薬追加	自宅治療可
中等度（中発作）	苦しくて横になれない	かなり困難 かろうじて歩ける	60〜80%	91〜95%	60超	45未満	・短時間作用性β刺激薬ネブライザー吸入反復 ・酸素吸入 ・ステロイド薬全身投与 ・短時間作用性抗コリン薬吸入併用可（アミノフィリン点滴静注併用可，0.1%アドレナリン皮下注使用可）	救急外来で2〜4時間で反応不十分or1〜2時間で反応なければ入院治療
高度（大発作）	苦しくて動けない	歩行不能 会話困難	60%未満	90%以下	60以下	45以上	・短時間作用性β刺激薬ネブライザー吸入反復 ・酸素吸入 ・ステロイド薬全身投与 ・短時間作用性抗コリン薬吸入併用可 ・アミノフィリン点滴静注（持続）併用可 ・0.1%アドレナリン皮下注使用可	救急外来で1時間以内に反応なければ入院治療
重篤	呼吸減弱 チアノーゼ 呼吸停止	会話不能 体動不能 錯乱 意識障害 失禁	測定不能	90%以下	60以下	45以上	・上記治療継続 ・症状，呼吸機能悪化で挿管 ・酸素吸入にもかかわらずPaO₂55Torr以下and/or意識障害を伴う急激なPaCO₂↑：人工呼吸，気管支洗浄を考慮	直ちに入院，ICU管理

*1：増悪強度は主に呼吸困難の程度で判定する（他の項目は参考事項とする）。異なる発作強度の症状が混在する場合は主に強い方をとる。
*2：単位はTorr。

●成人喘息の長期管理における薬物療法
表2　喘息治療ステップ[1]

		治療ステップ1	治療ステップ2	治療ステップ3	治療ステップ4
対象症状	頻度	週1回未満	週1回以上だが毎日ではない	毎日	増悪症状が毎日
	強度	軽度で短い	日常生活や睡眠が妨げられる。日常生活可能だが一部制限	SABAがほぼ毎日必要。週1回以上日常生活や睡眠妨げられる	日常生活が困難
	夜間症状	月2回未満	月2回以上	週1回以上	しばしば
長期管理薬	基本治療	・ICS（低用量） ・ICSが使用できない場合，以下のいずれかを用いる 　LTRA 　テオフィリン徐放製剤	・ICS（低〜中用量） ・ICSで不十分な場合に以下のいずれか1剤を併用 　LABA（配合剤使用可） 　LAMA	・ICS（中〜高用量） ・ICSに下記のいずれか1剤，あるいは複数を併用 　LABA（配合剤使用可） 　LAMA（配合剤使用可）	・ICS（高用量） ・ICSに下記の複数を併用 　LABA（配合剤使用可） 　LAMA（配合剤使用可） 　LTRA

（次ページへ続く）

（前ページより続き）

長期管理薬	基本治療	※症状が稀なら必要なし	LTRA テオフィリン徐放製剤	LTRA テオフィリン徐放製剤 抗IL-4Rα抗体	テオフィリン徐放製剤 抗IgE抗体 抗IL-5抗体 抗IL-5Rα抗体 抗IL-4Rα抗体 経口ステロイド薬 気管支熱形成術
	追加治療	アレルゲン免疫療法 （LTRA以外の抗アレルギー薬）			
	増悪治療	SABA	SABA	SABA	SABA

ICS：吸入ステロイド薬，LABA：長時間作用性β刺激薬，LAMA：長時間作用性抗コリン薬，LTRA：ロイコトリエン受容体拮抗薬，SABA：短時間作用性吸入β刺激薬，抗IL-5Rα抗体：抗IL-5受容体α鎖抗体，抗IL-4Rα抗体：抗IL4受容体α鎖抗体
詳細は文献1を参照.

薬物治療

●標準的な薬物治療計画

【急性増悪】

SABA

- 動悸，倦怠感，手指振戦に注意

サルブタモール（テルブタリン硫酸塩，プロカテロールなど）少量を反復投与（携帯のMDIで1回1～2パフ）する．最初1時間は20分毎，以後1時間毎を目安に改善するまで SMART療法施行時はブデソニド／ホルモテロール配合剤追加吸入

アドレナリン

- ○β₂刺激薬が不十分の場合
- ×不整脈，虚血性心疾患，緑内障，甲状腺機能亢進症，併用禁忌（抗精神病薬やα遮断薬等）に注意

アドレナリン0.1%皮下注 1回0.1～0.3mL 脈拍130/分以下に保つ．20～30分毎

テオフィリン

- 動悸，吐き気に注意．TDM：目標5～15μg/mL，中毒域：20μg/mL以上

テオフィリン 6mg/kgを1時間で投与，内服歴の有無を確認，600mg以上の投与歴がある場合には，半量以下に減量

ステロイド薬

ヒドロコルチゾン 初回200～500mg，以後100～200mgを4～6時間毎
メチルプレドニゾロン 初回40～125mg，以後40～80mgを4～6時間毎

- AERD（アスピリン喘息など）の場合はリン酸エステル型ステロイドを使用

SAMA

- ×前立腺肥大，緑内障
- 臭化イプラトロピウムなど
- β₂刺激薬に併用を考慮

【長期管理】

吸入デバイスの種類と特徴

- pMDI（加圧噴霧式定量吸入器：エアータイプ）：ゆっくり大きく吸入，同調，ADR（嗄声・口内炎注意：比較的少ない），高齢者・認知症などスペーサー，介助にて使用可
- SMI（ソフトミスト吸入）：ゆっくり大きく吸入，易同調（噴霧と吸入を同調しやすい），ADR（口渇注意），高齢者・認知症など使用困難例多い
- DPI（ドライパウダー製剤定量吸入器）：勢いよく大きく吸入，喘息増悪期不適，同調不要，ADR（嗄声・口内炎注意：比較的多い），高齢者・認知症など使用困難例多い

ICS

- ADR：嗄声・口内炎などに注意
- 基本治療薬〔フルチカゾンプロピオン酸エステル（FP）：1日2回，フルチカゾンフランカルボン酸エステル（FF）：1日1～2回，ベクロメタゾンプロピオン酸エステル（BDP-HFA）：1日2回，ブデソニド（BUD）：1日2回，モメタゾンフランカルボン酸エステル（MF）：1日2回，シクレソニド（CIC-HFA）：1日1～2回など〕

【長期管理における発作治療薬】

SABA

- サルブタモール，プロカテロールなど
- 1日5回以上の使用でステップアップを検討
- 心疾患注意

経口ステロイド薬

プレドニゾロン0.5mg/kg前後 短期投与

●注意すべき副作用

- ICS：嗄声・口内炎など，SABA：動悸，倦怠感，手指振戦など，LABA：低K，心悸亢進，振戦など，LAMA：口渇，不整脈，緑内障，排尿困難など，テオフィリン製剤：悪心・嘔吐，動悸，頻脈など

●注意すべき相互作用

- アドレナリン：不整脈，虚血性心疾患，緑内障，甲状腺機能亢進症，α遮断薬など，テオフィリン：心疾患，H₂受容体拮抗薬，マクロライド系抗菌薬，ニューキノロン系抗菌薬，喫煙，

ステロイド：AERDに対してはリン酸エステル型ステロイドを使用すること．SAMA：緑内障，前立腺肥大

治療目的/治療モニタリング/患者教育

●治療のゴール

【急性増悪】

- 呼吸困難の喪失，体動，睡眠正常，日常生活正常，PEFが予測値または自己最良値の80%以上，酸素飽和度＞95%，平常服薬・吸入での喘息症状の悪化なし

【長期管理】

- 症状増悪がなく，呼吸機能正常
- 気道リモデリングがある患者では，呼吸機能は正常値まで改善し得ないので，患者の自己最良値に基づいて判定

●治療のモニタリング項目

- %FEV₁，%PEF，血液ガス，テオフィリン血中濃度，服薬アドヒアランス，症状変化，ACTの活用

●副作用のモニタリング項目

- テオフィリン：中毒症状
- β刺激薬：振戦，動悸
- 経口ステロイド：胃腸障害，肥満，骨粗鬆症，高血圧，耐糖能異常，白内障，電解質異常など
- 吸入薬：嗄声，口内炎，口渇，低K，心悸亢進，手指振戦など

●患者教育

- デバイスの適否と吸入指導：「ホー吸入」[2]
- 吸入後のうがい：口の中3回，のど奥3回
- スペーサーの使用手技と洗浄の教育
- 副作用症状への対応法の教育
- 増悪因子への対応に関する確認と教育
- 新興感染症の予防に関する教育

●治療効果判定

- 3～6ヵ月コントロール良好であればステップダウンを検討

12 慢性閉塞性肺疾患（COPD）

S/O

● 症状
- 咳（特に湿性）痰，喘鳴
- 労作時（階段や坂道の登り，など）の息切れ
- 倦怠感が強い
- 風邪（上気道）症状を繰り返す，また は回復に時間がかかる
- 食欲不振，体重減少

● 検査所見
- 胸部単純X線写真，胸部CT，スパイロメトリー，動脈血ガス分析，パルスオキシメーター，6分間歩行試験

● 診断基準
- 1～3のすべてを満たす
1. 長期の喫煙歴などの曝露因子があること
2. 気管支拡張薬吸入後のスパイロメトリーで1秒率（FEV₁/FVC）が70%未満であること
3. ほかの気流閉塞を来しうる疾患を除外すること

● 鑑別診断
- 気管支喘息，びまん性汎細気管支炎，副鼻腔気管支症候群，気管支拡張症，閉塞性気管支炎，リンパ脈管筋腫症，じん肺症，肺結核，心不全，不整脈，肺高血圧症，肺血栓塞栓症，間質性肺炎，全身性疾患（神経筋疾患，貧血，甲状腺機能異常，代謝性アシドーシスなど），肺がん，後鼻漏

A

病因

● 病因
- タバコ煙などの有害物質による気道や肺の炎症反応が増強され，慢性化している
- 炎症は禁煙後も持続するため，自己抗原や微生物の存続が要因となっている可能性が考えられるがメカニズムは不明である

● 危険因子

	外因性因子	内因性因子
最重要因子	タバコ煙	α₁-アンチトリプシン欠損症
重要因子	大気汚染，受動喫煙，職業性の粉塵や化学物質の曝露，バイオマス燃焼煙	小児喘息
可能性の指摘されている因子	呼吸器感染症，小児期の呼吸器感染症，妊娠時の母体喫煙，肺結核既往，社会経済的要因	遺伝子変異，気道過敏性，COPDや喘息の家族歴，自己免疫，老化

（文献1より転載）

● 疫学
- 国内患者数（推定）：40歳以上で530万人，70歳以上で210万人
- 2019年度の日本の男性における死因の第8位
- 2019年の世界における死因の第3位

治療評価

● 重症度分類
- 病期（閉塞性障害の程度）に加え，息切れの度合いや増悪歴の有無などから総合的に判断する

● 病期分類（予後予測は不向き）

病期	特徴	
I期	軽度の気流閉塞	%FEV₁ ≧80%
II期	中程度の気流閉塞	50%≦%FEV₁＜80%
III期	高度の気流閉塞	30%≦%FEV₁＜50%
IV期	極めて高度の気流閉塞	%FEV₁＜30%

気管支拡張薬後のスパイロメトリーで1秒率（FEV₁/FVC）70%未満が必須条件．

（文献1より転載）

● 治療の必要性
- 気流閉塞による労作時息切れや慢性的な咳・痰といった症状のため，日常生活のQOLや身体活動性が低下する．病態は進行性であるが，十分な管理は症状改善に加え，患者の将来的なリスク（疾患進行や死亡率）も改善されると期待される

● 治療方針

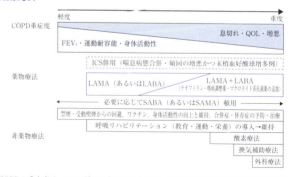

（文献1より転載）

- COPDの重症度は，FEV₁低下の程度のみならず，運動耐容能や身体活動性の障害程度，さらに息切れの強度，QOLの程度（CATスコア）や増悪の頻度と重症度を加味して総合的に判断する．これらの評価は初診時のみでなく，定期的に繰り返すことが大切である．
- 禁煙は，一般のタバコのみならず，電子タバコ・加熱式タバコも例外ではない．また，受動喫煙からの回避のための教育および環境整備を行う．
- ICSは喘息病態合併患者に追加併用を行う（ガイドライン参照）．また，頻回の増悪（年間の中等度の増悪が2回以上，および/または，重度の増悪が1回以上）かつ末梢血好酸球増多（参考値300/μL以上）患者においてICSの追加併用を考慮する．ただし，本邦でICS単剤はCOPDに保険適用ではない．
- マクロライド系抗菌薬はCOPDに保険適用ではなく，クラリスロマイシンが好中球性炎症性気道疾患に保険収載されている．
- 肺合併症や全身併存症の診断，重症度の評価および予防，治療を並行する．特に喘息病態の合併は薬物療法の選択に重要な因子である．

（文献1より転載）

●非薬物治療
【禁煙治療】
- 行動療法＋薬物療法（右記参照）
- 行動療法：動機づけや継続への自己強化，喫煙欲求，ニコチン離脱症状，ストレスなどの対処法指導

【呼吸器感染症予防としてのワクチン接種】
- インフルエンザワクチン：COPD全患者に推奨
- 肺炎球菌ワクチン：65歳以上および65歳未満で%FEV$_1$＜40％の患者に推奨

【その他】
- 呼吸リハビリテーション，栄養管理，酸素療法（LTOT，HOT），換気補助療法（第一選択はNIPPV），気道分泌の除去（生食ネブライザー等）

P

薬物治療
●標準的な薬物治療計画
【禁煙の薬物療法】
- ニコチンパッチ（30・20・10）　1日1回1枚　30：4週間→20：2週間→10：2週間へ漸減
- ニコチンガム　ゆっくり噛む，使用15分前の炭酸飲料等の制限
- バレニクリン　0.5mg/分1/日（3日目まで）→1mg/分2/日（7日目まで）→2mg/分2/日（8日以降）へ漸増

【安定期の薬物療法】
- 気管支拡張薬が薬物療法の中心である
- 薬剤選択では治療反応性や副作用に注意する
- 作用と副作用のバランスから吸入薬が推奨され，効果不十分時は単剤の増量よりも他剤併用を推奨する
- 吸入療法では適切なデバイスを使用することが重要であり，必要に応じて吸入スペーサーの使用を考慮する

SABA/SAMA
- 息切れやQOLなどの症状緩和に対して，予防あるいは治療として使用する

SAMA：イプラトロピウム　1回20μg
SABA：サルブタモール　1回200μg

LAMA/LABA
- 治療導入はLAMAで行う．LAMAでコントロール不良や副作用が懸念される場合にはLABAへの変更を考慮する．単独療法でコントロールが得られない場合は併用する．ただし重症度が高い場合は，導入時から併用療法でも許容される
- 吸入困難な場合は貼付薬を使用する．貼付薬は吸入薬に比べて気管支拡張作用が劣るが，夜間症状やQOLの改善に優れている可能性がある

LAMA：チオトロピウム　1回18μg　1日1回

LABA：インダカテロール　1回150μg　1日1回
LABA/LABA配合薬：ウメクリジニウム/ビランテロール配合薬　1回62.5μg/25μg
貼付薬（LABA）：ツロブテロール　1回2mg　1日1回

テオフィリン
- FWV$_1$の改善効果は吸入気管支拡張薬に劣る
- 気管支拡張作用に必要な血中濃度は5〜15μg/mL

テオフィリン徐放錠　1回200mg　1日2回

ステロイド薬
- ICS単剤での加療は推奨しない
- 喘息病態合併例や増悪を繰り返す例，末梢好酸球増多例に積極的な適応

LABA/ICS配合薬：ホルモテロール/ブデソニド　1回4.5μg/160μg　1日2回（SABAとしても使用可）
ビランテロール/フルチカゾン　1回40μg/100μg　1日1回
LAMA/LABA/ICS配合薬：グリコピロニウム/ホルモテロール/ブデソニド　1回7.2μg/4.8μg/160μg　1日2回

喀痰調整薬
- 増悪抑制効果が期待できる

カルボシステイン　1回500mg　1日3回

【増悪期の薬物療法：ABCアプローチ】
- A（抗菌薬）：痰の膿性化，人工呼吸器使用例に推奨
- B（気管支拡張薬）：第一選択はSABA
- C（ステロイド薬）：高度の気流閉塞，入院を要する増悪例に推奨

プレドニゾロン30〜40mg/日　5〜14日間

●注意すべき相互作用
- テオフィリン⇔タバコ（禁煙補助剤であるニコチン製剤使用時も）：テオフィリン濃度減弱

治療目的/治療モニタリング/患者教育
●治療のゴール
- 安定期：症状およびQOLの改善，運動耐容能と身体活動性の向上および維持，増悪の予防，疾患の進行抑制，全身併存症と肺血併症の予防と治療，生命予後の改善
- 増悪期：生命安全の確保，呼吸困難の迅速な改善

●治療のモニタリング項目
- 安定期：自覚症状，運動耐容能，FEV$_1$/FVC，%FEV$_1$
- 増悪期：自覚症状，喀痰の性状，換気状態・酸素化（PaO$_2$，PaCO$_2$，SaO$_2$），血液検査（血算，CRP，電解質）

●副作用のモニタリング項目
【吸入抗コリン薬】
- まれに前立腺肥大患者で排尿困難症状悪化→中止で速やかに改善

【吸入β$_2$刺激薬】
- 頻脈，手指の震戦，PaO$_2$の軽度⇩

【テオフィリン】
- 中毒症状（頭痛，悪心・嘔吐，不整脈，痙攣）

【ICS】
- 嗄声，口腔カンジダ，皮膚炎，気道感染症

【経口PSL】[2)]
- 高血糖，高血圧，不整脈，浮腫

●患者教育
【自己管理能力】
- 運動習慣や食生活改善，感染予防，禁煙，受動喫煙の回避，ワクチン接種

【薬物療法】
- 正しい吸入方法や吸入回数，吸入手技，増悪時の対処（SABAの使用回数増加・痰の量や性状に応じて抗菌薬内服）

13 消化性潰瘍

S/O

- **症状**[1-3]
  - 自覚症状：上腹部痛，食欲不振，吐き気，腹部膨満感，胸やけ
  - ※胃潰瘍は食後1～2時間，十二指腸潰瘍は食間（空腹時・夜間）に痛みが多い
  - 他覚症状：上腹部圧痛，便潜血陽性，(失血が多ければ) 結膜貧血，頻脈，血圧低下など
  - 合併症：穿孔（急性腹膜炎），下血（貧血，眩暈，動悸）
- **検査所見**[1-3]
  - 貧血症状：Hb↓, Ht↓, MCV↓, フェリチン↓
  - 栄養不良：Alb↓

- **診断基準**[1-3]
  - 内視鏡：肉眼所見，胃粘膜生検で悪性否定，活動性出血の確認
  - 内視鏡的な出血性病変所見はForrest分類
  - 【改変Forrest分類】[4]

I. 活動性出血	a：噴出性出血 b：湧出性出血
II. 出血の瘢痕(+)	a：非出血性露出血管 b：血餅付着 c：黒色潰瘍底
III. きれいな潰瘍底	

- X線バリウム二重造影でニッシェ所見（90%診断可）
- **【H.pylori 診断（以下から1つ）】**
  - 侵襲的検査（生検必要）：○迅速ウレアーゼ試験，鏡検法，培養法
  - 非侵襲的検査（生検不要）：尿素呼気試験，血清抗H.pylori抗体，○便中H.pylori抗原測定
  - 血清学検査前4週間以内の抗生物質，PPI，ビスマス化合物投与→偽陰性に注意
  - 診断：○付き検査推奨

A

病因
- **病因**[1-3]
  - 胃酸を主体とした攻撃因子と粘膜防御因子間のバランス破綻

- **危険因子**
  - 【除去可能】
    - 喫煙，薬剤（NSAIDs，ステロイド薬），H.pylori感染，アルコール，ストレス，食事（香辛料，刺激性食品）
  - 【除去不可能】
    - 年齢
- **疫学**
  - 好発年齢は50～70歳

治療評価
- **治療の必要性**
  - H.pylori除菌及び潰瘍治療により治癒率向上
- **治療方針**

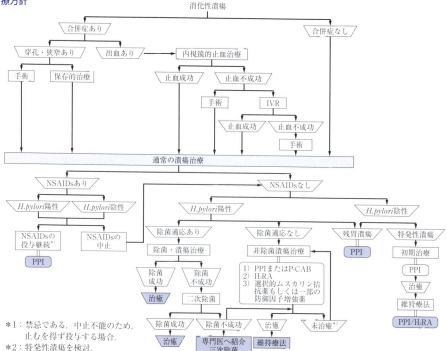

*1：禁忌である，中止不能のため，止むを得ず投与する場合．
*2：特発性潰瘍を検討．

（「日本消化器病学会編：消化性潰瘍診療ガイドライン2020（改訂第3版），p.xvi, 2020, 南江堂」より許諾を得て転載）

【合併症あり】

- 出血あり：内視鏡的止血治療推奨（対象：活動性出血および非出血性露出血管例）→内視鏡後の再出血予防としてPPI投与，H.pylori陽性例では除菌療法推奨→再出血高リスク群はセカンドルック推奨

※抗凝固薬・抗血小板薬の休薬は，再出血リスクと血栓症リスクを考慮して決定
※止血困難例はinterventional radiologyまたは手術を検討
※出血性ショック時またはHb<7.0g/dLの場合には輸血推奨（出血量：①循環血液量の15〜20%→輸液，②20〜50%→①+赤血球濃厚液，③50〜100%→②+等張Alb製剤，④24hr以内の100%以上出血）

③+新鮮凍結血漿や血小板濃厚液）
- 穿孔あり：手術推奨（発症後長期間経過・汎腹膜炎・腹水多量・胃内容物多量・70歳以上・重篤な併存疾患・血行動態不安定など）

【合併症なし→通常の潰瘍治療へ移行】

- NSAIDs服用→NSAIDs中止を最優先（中止困難→PPI推奨）
- NSAIDsなし・H.pylori陽性→除菌適応あり→除菌治療（1次，2次）→除菌適応なし→非除菌治療→維持療法
- NSAIDsなし・H.pylori陰性→非除菌治療→維持療法

◉非薬物治療

- 出血，穿孔→合併症コントロール優先

- 出血時：内視鏡的止血治療推奨
- 穿孔時：手術推奨

◉薬物治療（第一選択薬）

- P-CAB：ボノプラザン（VPZ：肝代謝）
- PPI：ラベプラゾール（RPZ：肝代謝だがCYP2C19の関与少ない），ランソプラゾール（LPZ：肝代謝），オメプラゾール（OPZ：肝代謝），エソメプラゾール（EPZ：肝代謝）
- 抗菌薬：アモキシシリン（AMPC：腎排泄），クラリスロマイシン（CAM：肝・腎中間型），メトロニダゾール（MNZ：肝代謝）
- H₂RA：ラニチジン（腎排泄），シメチジン（腎・肝中間型），ファモチジン（腎排泄），ロキサチジン（腎排泄）

P

薬物治療
◉標準的な薬物治療計画
【H.pylori除菌治療】
一次除菌（VPZ+AMPC+CAM 3剤併用）

> VPZ40mg+AMPC1,500mg+CAM400mg／2×7日間

二次除菌（CAM400mg→MNZ：500mgへ変更）

> VPZ+AMPC+MNZ500mg/2×7日間
> PPI（RPZ or LPZ or OPZ or EPZ）+AMPC+MNZ500mg／2×7日間

【非除菌治療】
VPZ・PPI使用可能（第一選択）

> VPZ20mg/日 or PPI（RPZ10mg or LPZ30mg or OPZ20mg or EPZ20mg/日）
> 胃潰瘍は8週間，十二指腸潰瘍は6週間

PPI使用不可（アレルギー・副作用等）

> H₂RA（ラニチジン300mg or シメチジン800mg or ファモチジン40mg or ロキサチジン150mg/日）　胃潰瘍は8週間，十二指腸潰瘍は6週間
> 選択的ムスカリン受容体拮抗薬（ピレンゼピン〔腎〕1回25mgを3〜4回/日）8〜12週間
> 防御因子増強薬（スクラルファート3〜3.6g or ミソプロストール〔肝〕：800μg/日）8〜12週間

【いずれも不可】

> 他の防御因子増強薬（テプレノン450mg/3×/日 or セトラキサート：1回200mgを3〜4回/日 など）

維持療法

> H₂RA（ラニチジン，シメチジン，ファモチジン，ロキサチジン）or スクラルファート　6〜12ヵ月間

【NSAIDs潰瘍】
- NSAIDs内服中止が最優先→中止困難な場合はPPI投与

> PPI（RPZ10mg or LPZ30mg or OPZ20mg or EPZ20mg/日）

◉注意すべき副作用

- H.pylori除菌治療：下痢（AMPC），軟便（AMPC），苦味（CAM），味覚障害（CAM），発疹，頭痛など
- 非除菌治療：無顆粒球症（PPI，H₂RA），汎血球減少（PPI，H₂RA），肝機能障害（PPI）など

◉注意すべき相互作用

- VPZ・PPI⇔アタザナビル：アタザナビル血中濃度↓（pH↑吸収低下：禁忌）
- PPI⇔テオフィリン：テオフィリン血中濃度↓
- PPI⇔タクロリムス：タクロリムス血中濃度↑
- VPZ・PPI⇔ジゴキシン：ジゴキシン作用↑可能性（pH↑吸収増加）
- VPZ・PPI⇔イトラコナゾール*，ゲフィチニブ：イトラコナゾール・ゲフィチニブ作用↓可能性（pH↑吸収低下）
- ラニチジン⇔クマリン系凝固薬：PT変動報告（代謝の拮抗）
※ファモチジンとでも同様の作用あり
- AMPC⇔ワルファリン：ワルファリン作用↑可能性（腸内細菌のV.K.産生↓）
- CAM：CYP3A阻害，P-糖蛋白を介した相互作用に注意

治療目的/治療モニタリング/患者教育
◉治療のゴール
- 短期：潰瘍の治癒，H.pylori除菌

- 長期：再発防止

◉治療のモニタリング項目
【自覚症状】
- 上腹部痛（毎日）
【他覚症状】
- 内視鏡検査（4〜8週間後）
- 尿素呼気試験（除菌治療中止後4週以降）

◉副作用のモニタリング項目
【自覚症状】
- 下痢，軟便，苦味，味覚障害，頭痛，咽頭痛，発熱，悪寒，全身倦怠感　など（毎日）
【他覚症状】
- 顆粒球（好中球），白血球，赤血球，血小板，AST，ALT（随時）
※ミソプロストールは子宮収縮作用があり妊娠可能女性に注意

◉患者教育
【潰瘍治療】
- 薬物治療の重要性
- コンプライアンス
- 治療薬の用法・用量・服用方法
- 副作用に関して
- 生活習慣の見直し
【除菌治療】
- 消化性潰瘍に対する除菌治療の有用性（治癒・胃癌発症抑制）
- 耐性菌（CAM）
- 除菌治療に負の影響を与える要因（喫煙など）

◉治療効果判定
- 除菌治療中止後4週以降（尿素呼気試験で判定）

27

14 潰瘍性大腸炎

S/O

●症状
- 自覚症状：持続性または反復性の粘血便・血性下痢・腹痛
- 他覚症状：体重減少，発熱，貧血

●検査所見
- 発熱，排便回数増加，HR⬆，Hb⬇，CRP⬆，赤沈値⬆

【内視鏡または注腸X線検査所見】
- 連続性の粘膜血管透見像消失，顆粒球

状粘膜，易出血性，潰瘍

【生検組織学的検査】
- 粘膜全層のびまん性炎症性細胞浸潤，陰窩膿瘍，高度な杯細胞減少など

●診断基準
- 特徴的な臨床所見と内視鏡をはじめとした画像検査所見により診断（詳細は文献1～3参照）

●鑑別診断
- 感染性腸炎，クローン病，放射線照射性大腸炎，薬剤性大腸炎，リンパ濾胞増殖症，虚血性大腸炎，腸管ベーチェットなど
- 感染性腸炎の除外には便の細菌培養検査や寄生虫学的（特にアメーバ赤痢）検査が必要

A

病因
●病因
- 原因不明

●危険因子
- 動物性脂肪，NSAIDsは発症頻度⬆

●疫学
- 好発年齢は10代後半～30代前半
- 若年から高齢者まで発症
- 男女比は1：1

●病変範囲の定義
- 全大腸炎型：直腸からの病変範囲が脾彎曲部を超えているもの
- 左側大腸炎型：病変範囲が脾彎曲部を超えていないもの
- 直腸炎型：内視鏡検査により直腸S状部の口側に正常粘膜を認めるもの
- 他に右側あるいは区域性大腸炎もあるが，クローン病や大腸結核との鑑別が重要

治療評価
●重症度分類

	重症	中等症	軽症
1) 排便回数	6回以上		4回以下
2) 顕血便	(+++)	重症と軽症との中間	(+)～(-)
3) 発熱	37.5度以上		(-)
4) 頻脈	90/分以上		(-)
5) 貧血	Hb10g/dL以下		(-)
6) 赤沈またはCRP	30mm/h以上 3.0mg/dL以上		正常 正常

（文献1より転載）

- 軽症：6項目全てを満たすもの
- 中等症：重症と軽症の中間
- 重症：1）および2）の他に全身症状である3）or4）のいずれかを満たし，かつ6項目のうち4項目以上を満たすもの
- 劇症：重症基準を満たし，かつ15回/日以上の血性下痢，38℃以上の持続する高熱，1万/mm³以上のWBC増加，強い腹痛全てを満たすもの

●治療の必要性
- 重症度や罹患範囲，QOLの状態などを考慮

- 活動期には寛解導入療法，寛解導入後は維持療法を行う

●治療方針

寛解導入療法

		軽症	中等症	重症	劇症
左側大腸炎型・全大腸炎型		経口剤：5-ASA製剤 注腸剤：5-ASA注腸，ステロイド注腸 フォーム剤：ブデソニド注腸フォーム剤 ※中等症で炎症反応が強い場合や上記で改善しない場合はプレドニゾロン経口投与 ※さらに改善なければ重症またはステロイド抵抗例への治療を行う ※直腸部に炎症を有する場合はペンタサ坐剤が有用		ステロイド大量静注療法 ※改善なければ劇症またはステロイド抵抗例の治療を行う ※状態により手術適応の検討	緊急手術の適応を検討 ※外科医と連携のもと，状況が許せば以下の治療を試みてもよい ・ステロイド大量静注療法 ・タクロリムス経口 ・シクロスポリン持続静注療法* ・インフリキシマブ点滴静注 ※上記で改善なければ手術
直腸炎型		経口剤：5-ASA製剤 坐剤：5-ASA坐剤，ステロイド坐剤 注腸剤：5-ASA注腸，ステロイド注腸 フォーム剤：ブデソニド注腸フォーム剤		※安易なステロイド全身投与は避ける	
難治例	**ステロイド依存例**	アザチオプリン・6-MP* ※上記でも改善しない場合は，血球成分除去療法・タクロリムス経口・インフリキシマブ点滴静注・アダリムマブ皮下注射・ゴリムマブ皮下注射・トファシチニブ経口・ベドリズマブ点滴静注・ウステキヌマブ点滴静注（初回のみ）を考慮してもよい ※トファシチニブ経口はチオプリン製剤との併用は禁忌		**ステロイド抵抗例** 中等症：血球成分除去療法・タクロリムス経口・インフリキシマブ点滴静注・アダリムマブ皮下注射・ゴリムマブ皮下注射・トファシチニブ経口・ベドリズマブ点滴静注・ウステキヌマブ点滴静注（初回のみ）・シクロスポリン持続静注療法* 重症：血球成分除去療法・タクロリムス経口・インフリキシマブ点滴静注・アダリムマブ皮下注射・ゴリムマブ皮下注射・トファシチニブ経口・ベドリズマブ点滴静注・ウステキヌマブ点滴静注（初回のみ）・シクロスポリン持続静注療法* ※アザチオプリン・6-MP*の併用を考慮する（トファシチニブ以外） ※改善がなければ手術を考慮

寛解維持療法

	非難治例	難治例
5-ASA製剤（経口剤・注腸剤・坐剤）		5-ASA製剤（経口剤・注腸剤・坐剤） アザチオプリン，6-MP*，血球成分除去療法**，インフリキシマブ点滴静注**，アダリムマブ皮下注射**・ゴリムマブ皮下注射**，トファシチニブ経口**，ベドリズマブ点滴静注**・ウステキヌマブ皮下注射**

*：現在保険適応には含まれていない．**：それぞれ同じ治療法で寛解導入した場合に維持療法として継続投与する
5-ASA経口剤（ペンタサ®軽粒／錠，アサコール®錠，サラゾピリン®錠，リアルダ®錠），5-ASA注腸（ペンタサ®注腸），5-ASA坐剤（ペンタサ®坐剤，サラゾピリン®坐剤）
ステロイド注腸剤（プレドネマ®注腸，ステロネマ®注腸），ブデソニド注腸フォーム剤（レクタブル®注腸フォーム），ステロイド坐剤（リンデロン®坐剤）
※（治療原則）内科治療への反応性や薬物による副作用あるいは合併症などに注意し，必要に応じて専門家の意見を聞き，外科治療のタイミングなどを誤らないようにする．薬用量や治療の使い分け，小児や外科治療など詳細は文献1を参照のこと．

（文献1より改変）

●非薬物治療
【外科手術】
- 絶対適応：大腸穿孔，大量出血，中毒性巨大結腸症，重症型，劇症型で強力

な内科治療（ステロイド大量静注療法，血球成分除去療法，カルシニューリン阻害薬，生物学的製剤，JAK阻害薬）無効例，大腸癌，high grade dysplasia

相対適応：内科的治療の難治例，腸管外合併症例，小児の成長障害，癌の可能性が高い大腸合併症例

【食事療法】
・活動期：劇症・重症例は禁食し経中心静脈栄養．軽症・中等症例は易消化性で高エネルギー・高蛋白・低脂肪・低残渣

食

維持期：厳密な食事制限は必要ない（暴飲・暴食や刺激物を避け，栄養素バランスの良い食事を推奨）

【血球成分除去療法】
・顆粒球除去療法（GCAP）
・中等症以上，ステロイド薬不応例や不

耐例に良い適応
・原則1回/週×10クールとし，劇症例では11回まで保険適応．症状の強い例は2回/週の方が効果高い

P

薬物治療

●標準的な薬物治療計画

【アミノサリチル酸剤】
・サラゾスルファピリジン（SASP），メサラジン（5-ASA）は軽症から中等症の第一選択．寛解導入時には最大量投与．2週間以内に症状改善なければステロイド薬投与
・SASP（便排泄）：腸内細菌にてスルファピリジン（SP，肝代謝）と5-ASAに分解．投与初期は徐々に増量することにより副作用（主に頭痛・嘔気など）回避が可能
・5-ASA（便排泄）：SASPに比べ副作用⬇．動物で催奇形性なく，挙児希望男性に有用
・局所投与：左側大腸炎型では注腸剤，直腸炎型では坐剤を推奨．内服薬との併用可

〈処方例〉

ペンタサ®	1.5～4g/日	1日1～2回
アサコール®	2.4～3.6g/日	1日1～3回
サラゾピリン®	3～4g/日	1日1～3回
リアルダ®	2.4～4.8g/日	1日1回
ペンタサ注腸／坐剤	1g/回	

【ステロイド薬】
・経口：用量は個々の調節が必要．寛解維持効果なく，効果を認めた際は長期投与せず寛解・離脱
・注腸法：5-ASA局所療法より効果劣る
・1～2週間程度で症状改善なければステロイド抵抗例治療へ移行

〈投与例〉

プレドニン®錠	30～40mg（または1mg/kg）/日
水溶性プレドニン®	1～1.5mg/kg/日（分割または持続で静注投与）
プレドネマ®注腸	20～40mg/日
ステロネマ®注腸	3～6mg/日

・漸減法：20mgまでは1～2週間で10mg程度減量，以後は2週間毎に5mg程度ずつ減量

【抗TNFα抗体製剤】
・既存治療での効果不十分時に使用
・インフリキシマブ：1回5mg/kg

div. 初回，2週，6週目に投与し，以後8週毎に投与
・アダリムマブ：初回160mg，2週目80mg，以後隔週で40mg皮下投与
・ゴリムマブ：初回200mg，2週目100mg，以後4週毎に100mg皮下投与

【アザチオプリン（AZA），メルカプトプリン（6-MP）】
・投与前にNUDT15Arg135Cys遺伝子多型検査を推奨〔ホモ（Cys/Cys）では投与回避〕
・効果発現が緩徐なため寛解導入目的の使用は控える
・AZA（肝代謝）：2～3mg/kg/日まで増量可．日本人は副作用発現率⬆，少量（50mg程度）から開始推奨
・6-MP（肝代謝）：1～1.5mg/kg/日まで増量可

【カルシニューリン阻害薬】
・シクロスポリン（肝代謝）：2～4mg/kg持続静注（最大2週間程度）．目標平均血中濃度は200～400ng/mL．血中濃度モニタリング必須（適応外）
・タクロリムス（肝代謝）：初回1回0.025mg/kgを1日2回（目標トラフ値：初期2週間10～15ng/mL，以後5～10ng/mL）

【トファシチニブ（肝代謝）】
・強い免疫抑制作用を有するため，チオプリン製剤と併用しない
・寛解導入：20mg/日，1日2回，8週間（効果不十分時はさらに8週間投与可）
・寛解維持：10mg/日，1日2回（20mg/日まで増量可）

【ベドリズマブ】
・1回300mg div. 初回・2週・6週目に投与し，以後8週毎に投与
・3回投与時で効果ない場合は治療法の再考

【ウステキヌマブ】
・初回：1回（55kg以下）260mg，（55～85kg以下）390mg，（85kg超）520mg div
・2回目以降：初回8週後に90mg，以後12週毎に90mg皮下投与（効果減弱時は8週毎に短縮可）

●注意すべき相互作用

・SASP⇔抗生物質：効果⬇
・シクロスポリン，タクロリムス，トフ

ァシチニブ⇔CYP3A4阻害薬：血中濃度⬆

治療目的/治療モニタリング/患者教育

●治療のゴール

・活動期：症状の早期軽快
・緩解期：服薬励行
・再燃時：重症化前に非ステロイド療法へ移行

●治療のモニタリング項目

・臨床症状（下痢，血便など）
・検査所見（排便回数，顕血便，発熱など）
・内視鏡所見（びらん，潰瘍など）
※効果判定：緩解導入期は2週間程度，維持期は1～2ヵ月程度

●副作用のモニタリング項目

・アミノサリチル酸製剤：消化器症状，頭痛，過敏反応（皮疹，発熱など），顆粒球減少，溶血性貧血，肝障害，過敏性肺障害，間質性腎炎，心筋炎など
・SASP：男性不妊症
・ステロイド薬：高血圧，高血糖，消化管出血，骨粗鬆症，満月様顔貌，過敏見感染など
・AZA，6-MP：過敏反応（皮疹，発熱，嘔気，下痢），骨髄抑制，脱毛，肝障害など
・抗TNFα抗体製剤：重篤な感染症，結核，過敏反応など
・シクロスポリン：日和見感染，腎障害，高血圧，低Mg血症など
・タクロリムス：日和見感染，腎障害，高血糖，高K血症など
・トファシチニブ：日和見感染，肺塞栓症，脂質値（LDL-Cなど）⬆
・ベドリズマブ：日和見感染，発熱，悪心，関節痛，発疹など
・ウステキヌマブ：アナフィラキシー，日和見感染，頭痛，下痢，発疹など

●患者教育

・再燃予防のための服薬継続の重要性について
・NSAIDs含有風邪薬への注意喚起
・食事療法について
・SASP：皮膚，爪，尿，コンタクト等の着色
・5-ASA：糞便中のコーティング剤の排泄

29

15 急性膵炎

S/O

●症状
- 上腹部を中心とした腹痛と圧痛
- 筋性防御，嘔気・嘔吐，発熱，背部痛，食欲低下，腹部膨満感，全身倦怠感
- 重症例では呼吸困難，意識障害，ショック症状，出血傾向

●検査所見
- 急性膵炎の診断には血中リパーゼの測定，リパーゼの測定が困難な時は血中AMYを測定する
- IL-6は重症化予測に有用である．このほか，TB，AST，ALT，ALPは胆石性膵炎の鑑別に必要である
- TGが高値（1,000mg/dL）の場合は脂質異常症の成因が考えられる

- 高Ca血症では，上皮小体機能亢進症が成因である可能性がある
- 尿中トリプシノーゲンは迅速測定が可能であり，血液検査ができない場合に有用である

【画像検査】
- 急性膵炎を疑う場合は超音波検査を実施
- 超音波検査で診断がつかない場合はCTを実施する
- 胆石が病因の場合は，超音波内視鏡（EUS）を施行する
- MRIは総胆管結石や膵管破壊・脂肪壊死の評価に有用である．ただしMRI検査は時間がかかるため，重症病態では適応を慎重に判断する

●診断基準
- 以下の2つ以上を満たし，他に膵疾患および急性腹症を除外したものを急性膵炎と診断する
- 慢性膵炎の急性増悪は急性膵炎に含める
  ① 上腹部に急性腹痛発作と圧痛がある
  ② 血中または尿中に膵酵素の上昇がある
  ③ 超音波，CTまたはMRIで膵に急性膵炎を伴う異常所見がある

●徴候
- 膵炎に特異的ではないが，背部放散痛は膵炎を疑わせる

A

病因
●病因および危険因子
- アルコール，胆石が主な病因である
- 病因には性差があり，男性はアルコール性が最も多く，次いで胆石性，特発性と続く
- 女性は胆石性，特発性，アルコール性と続く
- 腫瘍，手術後，ERCP検査後，脂質異常症や薬剤などで生じる場合もある

【薬剤性膵炎】
- 薬剤性膵炎の病因には①膵管閉塞，②腺房細胞障害，③膵腺房細胞内膜小胞輸送の異常などがある．発症機序としては，薬剤固有の毒性と薬剤に対する患者側のアレルギー反応が考えられている．原因薬物としてはバルプロ酸ナトリウム，メサラジン，アザチオプリン，エナラプリル，カプトプリル，アトルバスタチン，シンバスタチン，シメチジンなどが報告されている[1]

●疫学[2]
- 2016年の調査では，急性膵炎の患者数は78,450人で，10万人あたりの有病率は61.8人，男女比は2.0と男性が多い
- 発症時の平均年齢は男性で59.9歳，女性で66.5歳

治療評価
●重症度分類：急性膵炎の重症度判定基準[1]
- 重症度判定は入院時24時間以内，原則として発症後48時間以内に行う
- 診断時に軽症であってもその後に重症化する例もあり，繰り返し重症度判定を行う

【予後因子】
- 原則として発症後48時間以内に判定することとし，以下の各項目を各1点として，合計したものを予後因子の点数とする
  ① Base Excess≦−3mEq/L，またはショック（収縮期血圧≦80mmHg）
  ② PaO_2≦60mmHg（room air），または呼吸不全（人工呼吸管理が必要）
  ③ BUN≧40mg/dL（or Cr≧2mg/dL），または乏尿（輸液後も1日尿量が400mL以下）
  ④ LDH≧基準値上限の2倍
  ⑤ PLT≦10万/mm^3
  ⑥ 総Ca≦7.5mg/dL
  ⑦ CRP≧15mg/dL
  ⑧ SIRS診断基準*における陽性項目数≧3
  ⑨ 年齢≧70歳
  ＊：SIRS診断基準項目
  （1）体温>38℃あるいは<36℃
  （2）脈拍>90回/分
  （3）呼吸数>20回/分あるいは$PaCO_2$<32mmHg
  （4）WBC>12,000/mm^3か<4,000mm^3または10%超の幼若球出現

【造影CT Grade】
- 原則として発症後48時間以内に判定することとし，炎症の膵外進展度と，膵の造影不良域のスコアが，合計1点以下をGrade1，2点をGrade2，3点以上をGrade3とする

炎症の膵外進展度
  ① 前腎傍腔：0点
  ② 結腸間膜根部：1点

  ③ 腎下極以遠：2点

膵の造影不良域
- 膵を便宜的に膵頭部，膵体部，膵尾部の3つの区域に分け評価
  ① 各区域に限局している場合，あるいは膵の周辺のみの場合：0点
  ② 2つの区域にかかる場合：1点
  ③ 2つの区域全体をしめる，あるいはそれ以上の場合：2点

炎症の膵外進展度／膵造影不良域	前腎傍腔	結腸間膜根部	腎下極以遠
<1/3			
1/3～1/2			
1/2<			

□ CT Grade1　□ CT Grade2　■ CT Grade3

（文献3より転載）

【重症度判定】
- 予後因子が3点以上または造影CT Grade2以上のものを重症，いずれでもないものを軽症とする
- また，造影CT Grade2以上を，予後因子スコアにかかわらず重症とする

●治療の必要性
- 診断基準に基づいて急性膵炎を診断し，病歴聴取，血液検査，画像検査などにより成因検索を行う
- 診断後は速やかに重症度判定を行い，それに応じた治療，モニタリングを実施する
- 初期は絶食として膵の安静を図り，膵外分泌刺激を回避する．同時に平均動脈圧［拡張期血圧＋{（収縮期血圧−拡張期血圧）／3}］を65mmHg以上，また尿量を0.5mL/kg/時以上を確保する

◎治療方針
- 急性膵炎を疑った場合，診断基準に基づく診断とともに，病歴，血液検査，画像診断により原因検索を行う
- 診断が確定したら，呼吸・循環モニタリングと初期治療を速やかに開始する．重症度判定に応じたモニタリング・治療を開始し，経時的に予後因子スコアを繰り返し実施する
- 急性期を過ぎた後でも感染合併症に注意する

◎非薬物治療
- 胆石性膵炎ではERCP/EST，胆のう摘出術を検討する

- 感染性膵壊死では手術，内視鏡的または経皮的ドレナージを実施する．経腸栄養は空腸に限らず十二指腸，胃に留置してもよい

P

薬物治療
◎標準的な薬物治療計画
【輸液】
- 発症初期は脱水，循環不全を伴うため乳酸リンゲル液等の細胞外液補充液を中心とした急速輸液を行う．ただし高齢者や心不全・腎不全患者では過剰輸液に注意する

【経鼻胃管】
- 胃内減圧や胃液吸引目的のルーチンの経鼻胃管は不要

【鎮痛薬】
- 迅速かつ十分に使用する．アセトアミノフェン，NSAIDs，ペンタゾシン，ブプレノルフィンを用いる
- モルヒネはファーター乳頭のオッディ括約筋を収縮させるため避けるべきであるが，やむを得ず使用する場合は硫酸アトロピンを併用する

【抗菌薬】
- 予防的抗菌薬投与は行わない
- 重症膵炎ではカルバペネム系などの広域スペクトルの抗菌薬投与を検討する

【蛋白分解酵素阻害薬】
- ナファモスタット，ガベキサートメシル酸塩，ウリナスタチンなどの蛋白分解酵素阻害薬の生命予後や合併症発生の改善効果は証明されていない

【ヒスタミンH₂受容体拮抗薬】
- 推奨されない．ただし上部消化管出血合併例では投与する

【栄養療法】
- 栄養必要量が増加するため十分な栄養投与を経腸栄養として補給する．これはバクテリアル・トランスロケーションを予防する上でも重要である
- 経鼻管の留置部位は空腸におくこともあるが，全例に必要となるわけではない

【その他】
- 持続的血液浄化法：初期輸液によっても循環動態が不安定な場合では考慮する
- 動注療法：蛋白分解酵素阻害薬や抗菌薬の局所動注療法の有用性は証明されていない

◎注意すべき副作用
- 輸液による心不全の悪化，NSAIDsの各種副作用
- 抗菌薬を用いた場合の各種モニタリング（菌交代，けいれん誘発，光線過敏症など）
- 蛋白分解酵素阻害薬の血管外漏出など

◎注意すべき相互作用
- ブプレノルフィン使用ではCYP3A4薬との相互作用など

治療目的／治療モニタリング／患者教育
◎治療のゴール
- 急性膵炎の救命率の向上は見られるものの重症膵炎での致命率はいまだに高い．重症膵炎での救命率向上が課題である
- 短期的には腹部症状改善，循環動態改善，一般病棟転出など
- 膵炎が遷延した場合，膵外分泌低下や糖尿病の原因になり得るためその回避が長期的なゴールである

◎治療のモニタリング項目
- 重症例では血液検査，呼吸・循環動態のほか，意識状態，バイタル，酸素飽和度，CVP，酸塩基平衡，白血球数やCRPなどとともに腹部超音波，CTなどでモニタリングを行う

◎副作用のモニタリング項目
- 鎮痛薬のNSAIDsでは胃粘膜障害や腎機能障害，ペンタゾシンでは不安，幻覚などの精神症状の発現，ブプレノルフィンは嘔気・嘔吐，便秘および眠気の副作用に注意する．また，モルヒネとの併用で作用が減弱することに留意する
- ナファモスタットやガベキサートは高カリウム血症や低ナトリウム血症出現に注意し，定期的な測定が必要

◎患者教育
- アルコール性では禁酒指導，食事中の脂肪成分は膵外分泌刺激を増加させるため必要に応じて低脂肪食，膵石灰化予防に禁煙指導

16 慢性膵炎

S/O

●症状
- 腹痛, 背部痛, 食欲不振, 悪心・嘔吐, 腹部膨満感, 腹部重圧感, 口渇・多飲, 下痢, 黄疸, 腹部圧痛, 腹部抵抗, 体重減少, 糖尿病, 栄養不良など

●検査所見[1]
【特徴的な画像所見】
- 確診所見：以下のいずれかが認められる
  - a. 膵管内の結石
  - b. 膵全体に分布する複数またはびまん性の石灰化
  - c. MRCPまたはERCP像において, 主膵管の不規則な拡張と共に膵全体に不均等に分布する分枝膵管の不規則な拡張
  - d. ERCP像において, 主膵管が膵石や蛋白栓などで閉塞または狭窄している場合, 乳頭側の主膵管と分枝膵管の不規則な拡張がみられる
- 準確診所見：以下のいずれかが認められる
  - a. MRCPまたはERCP像において, 膵全体に不均等に分布する分枝膵管の不規則な拡張, 主膵管のみの不規則な拡張, 蛋白栓のいずれか
  - b. CTにおいて, 主膵管の不規則なびまん性の拡張と共に膵の変形や萎縮
  - c. US（EUS）において, 膵内の結石または蛋白栓と思われる高エコー, または主膵管の不規則な拡張を伴う膵の変形や萎縮

【特徴的な組織所見】
- 確診所見：膵実質の脱落と線維化が観察される. 膵線維化は主に小葉間に観察され, 小葉が結節状, いわゆる硬変様をなす
- 準確診所見：膵実質が脱落し, 線維化が小葉間または小葉間・小葉内に観察される

【血中または尿中の膵酵素値の異常】
- 以下のいずれかが認められる
  - a. 血中膵酵素が連続して複数回にわたり正常範囲を超えて上昇あるいは低下
  - b. 尿中膵酵素が連続して複数回にわたり正常範囲を超えて上昇

【膵外分泌障害】
- BT-PABA試験（PFD試験）で尿中PABA排泄率の明らかな低下を認める

●診断基準[1]
【診断項目】
①特徴的な画像所見
②特徴的な組織所見
③反復する上腹部痛または背部痛
④血中または尿中膵酵素値の異常
⑤膵外分泌障害
⑥1日60g以上（純エタノール換算）の持続する飲酒歴または膵炎関連遺伝子異常
⑦急性膵炎の既往

【確診】
- a, bのいずれかが認められる
  - a. ①または②の確診所見
  - b. ①または②の準確診所見と, ③④⑤のうち2項目以上

【準確診】
- ①または②の準確診所見が認められる

【早期慢性膵炎】
- ③〜⑦のいずれか3項目以上と早期慢性膵炎の画像所見が認められる

A

病因
●病因
- アルコール性慢性膵炎：約70%（男性に多い）
- 非アルコール性慢性膵炎（特発性, 遺伝性, 家族性など）

●危険因子
- アルコール
- 喫煙

治療評価
●重症度分類
【慢性膵炎のStage分類[2]】
- 膵外分泌機能, 膵管像, 耐糖能, 疼痛：それぞれ0〜4点
- 飲酒の程度, 膵炎合併症の有無：0〜2点
- 総合計点数により, 軽症（0〜3点）, 中等症（4〜7点）, 重症Ⅰ（8〜11点）, 重症Ⅱ（12〜15点）, 最重症（16〜20点）に分類

●治療の必要性[3]
- 慢性膵炎の死亡原因：膵癌, 肺炎・感染症, 糖尿病とその合併症など
- 予後不良因子：喫煙・飲酒の継続, 糖尿病の併存, 慢性膵炎の発症年齢（高齢）など

●治療方針
【代償期】
- 急性膵炎とその合併症の治療, 再燃予防及び疼痛コントロール

- 腹痛発作を繰り返す時期は, 断酒, 禁煙, 脂肪制限食
- 脂肪制限に伴う脂溶性ビタミン不足, 必須脂肪酸不足に注意
- 腹痛・背部痛にはNSAIDs, 弱オピオイド, 強オピオイドの順に考慮

【非代償期】
- 膵外分泌不全による消化吸収障害と栄養不良に対して消化酵素補充療法や栄養療法
- 膵性糖尿病の場合は適切なカロリー摂取, 十分量の膵消化酵素薬補充療法, インスリン療法

薬物治療
●標準的な薬物治療計画

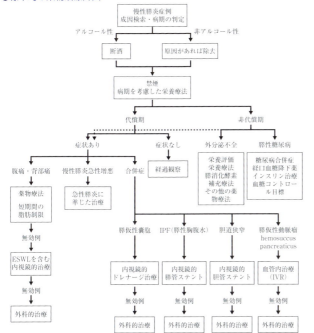

(「日本消化器病学会編:慢性膵炎診療ガイドライン2021, 改訂第3版, p.xvii, 2021, 南江堂」より許諾を得て転載)

【治療薬[3)]】

エビデンスの質	推奨度
A:質の高いエビデンス B:中程度の質のエビデンス C:質の低いエビデンス D:非常に質の低いエビデンス	強(強い推奨):実施する(しない)ことを推奨する. 弱(弱い推奨):実施する(しない)ことを提案する.

蛋白分解酵素阻害薬
- 慢性膵炎の疼痛治療に蛋白分解酵素阻害薬を使用〔弱D〕

カモスタットメシル酸塩錠　1日量600mg　1日3回　経口投与

鎮痛・鎮痙薬
- 慢性膵炎の腹痛には非ステロイド抗炎症薬(NSAIDs)の内服または坐薬を使用
- NSAIDsが無効な場合は弱オピオイドを使用〔弱C〕
- 十分な量のNSAIDsが無効な腹痛に対しては内視鏡的治療や外科的治療を検討し,適応がない症例には強オピオイドを使用〔弱D〕

NSAIDs
ブプレノルフィン塩酸塩注・坐剤
トラマドール塩酸塩錠・注

消化酵素薬
- 慢性膵炎の疼痛治療に膵消化酵素薬補充療法は行わない. ただし, 膵外分泌機能不全に関連する腹部膨満や鼓腸などの腹部症状には有益である可能性〔弱C〕
- 脂肪便と体重減少を有する膵外分泌機能不全に対して高力価膵消化酵素薬の投与を推奨〔強A〕

パンクレリパーゼ顆粒・カプセル
1回600mg, 1日3回食直後

【その他の治療薬】
胃酸分泌抑制薬
- 膵外分泌機能不全患者で膵消化酵素薬が効果不十分な場合, 胃酸分泌抑制薬を併用〔弱C〕
- リパーゼはpII<4.0で不可逆的に失活. 膵消化酵素薬(非腸溶性)による膵消化酵素薬補充療法を行う場合, 酸分泌抑制薬の併用(適応外)が有効とする報告あり

ファモチジン　1回20mg　1日2回

糖尿病薬
- インスリン抵抗性が疑われる, またはインスリン分泌能が保たれている膵性糖尿病に対しては, 経口血糖降下薬を投与〔弱D〕
- 膵性糖尿病において, インスリン依存状態であればインスリン療法を行う〔強C〕

●注意すべき副作用
- 蛋白分解酵素阻害薬(点滴):静脈炎, 血管外漏出
- 鎮痙薬:抗コリン作用(緑内障・前立腺肥大症に伴う排尿障害の悪化など)
- NSAIDs:消化器障害
- 経口血糖降下薬・インスリン:低血糖

●注意すべき相互作用・配合変化
- 配合変化注意:ガベキサートメシル酸塩注, ナファモスタットメシル酸塩注
- 一包化時の変色注意:カモスタットメシル酸塩錠+オルメサルタン等

治療目的/治療モニタリング/患者教育
●治療のゴール・治療のモニタリング項目
【急性増悪期】
- 重症化阻止, 循環動態の安定, 重症例では感染性膵合併症の予防

【代償期】
- 疼痛除去, 急性増悪の防止

【非代償期】
- 栄養状態改善, 糖尿病予防

●副作用のモニタリング項目
- 蛋白分解酵素阻害薬:高K血症, 静脈炎・血管外漏出(点滴)
- NSAIDs:消化器障害
- 鎮痙薬:抗コリン作用(緑内障・前立腺肥大症に伴う排尿障害の悪化など)
- 経口血糖降下薬・インスリン:低血糖

●患者教育
- 低血糖への対処法(α-GI服用時はブドウ糖を摂取)
- インスリン自己注射手技

17 胆道感染症

※胆道感染は，結石や悪性腫瘍などにより胆道閉塞，胆汁うっ滞により生じる急性胆管炎・胆嚢炎に伴う感染症であるため，感染症治療について記載する．

S/O

●症状
- 発熱，悪寒，腹痛，黄疸，悪心，嘔吐，意識障害

●検査所見
- 身体所見：意識レベル，バイタルサイン（血圧，脈拍数，呼吸数，体温，尿量，動脈血酸素飽和度），眼球結膜黄染，圧痛の部位と程度，腹膜刺激症状，Murphy's sign
- 血液検査：白血球数，血小板数，CRP，Alb，ALP，γ-GTP，AST，ALT，ビリルビン，BUN，CRE，プロトロンビン時間（PT），PT-INR，血液ガス分析，血液培養
- 画像検査：腹部超音波検査，CT

●診断基準[1]
【急性胆管炎診断基準】
A．全身の炎症所見
1．発熱（悪寒戦慄を伴うこともある）
2．血液検査：炎症反応所見
B．胆汁うっ滞所見
1．黄疸
2．血液検査：肝機能検査異常
C．胆管病変の画像所見
1．胆管拡張
2．胆管炎の成因：胆管狭窄，胆管結石，ステントなど
- 確診：Aのいずれか＋Bのいずれか＋Cのいずれかを認めるもの
- 疑診：Aのいずれか＋BもしくはCのいずれかを認めるもの

【急性胆嚢炎診断基準】
A．局所の臨床徴候
1．Murphy's sign
2．右上腹部の腫瘤触知・自発痛・圧痛
B．全身の炎症所見
1．発熱
2．CRP値の上昇
3．白血球数の上昇
C．急性胆嚢炎の特徴的画像検査所見
- 確診：Aのいずれか＋Bのいずれか＋Cのいずれかを認めるもの
- 疑診：Aのいずれか＋Bのいずれかを認めるもの

●問診
- 症状の出現時期と性状，既往歴，常用薬

A

病因
●病因
【急性胆管炎】
- 総胆管結石・良性胆道狭窄・胆道の吻合部狭窄・悪性疾患による胆道閉塞とうっ滞した胆汁中の細菌増殖により，胆管内に急性炎症が発生
- 胆管内圧上昇により胆汁内の細菌やエンドトキシンが血中・リンパ流中へ移行し，重篤かつ致死的な敗血症に進展

【急性胆嚢炎】
- 胆嚢管閉塞（原因の85〜95％が胆嚢結石），胆嚢内胆汁うっ滞に引き続き，胆嚢粘膜障害が起こり，炎症性メディエーター活性化が引き起こされる
- 胆嚢の血行障害，化学的な障害，細菌，原虫，寄生虫などの感染，膠原病，アレルギー反応などにより発症

【医療関連感染（healthcare-associated infection）としての急性胆管炎・胆嚢炎】
- 耐性菌・最小発育阻止濃度（MIC）が高値の菌を保有する，リスクを持つ患者（長期臥床，介護施設入所者，胃瘻造設，気管切開，繰り返す嚥下（誤嚥）性肺炎，褥瘡，尿路カテーテル留置，術後感染症の既往，他疾患で抗菌薬を施行中）において発症した感染症

●危険因子
- 胆汁感染：高齢，緊急手術，緊急胆嚢炎の既往，黄疸の既往，総胆管結石，総胆管の検査や処置の既往，胆管空腸

吻合術後，総胆管の閉塞
- 急性胆嚢炎：手術，外傷，長期のICU滞在，感染症，熱傷，経静脈栄養

●起因菌
- *Escherichia coli* が，Tokyo Guidelines 2013（TG13）[2] のどの重症度においても最も検出頻度が高かった

●疫学[1]
- 無症状・軽症状胆石保有者の有症状化率：〜40％/5〜10年，年率1〜3％
- 急性胆管炎：0.3〜1.6％
- 急性胆嚢炎：3.8〜12％

治療評価
●重症度分類[1]
【TG18急性胆管炎重症度判定基準】
重症急性胆管炎（GradeⅢ）
- 以下のいずれかを伴う場合は「重症」
- 循環障害（ドーパミン≧5μg/kg/分，もしくはノルアドレナリンの使用）
- 中枢神経障害（意識障害）
- 呼吸機能障害（PaO₂/FiO₂比<300）
- 腎機能障害（乏尿，もしくはCr>2.0mg/dL）
- 肝機能障害（PT-INR>1.5）
- 血液凝固異常（血小板<10万/mm³）

中等症急性胆管炎（GradeⅡ）
- 初診時に，以下の5項目のうち2つ該当する場合には「中等症」
- WBC>12,000，or<4,000/mm³
- 発熱（体温≧39℃）
- 年齢（75歳以上）

- 黄疸（総ビリルビン≧5mg/dL）
- アルブミン（<標準値×0.73g/dL）
- 上記の項目該当せず，初期治療に反応しない場合も「中等症」とする

軽症急性胆管炎（GradeⅠ）
- 「中等症」，「重症」の基準を満たさないものを「軽症」

【TG18急性胆嚢炎重症度判定基準】
重症急性胆嚢炎（GradeⅢ）
- 重症急性胆管炎と同じ

中等症急性胆嚢炎（GradeⅡ）
- 以下のいずれかを伴う場合には「中等症」
- WBC>18,000/mm³
- 右季肋部の有痛性腫瘤触知
- 症状出現後72時間以上の症状の持続
- 顕著な局所炎症所見（壊疽性胆嚢炎，胆嚢周囲膿瘍，肝膿瘍，胆汁性腹膜炎，気腫性胆嚢炎などを示唆する所見）

軽症急性胆嚢炎（GradeⅠ）
- 軽症急性胆管炎と同じ

●治療の必要性
- 抗菌薬治療の目的：全身性の敗血症性反応と局所の炎症の抑制，表在性・筋膜・体腔臓器の手術部位感染の予防，肝膿瘍の予防
- 時期を逸せず適切な治療を行わない場合，致死的な疾患．大規模研究で30日死亡率は，TG13重症度判定で，GradeⅠ，Ⅱ，Ⅲでそれぞれ2.4％，4.7％，8.4％であった[3]

●治療方針[1)]
- 起因菌の同定：胆汁培養検査は，急性胆嚢炎では，Grade I を除きすべての症例で採取されるべき（推奨度1，レベルC）。胆嚢切除で得られた胆汁や組織（穿孔，気腫，壊疽の場合）は培養検査を行う（推奨度2，レベルD）
- 市中発症でGrade I の胆嚢炎では全例には血液培養は推奨されない（推奨度2，レベルD）
- 治療抗菌薬の選択：原因微生物の予想，各施設のアンチバイオグラムによる薬剤感受性の傾向とそれに従った抗菌薬のスペクトラムと予想有効性，PK-PD に基づいた投与量・投与回数の設定，抗菌薬治療歴（6ヵ月以内の治療歴がある場合，耐性菌を持つリスクが高い），

腎機能，肝機能を考慮すべき（推奨度1，レベルD）。嫌気性菌に対する抗菌力を持つ薬剤は胆嚢空腸吻合を行っている患者では対象となる
- 抗菌薬投与開始時期：可及的に早く投与開始すべきである（推奨度1，レベルB）。敗血症性ショックの患者では，1時間以内に投与を開始すべき[4)]，それ以外の患者であっても4時間以内には投与を開始すべきである。さまざまなドレナージ術に先立ち投与開始すべきである

●投与期間
【急性胆管炎】
- 抗菌薬治療は，感染源コントロール後，4～7日間（推奨度1，レベルC）
- 腸球菌，レンサ球菌などのグラム陽性

菌による菌血症の場合は，感染性心内膜炎を起こすことが知られているため2週間以上の投与
【急性胆嚢炎】
- TG18重症度分類Grade I，II では，術前または術中のみの投与（推奨度1，レベルB）
- TG18重症度分類Grade III では，感染源がコントロールされた後，4～7日間（感染源がコントロールされる前の治療日数は含めない）（推奨度2，レベルD）。腸球菌，レンサ球菌などのグラム陽性菌による菌血症の場合は，2週間以上の投与

●非薬物治療[1)]
- 閉塞した胆道のドレナージ

P

薬物治療
●標準的な薬物治療計画[1, 5)]
- 患者の安全面から，TG18の推奨抗菌薬を元に各施設のアンチバイオグラムを参照し抗菌薬の選択を行う
- 原因微生物の感受性結果が判明後は，最適治療へと変更する（de-escalation）

【培養と感受性結果が出るまでの推奨される初期治療薬】
- 抗菌薬の記載順は推奨順位を示すものではない。一般にβラクタム系のペニシリン系，セフェム系，カルバペネム系が他のクラスの抗菌薬よりも優先される

【市中感染】
Grade I （軽症）急性胆管炎・胆嚢炎
- ペニシリン系：スルバクタム・アンピシリン[b]は耐性率が20％以上の場合，推奨しない
- セファロスポリン系を基本として：セファゾリン[c]orセファチアム[c]orセフォタキシム[c]orセフトリアキソンor cefuroxime（国内未承認）±メトロニダゾール[d]，セフメタゾール[c]orフロモキセフ[c]，スルバクタム・セフォペラゾン
- カルバペネム系を基本として：Ertapenem（国内未承認）
- モノバクタム薬：推奨なし
- ニューキノロン系を基本として[e]：シプロフロキサシンorレボフロキサシンorパズフロキサシン±メトロニダゾール[d]，モキシフロキサシン（胆道感染

症未承認）
Grade II （中等度）急性胆管炎・胆嚢炎
- ペニシリン系：タゾバクタム・ピペラシリン
- セファロスポリン系を基本として：セフトリアキソンorセフォタキシムorセフェピムorセフォゾプランorセフタジジム±メトロニダゾール[d]，スルバクタム・セフォペラゾン
- カルバペネム系：Ertapenem（国内未承認）
- モノバクタム薬：推奨なし
- ニューキノロン系を基本として[e]：シプロフロキサシンorレボフロキサシンorパズフロキサシン±メトロニダゾール，モキシフロキサシン（胆道感染症適応未承認）
Grade III （重症）急性胆管炎・胆嚢炎
- ペニシリン系：タゾバクタム・ピペラシリン
- セファロスポリン系を基本として：セフェピムorセフタジジムorセフォゾプラン±メトロニダゾール[d]
- カルバペネム系：イミペネム・シラスタチンorメロペネムorドリペネム
- モノバクタム薬を基本として：アズトレオナム±メトロニダゾール[d]
【医療関連感染[a]】
- 「市中感染」の「Grade III （重症）急性胆管炎・胆嚢炎」と同様
【経口薬への変更】
- 経口摂取が可能な患者は，吸収率

（bioavailability）が良好な経口薬での治療が可能である
- ペニシリン系：アモキシシリン・クラブラン酸
- セファロスポリン系：セファレキシン±メトロニダゾール
- フルオロキノロン系：シプロフロキサシンorレボフロキサシン±メトロニダゾール，モキシフロキサシン（胆道感染症適応未承認）

●注意すべき副作用
- ショック，アナフィラキシー，SJS，急性腎障害，血球減少，偽膜性大腸炎，ビタミンK欠乏症等

●注意すべき相互作用
- 抗菌薬によるビタミンK欠乏症の場合ワルファリンの作用増強

治療目的/治療モニタリング/患者教育
●治療のゴール[1)]
- 抗菌薬療法は，発熱の消失，白血球の正常化，腹部症状の消失まで継続（推奨度1，レベルD）

●治療のモニタリング項目
- バイタルサイン：体温等，血液検査データ：WBC，好中球数，CRP等，腹部症状

●副作用のモニタリング項目
- バイタルサイン，血液検査データ：BUN，CRE，WBC，好中球数，Hb等

●患者教育
- 抗菌薬投与期間の意図の説明

---

a：バンコマイシン，ダプトマイシンはGrade III の市中感染と医療関連感染において腸球菌感染に対して推奨する。リネゾリド，ダプトマイシンは医療関連感染においてVRE（バンコマイシン耐性腸球菌）を保菌している場合，バンコマイシンによる治療歴がある場合，もしくは施設・地域においてVREが流行している場合に推奨する
b：ほとんどの大腸菌はスルバクタム・アンピシリンに対して耐性であり北米ガイドラインから除外された
c：地域の感受性パターン（アンチバイオグラム）を考慮して使用する必要がある
d：嫌気性性感染のある薬剤（メトロニダゾール，クリンダマイシンなど）は胆嚢空腸吻合が行われている場合に推奨する。カルバペネム系，タゾバクタム・ピペラシリン，スルバクタム・アンピシリン，セフメタゾール，フロモキセフ，スルバクタム・セフォペラゾンも同様である。ただし，クリンダマイシンに対してBacteroides属の多くが耐性を示している
e：フルオロキノロン系薬は，分離菌が感受性である場合やβラクタム薬に対してアレルギーがある場合に推奨する

18 C型慢性肝炎

S/O

◆症状
- 自覚症状が乏しい

◆検査所見

【血液生化学所見】
- AST・ALT上昇（ALT優位のことが多い）、血清ビリルビン上昇、血小板数減少

【肝線維化マーカー】
- ヒアルロン酸上昇、IV型コラーゲン上昇
- Mac-2結合蛋白糖鎖修飾異性体（M2BPGi）上昇
- オートタキシン（ATX）上昇

【ウイルスマーカー】
- HCV抗体陽性（急性期は陰性の可能性あり）
- HCV-RNA陽性
- HCVゲノタイプ（セロタイプ）

【腹部超音波検査，CT，MRI】
- 腹水，肝表面の凹凸不整，肝右葉の萎縮・左葉腫大，再生結節の出現など（いずれも肝硬変の所見）

線維化	壊死・炎症所見の程度（活動性）
F0：線維化なし	A0：壊死・炎症所見なし
F1：門脈域の線維性拡大	A1：軽度の壊死・炎症所見
F2：線維性架橋形成	A2：中等度の壊死・炎症所見
F3：小葉のひずみを伴う線維性架橋形成	A3：高度の壊死・炎症所見
F4：肝硬変	

図1　新犬山分類

【肝生検】
- 線維化と壊死・炎症所見の程度を評価
- 新犬山分類（図1）

◆診断基準
- HCV-RNAが陽性でALT値の上昇（30U/L以上）が6ヵ月以上持続

（文献1より転載）

A

病因

◆病因
- 主要感染経路は血液感染
- 輸血（現在はほとんどない），注射，手術，針刺し事故，刺青など
- HCV感染者の約70%が持続感染状態になる[2]
- 持続感染が成立するとウイルスの自然消失は少ない
- 20年ほどで20%以上が肝硬変へ進展，肝硬変からは年率7～8%で肝癌が発生[2]

◆危険因子
- 肝発癌のリスク因子：肝線維化，高齢，男性，飲酒，肝脂肪化，糖尿病など

治療評価

◆重症度分類

【Child-Pugh分類[3,4]】

項目	ポイント 1点	2点	3点
脳症	なし	軽度（I，II）	時々昏睡（III～）
腹水	なし	少量（1～3L）	中等量（3L～）
血清ビリルビン値（mg/dL）	2.0未満	2.0～3.0	3.0超
血清アルブミン値（g/dL）	3.5超	2.8～3.5	2.8未満
プロトロンビン活性値（%）	70超	40～70	40未満

A：合計5～6点，軽度の肝硬変で肝臓の機能がどうにか保たれている状態。（代償性肝硬変）
B：合計7～9点，中程度の肝硬変で軽度の合併症（症状）がみられる状態。（代償性から非代償性への過渡期）
C：合計10～15点，重度の肝硬変で肝臓の機能が維持できなくなり様々な合併症（症状）があらわれる状態。（非代償性肝硬変）

◆治療の必要性[4]
- 治療目標：慢性肝疾患の長期予後の改善，肝発癌ならびに肝疾患関連死を抑止すること
- 抗ウイルス治療を行い，HCVの排除を目指す
- IFNフリーDAA治療によってHCVが排除された場合，IFN治療と同程度の肝発癌抑制効果が得られるとする報告が増加[5,6]
- 抗ウイルス治療によってHCVが排除された後でも，長期予後改善のため肝発癌に対するフォローアップを行う必要がある。高齢かつ線維化が進行した高発癌リスク群では肝発癌に対する厳重な注意が必要

◆治療方針[4]
- 非代償性肝硬変を含むすべてのC型肝炎例が抗ウイルス治療の対象となる。ALT値上昇例（ALT30U/L超，あるいは血小板数低下例（血小板数15万/μL未満のC型肝炎患者は抗ウイルス治療の良い適応
- 肝硬変以外の合併疾患による予後が不良である場合は治療対象としない。
- 非代償性肝硬変でもChild-Pugh分類スコア13～15点の症例はソホスブビル／ベルパタスビル配合錠の国内臨床試験に組み入れられておらず，安全性が担保されていない
- ALT30U/L以内，かつ血小板数15万/μL以上の症例については，肝発癌リスクが低いことを考慮に入れて抗ウイルス治療の適応を決める。ただし，高齢者ではALT30U/L以内かつ血小板数15万/μL以上でも発癌リスクは低くはないことに留意すべき
- 高発癌リスク群（高齢かつ線維化進展例）では，可及的速やかに抗ウイルス治療を導入すべき
- 低発癌リスク群（非高齢かつ非線維化進展例）でも，現在のIFNフリーDAA製剤の高い有効性と安全性を考慮し，早期に治療導入を図るべき
- ウイルス排除ができない場合，肝病変進展予防あるいは肝発癌予防を目指して肝庇護剤による治療（ウルソデオキシコール酸，グリチルリチン）を行う。また，肝炎鎮静化を目指したPeg IFN（IFN）少量長期投与も選択肢となる

36

薬物治療

※薬物治療に関する情報は，最新のガイドライン・添付文書等を参照すること

●標準的な薬物治療計画

【C型慢性肝炎・代償性肝硬変に効能がある主な直接作用型抗ウイルス薬】

成分名（商品名）	治療標的 NS3/4A	治療標的 NS5A	治療標的 NS5B	ゲノタイプ	服用期間
レジパスビル／ソホスブビル LDV/SOF（ハーボニー®）		LDV	SOF	1型，2型	C型慢性肝炎・C型代償性肝硬変（重症腎障害なし）：12週間
グレカプレビル／ピブレンタスビル GLE/PIB（マヴィレット®）	GLE	PIB		1型，2型	C型慢性肝炎：8週間 / C型代償性肝硬変：12週間
				1，2のいずれにも該当しない	12週間
ソホスブビル／ベルパタスビル SOF/VEL（エプクルーサ®）		VEL	SOF	1型，2型	C型慢性肝炎・C型代償性肝硬変：24週間 / C型非代償性肝硬変：12週間

注：2022年5月現在の情報に基づいて作表。薬剤使用時は最新の情報を確認すること。

【C型慢性肝炎・代償性肝硬変（ゲノタイプ1型・2型）に対する推奨治療[7]】

	1型	2型
慢性肝炎（DAA治療歴なし）	・LDV/SOF（重度腎障害なし） ・GLE/PIB（8週投与）	
代償性肝硬変（DAA治療歴なし）	・LDV/SOF（重度腎障害なし） ・GLE/PIB（12週投与）	
慢性肝炎・代償性肝硬変（プロテアーゼ阻害薬+Peg-IFN+RBVによる前治療不成功例）	・LDV/SOF（重度腎障害なし） ・GLE/PIB（12週）	・GLE/PIB（12週） ・LDV/SOF（重度腎障害なし）
慢性肝炎・代償性肝硬変（IFNフリーDAA前治療不成功例）	1．SOF/VEL+RBV（24週） 2．GLE/PIB（12週，P32欠失）	・GLE/PIB（12週） ・SOF/VEL+RBV（24週）

DAA：直接作用型抗ウイルス薬（direct acting antivirals）
RBV：リバビリン

【C型非代償性肝硬変（すべてのゲノタイプ）に対する推奨治療[7]】

非代償性肝硬変（すべてのゲノタイプ）	Child-Pugh分類 grade B ・SOF/VEL（12週，重度腎障害なし）
	Child-Pugh分類 grade C ・SOF/VEL（12週，重度腎障害なし，肝臓専門医による治療方針判断） ・経過観察

●注意すべき副作用
- 高血圧，脳血管障害：SOF，LDV
- 溶血性貧血：RBV
- 催奇形性：RBV（妊婦・授乳婦への投与禁忌，妊娠の可能性がある女性およびパートナーが妊娠する可能性のある男性患者に投与する場合は避妊指示）

●注意すべき相互作用
- CYP3A4，トランスポーター（P糖蛋白質，乳癌耐性蛋白質など）を介した，DAAsとの薬物間相互作用に注意。これらの誘導薬・阻害薬として，リファンピシン，セントジョーンズワート，カルバマゼピン，フェニトイン等は特に注意が必要
- 制酸薬，H₂受容体拮抗薬，プロトンポンプ阻害薬による胃内pH上昇により溶解性が低下し，吸収低下による血中濃度低下を引き起こす例もある
- 詳細は最新の添付文書，ガイドライン等の情報を参照

●Special populationに対する治療方針
- HBV共感染例：HCV単独感染例同様，IFNフリーDAA併用による治療が推奨
- HIV共感染例：IFNフリーDAA製剤が第1選択（HCV単独感染と同一レジメン）
- CKD患者・透析患者：積極的に抗ウイルス治療を行うべき。CKDステージ4以上の重度腎機能障害を合併したゲノタイプ1型C型肝炎患者には，GLE/PIBが推奨。腎機能障害患者における用量調整の必要なし
- 小児C型慢性肝炎：12歳以上の小児C型慢性肝炎では，DAAsによる治療の適応あり。12歳未満の小児では，慢性肝炎例（ALT値の持続高値），または線維化が強い症例（F2以上）で適宜抗ウイルス治療を考慮してもよい。12歳以上の小児C型慢性肝炎ではGLE/PIBによる治療を考慮

治療目的／治療モニタリング／患者教育

●治療のゴール
- 血中HCV-RNA持続陰性化（sustained virological response：SVR）

●治療のモニタリング項目
- HCV-RNA量
- 進展予防（ALT目標値）

【Stage1（F1）】
- 持続的に基準値の1.5倍以下

【Stage2～3（F2～F3）】
- 極力正常値ALT≦30IU/L

●副作用のモニタリング項目

【GLE/PIB配合錠】
- 現時点で特になし

【LDV/SOF配合錠】
- 高血圧，脳血管障害

【SOF錠】
- 高血圧，脳血管障害，貧血

【RBV錠】
- 貧血，無顆粒球症，血小板減少など

●患者教育
- リバビリン投与中および投与終了6ヵ月間は避妊（妊娠する可能性のある女性患者，パートナーが妊娠中あるいは妊娠する可能性のある男性患者）

19 慢性便秘症

S/O

●症状
- 本来体外に排出すべき糞便を十分かつ快適に排出できないために起こる症状
- 排便回数：正常範囲（3回/日〜3回/週）より減少する場合も残便感のため増加する場合もある
- 便性：ブリストル便形状スケールタイプ1，タイプ2
- 腹部症状：腹痛，腹部膨満感など
- 肛門症状：残便感，排便困難症状，用手排便の必要性，排便に要する時間，便意の有無，便意があってトイレに行っても何も出ない，など

【ブリストル便形状スケール】

Type		
1		小塊が分離した木の実状の硬便・通過困難
2		小塊が融合したソーセージ状の硬便
3		表面に亀裂のあるソーセージ状の便
4		半滑で柔らかいソーセージ状の便
5		小塊の辺縁が鋭く切れた軟便・通過容易
6		不定形で辺縁不整の崩れた便
7		固形物を含まない水様便

●検査所見
① 検体検査
- first line：血液検査（RBC・Hb，血清BUN・血清クレアチニン，血清カルシウム・血清カリウム，CRP・赤沈，血糖・HbA1c，遊離T3・遊離T4・TSH），尿検査（尿糖），便検査（便潜血反応）
- second line：血液検査（PTH，TSH，グルカゴン），便検査（便虫卵検査，便中カルプロテクチン）

② 腹部X線，注腸X線検査
③ 内視鏡検査
④ 専門的機能検査（大腸通過時間検査，排便造影検査，バルーン排出検査，直腸肛門内圧検査，直腸感覚検査）

●診断基準
【「便秘症」の診断基準】
- 以下の6項目のうち，2項目以上を満たす
  a．排便の4分の1超の頻度で，強いいきみが必要がある
  b．排便の4分の1超の頻度で，兎糞状便または硬便（ブリストル便形状スケールでType1か2）である
  c．排便の4分の1超の頻度で，残便感を感じる
  d．排便の4分の1超の頻度で，直腸肛門の閉塞感や排便困難感がある
  e．排便の4分の1超の頻度で，用手的な排便介助が必要である（摘便・会陰部圧迫など）
  f．自発的な排便回数が，週に3回未満である

【「慢性」の診断基準】
- 6ヵ月以上前から症状があり，最近3ヵ月間は上記の基準を満たしていること

A

病因
●病因

原因分類	症状分類	専門的検査による病態分類	原因となる病態・疾患
器質性	狭窄性	ー	大腸癌，クローン病，虚血性大腸炎など
	非狭窄性	排便回数減少型	巨大結腸など
		排便困難型　器質性便排出障害	直腸瘤，直腸重積，巨大直腸，小腸瘤，S状結腸瘤など
機能性	排便回数減少型	大腸通過遅延型	・特発性 ・症候性：代謝・内分泌疾患，神経・筋疾患，膠原病，便秘型過敏性腸症候群など ・薬剤性：向精神薬，抗コリン薬，オピオイド系薬など
		大腸通過正常型	・経口摂取不足（食物繊維摂取不足を含む） ・大腸通過時間検査での偽陰性など
	排便困難型		・硬便による排便困難・残便感（便秘型過敏性腸症候群など）
		機能性便排出障害	・骨盤底筋協調運動障害 ・腹圧（怒責力）低下 ・直腸感覚低下 ・直腸収縮力低下など

（「日本消化器病学会関連研究会 慢性便秘の診断・治療研究会編：慢性便秘症診療ガイドライン2017，p.3，2017，南江堂」より許諾を得て抜粋し転載）

●危険因子
【慢性便秘症をきたす基礎疾患】

内分泌・代謝疾患	糖尿病（自律神経障害を伴うもの），甲状腺機能低下症，慢性腎不全（尿毒症）
神経疾患	脳血管疾患，多発性硬化症，パーキンソン病，ヒルシュスプルング病，脊髄損傷あるいは脊髄病変，二分脊椎，精神発達遅滞
膠原病	全身性硬化症（強皮症），皮膚筋炎
変性疾患	アミロイドーシス
精神疾患	うつ病，心気症
大腸の器質的異常	裂肛，痔核，炎症性腸疾患，直腸瘤，直腸癌，骨盤臓器脱，大腸腫瘍による閉塞

（「日本消化器病学会関連研究会 慢性便秘の診断・治療研究会編：慢性便秘症診療ガイドライン2017，p.4，2017，南江堂」より許諾を得て抜粋し転載）

【慢性便秘症を起こす薬剤】
- 抗コリン薬
- 向精神薬（抗精神病薬，抗うつ薬）
- 抗パーキンソン病薬（ドパミン補充薬，ドパミン受容体作動薬，抗コリン薬）
- オピオイド
- 化学療法薬（植物アルカロイド，タキサン系）
- 循環器作用薬（カルシウム拮抗薬，抗不整脈薬，血管拡張薬）

- 利尿薬（抗アルドステロン薬，ループ利尿薬）
- 制酸薬（アルミニウム含有薬）
- 鉄剤（フマル酸第一鉄）
- 吸着薬，陰イオン交換樹脂（沈降炭酸カルシウム，セベラマー塩酸塩，ポリスチレンスルホン酸カルシウム，ポリスチレンスルホン酸ナトリウム）
- 制吐薬（グラニセトロン，オンダンセトロン，ラモセトロン）
- 止痢薬（ロペラミド）

●疫学
- 男性2.6％，女性4.9％（加齢とともに性差はなくなる傾向）

治療評価
●治療の必要性
- 十分量かつ快適な便排出による身体的・心理的QOLの向上のため

●治療方針
- 保存的治療（生活習慣の改善，理学的治療，薬物治療）を行った上で改善を認めず，便秘の病態評価により適応がある場合は外科的治療が行われる

●非薬物治療
- 生活習慣の改善（食事，運動，飲酒，睡眠など）
- バイオフィードバック療法（機能性便排出障害に対して）
- 摘便
- 逆行性洗腸法
- 外科的治療（直腸瘤修復術，ventral rectopexy，STARR，ダグラス窩形成術，結腸全摘＋回腸直腸吻合術，順行性洗腸法）

P

薬物治療
●標準的な薬物治療計画
- 成分名，用法・用量は一部を抜粋し記載

【内用薬】

分　類		成分名	一般的な用法・用量	特徴，注意事項，相互作用など
プロバイオティクス*		−	−	
膨張性下剤		カルボキシメチルセルロース	1.5〜6g/分3	
		ポリカルボフィルカルシウム*	1.5〜3g/分3	
浸透圧下剤	塩類下剤	酸化マグネシウム	2g/分1〜3	定期的なマグネシウム測定を推奨
		硫酸マグネシウム	5〜15g/回	キノロン系，テトラサイクリン系抗菌薬等と併用注意
		水酸化マグネシウム	0.9〜2.1g/頓用又は数回に分割	
		クエン酸マグネシウム	−	大腸検査前処置として
	糖類下剤	ラクツロース	19.5〜39g/分2	
		D-ソルビトール*	−	消化管造影時の便秘防止目的
		ラクチトール*	−	非代償性肝硬変に伴う高アンモニア血症治療薬
	浸潤性下剤	ジオクチルソジウムスルホサクシネート	150〜180mg/分1〜3	−
	その他	マクロゴール4000	2〜6包/分1〜3	小児でも比較的安全に使用可能
刺激性下剤	アントラキノン系	センノシド	12〜24mg/分1	長期連用により耐性のリスク（頓用，短期投与を推奨）
	ジフェニール系	ピコスルファートナトリウム	5〜7.5mg/分1	
上皮機能変容薬	クロライドチャネルアクチベーター	ルビプロストン	48μg/分2	妊婦には禁忌，若年女性には悪心が生じやすい
	グアニル酸シクラーゼC受容体アゴニスト	リナクロチド	0.5mg/分1（食前）	−
消化管運動賦活薬	5-HT₄受容体刺激薬	モサプリド*	−	腹痛を訴える場合に有効
胆汁酸トランスポーター阻害薬		エロビキシバット	10mg/分1（食前）	刺激性と非刺激性の両作用あり
末梢型オピオイド受容体拮抗薬		ナルデメジン	0.2mg/分1	オピオイド誘発性便秘に限り有効
漢方薬		大黄甘草湯麻子仁丸	7.5g/分2〜3	大黄は早期流産の危険性あり，アントラキノン誘導体含有生薬は長期連用を避ける
		大建中湯*	15g/分2〜3	−

*：「便秘症」での保険適用なし

【外用薬】

分　類	成分名	一般的な用法・用量	特徴，注意事項，相互作用など
坐　剤	炭酸水素ナトリウム坐剤，ビサコジル坐剤		習慣性に注意
浣　腸	グリセリン浣腸，微温湯浣腸，石鹸浣腸		

治療目的/治療モニタリング/患者教育
●治療のゴール
- 短期目標：十分量かつ快適な便排出による身体的・心理的QOLの向上
- 長期目標：適切な排便運動の継続によるQOLの維持，また便秘症状継続による大腸癌等のリスク軽減

●治療のモニタリング項目
- 排便回数，便性状（ブリストル便形状スケールで評価），排便前後の腹部症状の有無，残便感の有無
- 便秘症状による心理的負荷の有無

●副作用のモニタリング項目
- 腹痛の有無，血清Mg値（Mg製剤服用時），連用による効果減弱の有無（刺激性下剤使用時），習慣性の有無（外用薬使用時）

●患者教育
- 食事，運動，腹壁マッサージ等の生活習慣の改善も症状改善に有効であることを説明する
- 血清Mg値の上昇や耐性，習慣性が想定される薬剤を使用する場合はその可能性について説明し，用法・用量を遵守するよう指導する

20 慢性腎臓病（CKD）

S/O

●症状
- G1・2は腎機能低下による症状はない
- G3・4は検査値異常が顕在化. 貧血, 易疲労性, 進行性の低栄養状態, 電解質異常, 酸塩基平衡, 1,25 (OH)$_2$D$_3$ 低下, 副甲状腺ホルモン（PTH）上昇などがみられる
- G5は尿毒症による悪心・嘔吐, 貧血, 低栄養状態, 内分泌機能障害, 浮腫, 高血圧, 高K血症, 低Ca血症, 高P血症, 代謝性アシドーシス, 心血管系異常, 易出血性, 神経障害, 皮膚異常（掻痒）などを起こす

●検査所見
- 血尿・蛋白尿は腎炎発見の契機となる
- 24時間蓄尿による蛋白定量が有効
- 尿沈渣, 尿CRE（クレアチニン）, 血液検査（尿素窒素, 血清CRE, 血算, 電解質, 血液ガス, 脂質, PTHなど）
- 原因精査として, 腎生検, 自己免疫性疾患（ループス腎炎等）, 糖尿病, ウイルス疾患関連検査などを行う
- 超音波検査（CT, MRI）で腎委縮や両腎の左右差, 尿路閉塞, 腎血管性疾患の有無を確認.

●診断基準
- 以下の①, ②のいずれか, または両方3ヵ月以上持続
① 腎障害を示唆する所見：検尿異常（特に尿蛋白 ≧0.15/gCRE, 尿中Alb≧30mg/gCRE）, 画像診断（超音波など）で腎障害の存在
② eGFR<60mL/min/1.73m^2
  腎機能評価：eGFRは日本人の推算式で算出. 血清CRE値は酵素法にて測定したもの. 18歳以上に適用）

A

病因
●病因
- 透析導入の要因：糖尿病性腎症, 慢性糸球体腎炎, 腎硬化症, 多発性嚢胞腎（ADPKD）, 慢性腎盂腎炎, 急性進行性腎炎, SLE腎症, 薬剤性腎障害など

●危険因子
- 改善可能：糖尿病, 脂質異常症, 腎炎, 高尿酸血症, 感染症などの疾患, 症態（脱水, 過度の低血圧, ショック, 貧血, 高血圧, 肥満, 骨・ミネラル代謝異常, 高K・高P血症）, 腎毒性物質, 薬剤（造影剤, 抗菌薬, 抗がん薬, NSAIDs, RA系阻害薬, リチウム, β遮断薬, 利尿薬, OTCなど）, サプリメント, 喫煙, 睡眠時無呼吸症候群, フレイル

- 改善不可能：家族歴, 遺伝性疾患（ADPKDなど）, 高齢, 片腎, 腎の形態異常, AKI・腎障害の既往

●疫学（国内）
- 成人CKDは1,330万人（2005年）, 透析は34.8万人（2020年）. 新規透析導入患者の原疾患はDM性腎症が40.7%と最多（2020年）

治療評価
●重症度分類

【原因（Cause）, 腎機能（GFR）, 蛋白尿（Alb尿）によるGCA分類】

原疾患	蛋白尿区分		A1	A2	A3	治療方針
糖尿病	尿アルブミン定量（mg/日）尿アルブミン/Cr比(mg/gCr)		正常	微量アルブミン尿	顕性アルブミン尿	
			30未満	30～299	300以上	
高血圧, 腎炎, 多発性嚢胞腎, 移植腎, 不明, その他	尿蛋白定量（g/日）尿蛋白/Cr比（g/gCr)		正常	軽度蛋白尿	高度蛋白尿	
			0.15未満	0.15～0.49	0.50以上	
GFR区分（mL/分/1.73m^2)	G1	正常または高値	≧90			・腎障害の原因精査・腎障害軽減のための積極的治療
	G2	正常または軽度低下	60～89			
	G3a	軽度～中等度低下	45～59			・腎障害の原因精査・腎障害進行抑制のための集学的治療
	G3b	中等度～高度低下	30～44			
	G4	高度低下	15～29			上記に加え・透析などの腎代替療法の準備・腎不全合併症の検査・治療
	G5	末期腎不全（ESKD）	<15			

重症度は原疾患・GFR区分・蛋白尿区分を合わせたステージにより評価する. CKDの重症度は死亡, 末期腎不全, 心血管死亡発症のリスクを白□のステージを基準に□, ▨, ▨の順にステージが上昇するほどリスクは上昇する.
小児のCKDは従来のGFRのみによるステージ分類を用いる.

(KDIGO CKD guideline 2012を日本人用に改変)
（文献1を改変）

●治療の必要性
- CKDは末期腎不全, 心血管障害及び死亡リスクとなる

●治療方針
- CKD発症リスクを是正するとともに, 合併症管理が重要となる. そのために, 薬物療法と非薬物療法が必要となる.

具体的な薬物療法としては, 腎疾患自体の治療, 血圧管理, 血糖管理, 脂質異常, CKDに伴う骨・ミネラル代謝異常（CKD-MBD）, 血清K値, 腎性貧血, 血清鉄, 尿酸値の治療, 感染対策（インフルエンザ, 肺炎球菌ワクチンなど）

●非薬物治療
- 禁煙, 食事療法（Na・K制限, エネルギー摂取量, 水分摂取または制限）, 節酒, 透析（血液・腹膜）, 腎移植, 無呼吸症候群合併は肥満合併例に対する減量, 持続気道陽圧（CPAP）療法

P

薬物治療

●標準的な薬物治療計画
- 薬剤の排泄経路・投与量に注意

【降圧療法】
- 蛋白尿・Alb尿の陽性の有無で選択薬が異なる．直接的レニン阻害薬は腎機能障害患者では慎重投与．ミネラルコルチコイド拮抗薬は難治性高血圧に併用．詳細は「1. 本態性高血圧症（→p.2）」参照

【血糖管理】
- GLP-1受容体拮抗薬：エキセナチドは高度CKDで禁忌，低用量より漸増
- DPP-4阻害薬：リナグリプチン，テネリグリプチン以外は慎重投与
- メトホルミン：高度CKDで禁忌．中等度CKDで用量調節
- チアゾリジン薬：重度CKDで禁忌．浮腫は女性に多く，用量依存性．インスリン併用時は30mg/日まで
- α-GI：アカルボースは肝障害注意
- 即効型インスリン分泌薬：ナテグリニドは透析患者禁忌，食直前投与
- インスリン：クリアランス低下のため単位数調整検討．透析日と非透析日の食事量の変化や透析前後の血糖値に注意
- SGLT2阻害薬：ダパグリフロジンはCKD，カナグリフロジンはNIDDM合併時のCKDに適応

【脂質異常】
- スタチン系：フィブラート系の併用は慎重投与．ロスバスタチンは腎機能により用量調節
- フィブラート系：腎不全症例で禁忌．クロフィブラートのみ禁忌なし
- エゼチミブ：50歳以上の保存期CKDではスタチン系併用を推奨
- 上記以外の選択肢は，陰イオン交換樹脂，プロブコール，PCSK9阻害薬，ニコチン酸誘導体，n-3系多価不飽和脂肪酸など

【CKD-MBD】
- 活性型ビタミンD製剤：マキサカルシトリオール，カルシトリオールは静注可
- シナカルセト，エボカルセト，エテルカルセチド，ウパシカルセド．低Ca血症に注意
- P吸着剤はCa製剤，炭酸ランタン，クエン酸第二鉄水和物（鉄欠乏性貧血の適応あり），スクロオキシ水酸化鉄，セベラマー，ビキサロマー等から選択

【血清Kコントロール】
- ポリスチレンスルホン酸Na・K，ジルコニウムシクロケイ酸ナトリウム水和物から選択
- ジルコニウムは吸着による相互作用がない

【腎性貧血】
- ESA製剤．HIF-PH阻害薬がある

【鉄】
- 経口鉄剤，含糖酸化鉄，カルボキシマルトース第二鉄，クエン酸第二鉄水和物が選択可能

【尿酸管理】
- アロプリノールは腎機能による用量調節必要
- ドチヌラドは薬剤間相互作用を受けにくいが，重度腎機能障害では他剤を検討

【代謝性アシドーシス】
- G4期から検討．HCO_3濃度が21mmol/Lを下回る段階で薬物療法を検討し，静脈血ガス分析と重曹投与を開始

【感染対策】
- 肺炎球菌ワクチンは過去5年以内の接種歴がある場合，副反応の頻度増と程度増悪

【ADPKD】
- トルバプタンは夜間頻尿を避けるため，夕方の投与は就寝前4時間以上空ける

【尿毒症管理】
- 経口活性炭はインドキシル硫酸などの吸着による体外排出を目的とする

●注意すべき副作用
- 降圧療法：過度な降圧に注意
- 糖尿病治療薬：低血糖リスク増．特に75歳以上はSU薬を避ける
- チアゾリジン系：体液貯留作用
- GLP-1：悪心，下痢，腸閉塞，膵炎
- α-GI：下痢，放屁，腹部膨満
- SGLT2：脱水，腎盂腎炎，フルニエ壊疽等
- 脂質管理：スタチン，フィブラート，エゼチミブは肝障害，スタチン系：筋骨格系の副作用脱力，CK高値など
- CKD-MBD：P吸着剤は便秘症状に注意．セベラマーは過塩素血症性アシドーシスに注意
- 血清Kコントロール：低K血症，便秘症に注意
- 腎性貧血：血液粘稠度が増すための血圧上昇，血栓塞栓症（心筋梗塞など）
- 尿酸管理：TEN，SJS，血液毒性に注意．ベンズブロマロンは肝障害に注意
- 代謝性アシドーシス：Na負荷による心不全，浮腫など
- 鉄：鉄過剰症に注意

- 尿毒症管理：経口活性炭による便秘，食欲不振・嘔吐

●注意すべき相互作用
- フィブラート系：スタチン系との併用で横紋筋融解症
- エゼチミブ：シクロスポリン併用時に血中濃度↑．ワルファリン併用時にINR↑
- 経口活性炭：他剤との同時服用は薬効↓
- トルバプタン：CYP3A4阻害薬との併用は避けることが望ましい

治療目的／治療モニタリング／患者教育

●治療のゴール
- 短期目標：リスクファクター是正，合併症管理
- 中期目標：高血圧，糖尿病，脂質管理，CKD-MBDと蛋白尿低下
- 長期目標：CKD進行抑制

●治療のモニタリング項目
- 血圧測定値：降圧目標は140/90mmHg未満，75歳以上は150/90mmHg未満．A2，A3と糖尿病合併は130/80mmHg未満
- 血糖値：HbA1c<7.0%
- 脂質管理：詳細は「24. 脂質異常症（→p.48）」参照
- 腎性貧血：保存期Hb値1〜13g/dL，透析期Hb値10〜12g/dL
- CKD-MBD：P値3.5〜6.0mg/dL，補正Ca値8.4〜10.0mg/dL，intact PTH60〜240pg/mL
- カリウム：血清K値3.5〜5.5mEq/L
- 鉄：血清フェリチン値≧100μg/LまたはTSAT≧20%

●副作用のモニタリング項目
- 血圧，体重，尿量
- RA系阻害薬：血清K値，血清CRE値の推移に注意
- 利尿薬：脱水，電解質（血清Na値），血清尿酸値などに注意
- 糖尿病治療薬：低血糖
- 脂質異常症：CK値，ミオグロビン尿など
- CKD-MBD：Ca値，i-PTH値

●患者教育
- CKDによる合併症，透析導入阻止等を防止するための教育と薬物療法・非薬物療法の意義について説明
- 市販薬や併用薬によるCKD進行に注意する

41

21 ネフローゼ症候群

S/O

症状
- 高血圧，血栓症，体液量過剰（浮腫・胸腹水），尿異常，高度蛋白症，血尿，低Alb血症，腎機能低下，脂質異常症，免疫異常症，感染症

検査所見
- 尿所見：尿蛋白増加，尿比重増加，潜血，尿円柱など
- 検査所見：低Alb血症，低蛋白血症

血清脂質異常（総コレステロール↑，LDLコレステロール↑），腎機能低下（血清CRE↑，循環血液量↓，浮腫を伴う）

- 凝固・線溶異常・AT Ⅲ↓，フィブリノゲン↑，血小板凝集能亢進など
- 血清学的異常：免疫グロブリン↓，補体↓など

診断基準
【必須条件】
- UP≧3.5g/日が持続（随時尿では尿蛋白・クレアチニン比≧3.5g/gCRE以上も準ずる）
- 血清Alb≦3.0gdL

【参考条件】
- 血清総TP≦6.0g/dL，浮腫，脂質異常症，尿沈渣所見では，卵円形脂肪体

A

病因

病因
- 血尿，尿蛋白が検出される，蛋白喪失，高血圧，心不全，浮腫，脂質異常，凝固異常，易感染性などが起こる
- 微小変化型ネフローゼ症候群（MCNS），巣状分節性糸球体硬化症（FSGS），膜性腎炎（MN），増殖性糸球体腎炎（メサンギウム増殖型，管内性増殖型，膜性増殖型，半月体形成型）などが存在する
- 一次性は原因疾患が明確でない，二次性は原因疾患，ウイルス性や細菌感染症，アレルギー，腫瘍，薬剤，遺伝性疾患等が挙げられる

疫学
- 新規発症は年間5,000人，10代と60～80代の男性に多い
- 一次性（IgA腎症除く）：64%，二次性：糖尿病性9%，ループス性6%，病理診断ではMCNS：41%，MN：33%

治療評価

治療抵抗性による分類
- ステロイド抵抗性：十分なステロイド量で治療したが，1ヵ月後の判定で完全寛解または不完全寛解Ⅰ型に至らない場合
- 難治性：ステロイドと免疫抑制薬を含む種々の治療を1ヵ月行っても，完全寛解または不完全寛解Ⅰ型に至らない場合

- ステロイド依存性：ステロイドを減量または中止後に再発を2回以上繰り返し，ステロイドを中止できない場合
- 頻回再発：6ヵ月以内に2回以上再発する場合
- 長期治療依存性：2年間以上継続してステロイド，免疫抑制薬等で治療されている場合
- 蛋白尿の選択指数（SI）：IgGとトランスフェリンクリアランスの比率で算出．SI<0.2ではステロイド反応性が期待できる

治療効果の判定
- 治療開始1ヵ月目，6ヵ月目で尿蛋白定量による効果判定（表1）．24時間蓄尿による評価や蓄尿ができない場合は尿蛋白/尿CRE比を代用する
- 6ヵ月時点の効果判定では，完全寛解，不完全寛解Ⅰ型の判定においては，臨床症状および血清蛋白の改善を含めること

表1　治療効果判定基準[1]

効果判定		尿蛋白
完全寛解		<0.3g/日
不完全寛解	Ⅰ型	0.3g/日≦UP<1.0g/日
	Ⅱ型	1.0g/日≦UP<3.5g/日
無効		UP≧3.5g/日

再発：完全寛解から，尿蛋白1g/日（1g/gCr）以上，または（2＋）以上の尿蛋白が2～3回持続する場合

治療の必要性
- ネフローゼ症候群により引き起こされる心不全，CKD，心血管疾患リスク上昇などが考えられ，病勢を抑制する必要がある

治療方針
【薬物療法】
- ステロイド療法が主体．ステロイド抵抗性では免疫抑制薬を併用．補助治療（高血圧治療，脂質異常症治療，抗凝固療法など）を実施

【非薬物療法】
- 二次性の要因があれば除去を検討
- 運動療法：過度の安静，長期臥床は血栓症を誘発する
- 食事制限：食塩（3～6g/日），蛋白（MSNS：1.0～1.1g/kg（標準体重/日），MCNS以外：0.8g/kg（標準体重）/日），脂質（エネルギー：35kcal/kg（標準体重）/日）の制限が必要
- 禁煙：禁煙療法を実施すること
- LDL吸着療法：高LDLコレステロール血症を伴う難治性ネフローゼ使用（FSGSなどの一部の症例では有効性が認められている）
- 体外限外濾過療法（ECUM）：コントロールが困難な難治性浮腫や腹水に使用を検討
- 予防接種：肺炎球菌，インフルエンザ

P

薬物治療

標準的な薬物治療計画
【ステロイド薬（肝代謝）】
- 副腎皮質ステロイド：コルチゾール分泌のピークを考慮し朝を中心に投与．中間型のプレドニゾロン（PSL）を使用
- PSL：治療経過をみながら4～8週間

継続し漸減．漸減方法は速やかに（5～10mg/2～4週），低用量では緩徐に（1～5mg/3ヵ月）行う．隔日投与法は離脱症状が起こりにくい．MCNSで0.8～1.0mg/kg/日．FSGSで1mg/kg/日（共に最大60mg/日）を2～4週間投与，MNで0.6～0.8mg/

kg/日を4週間投与
- パルス療法：寛解導入が困難な症例では，副腎皮質ステロイドを短期間で大量に点滴静注し，パルス療法の翌日から経口PSLを継続する．Na貯留作用が少ないメチルプレドニゾロンが好ましい

パルス療法施行時は感染症,高血糖,大腿骨骨頭壊死,血栓形成促進,体液過剰に注意.肝不全では作用や毒性が増強されるため注意

【免疫抑制薬】
・シクロスポリン（CyA），ミゾリビン（MZR），シクロホスファミド（CPA），難治性のネフローゼ症候群にリツキシマブ（R），タクロリムス（TAC），アザチオプリン（AZT），ミコフェノール酸モフェチル（MMF）など

CyA（肝代謝）
・頻回再発型には1.5mg/kg/日，ステロイド抵抗性には3mg/kg/日を1日2回に分けて経口で投与.必要有効最小量を6ヵ月投与し,有効な場合は1年継続.症例ごとにTDMを実施し投与量を決める.C2値の測定を目標とする.経口から注射剤への切り換えは,生物学的に同等でないため注意.再発例ではCyAとPSLを併用.CyA1.5〜3 .mg/kg/日で開始

MZR（腎排泄）
・副作用がなければ2年程度の長期経口投与が可能.効果発現には1.1μg/mL以上の血中濃度が必要と考えられており,通常用法有効濃度に達しない可能性があるため,150mg1日1回投与などが試みられる

CPA（肝代謝）
・経口投与で8週間使用.副作用防止の観点から50〜100mg/日を8〜12週間投与

R
・小児の頻回再発型あるいはステロイド依存型ネフローゼ症候群への有効性が報告されている
・単回投与を半年ごとに4回投与することで,再発頻度やステロイド投与量減少が見込める報告がある

TAC（肝代謝）
・ステロイド依存性のMCNSやFSGSに対して有効.血中濃度は内服12時間後に評価するため,夕食後に服用し,翌朝の血中濃度を5〜10ng/mLに保つ

AZT（腎排泄）
・CPAの後療法などでステロイドとともに寛解維持薬として使用

MMF（肝代謝）
・重度の腎機能低下患者（eGFR<25mL/分/1.7m²）においては腸肝循環されることにより血中濃度が高くなるため,減量が必要

【利尿薬】
・ループ系,チアジド系,抗アルドステロン系利尿薬などがある

【抗血小板薬】
・尿蛋白減少効果があるため,適応は認められていないがジピリダモール錠を

検討

◉注意すべき副作用

【ステロイド薬】
・長期使用では,急激な減量による離脱症候群に注意
・消化性潰瘍:副腎皮質ステロイド使用前に消化管スクリーニングを行い,NSAIDs,抗血小板薬などの投与時にはプロトンポンプ阻害薬,H₂受容体拮抗薬を用いる
・易感染性:PSL40mg/日 以 上 やPSL20mg/日を1ヵ月以上使用時は,ST合剤を1日1回1〜2錠を連日または週3日投与する.ガンマグロブリンが低下した患者（IgG<500mg/dL）は,ガンマグロブリン製剤の投与を検討
・ステロイド性骨粗鬆症:閉経後女性では注意.プレドニゾロン換算5mg/日以上を3ヵ月以上使用する症例は,薬物療法が推奨
・血栓形成:ステロイドの使用は血栓形成リスクを上昇させるため,ヘパリンまたはワルファリン内服を行う.必要があれば併用
・ステロイド精神病:ステロイドの大量使用（PSL換算0.5mg/kg/日 以 上）で発症しやすく,減量とともに軽快消失する.減量が困難な時は向精神薬併用も検討
・ステロイド性糖尿病:用量依存性,連日投与で発症が多い.空腹時血糖は正常で,食後に高血糖になることも多いため,食後の血糖測定が勧められる
・B型肝炎再活性化:キャリアの急性増悪では,発症早期の核酸アナログ治療が有効
・潜在性結核感染例に,ステロイドや免疫抑制薬を投与する場合,INH 5mg/kg/日（最大300 mg/日）が推奨.また,相互作用を考慮して,リファンピシンは避ける

【免疫抑制薬】
・CyA:肝障害,高血圧,耐糖能障害,高尿酸血症,高K血症,低Mg血症,多毛,歯肉腫脹,神経障害,振戦など.長期間（12〜18ヵ月）使用では,必要に応じて再生検で腎毒性の評価を推奨
・MZR:高尿酸血症,胃腸障害,肝機能障害,血小板減少,脱毛など
・CPA:男性では投与60日を超えると,精子減少症が発生するリスクがある.投与量増加や他薬の使用を検討する.腎毒性があるので注意.また,血清コリンエステラーゼ値の低下（200U/L以下）は無顆粒球症などの重篤な副作用と関連
・アクロレインは出血性膀胱炎,膀胱癌

の原因となり,経口投与では連日曝露のため危険性がさらに高くなる.予防法として,朝に服用し日中水分を十分とり,就寝前は排尿する.IVCY法では補液を十分行い尿量を確保する.アクロレインと結合し無毒化するメスナやビタミンCの併用も有効
・R:投与開始後よりinfusion reactionが出現することがあり,特に初回投与時には高頻度にみられる.B型肝炎キャリアからの再燃は特に注意
・TAC:振戦,動悸,高血圧,脂質異常症,腎障害,高K血症,耐糖能障害,中枢神経障害,など.腎毒性があるので注意
・AZT:腎毒性,ショック様症状,重度の下痢,進行性多巣性白質脳症など
・MMF:消化器症状（下痢,嘔気,腹痛）,汎血球減少,感染症,催奇形性,悪性腫瘍など

◉注意すべき相互作用
・免疫抑制薬全般:CYP阻害薬,誘導薬の併用に注意
・生ワクチン:免疫抑制状態下での投与は感染症発症の可能性
・CyA:TACとの併用による血中濃度上昇がおこり,腎障害を引き起こす.ピタバスタチン,ロスバスタチンの併用により,横紋筋融解症の発症頻度が上昇する
・AZT:フェブキソスタットとの併用は骨髄抑制が増強する.NUDT15 Arg139Cys遺伝子多型を有する患者は,投与後に白血球減少が強く出る
・MMF:マグネシウムやアルミニウム含有製剤との相互作用に注意
・CyA,TAC:グレープフルーツとの相互作用にも注意が必要

治療目的/治療モニタリング/患者教育

◉治療のゴール
・各ネフローゼ症候群に対する完全寛解と寛解に至らない場合のCKDへの進展予防

◉治療のモニタリング項目
・尿蛋白↓,血清TPの改善,浮腫の改善・消失,血圧

◉副作用のモニタリング項目
・感染症発症がないこと,ステロイドによる合併症の出現,電解質異常（Na,K,Cl など）,糖尿病発症（血糖値,HbA1c）

◉患者教育
・治療薬の服薬アドヒアランスを維持する工夫を行うように指導
・易感染性のため,手洗い・うがい,マスクの着用を心掛ける

43

22 前立腺肥大症

S/O

●症状
- 排尿症状：尿勢低下，尿線分割・散乱，尿線途絶，排尿遅延，腹圧排尿，終末滴下
- 排尿後症状：残尿感　排尿後尿滴下
- 膀胱出口部閉塞による膀胱機能障害で過活動膀胱などの蓄尿症状（頻尿，尿意切迫感，尿失禁）も生じることがある

●検査所見
- 基本評価（必須）：身体所見，尿検査，尿流測定，残尿測定，超音波検査
- 選択評価（症例により選択）：尿流動態検査，腎機能検査（CRE測定），上部尿路超音波検査，超音波検査

●診断基準
- 前立腺の良性過形成による下部尿路機能障害を呈している
- 通常は前立腺腫大と膀胱出口部閉塞を示唆する下部尿路症状を伴う

●問診
- 基本評価（必須）：症状（国際前立腺症状スコアとQOLスコア：IPSS-QOL），病歴（既往歴，薬歴）
- 選択評価（症例により選択）：排尿記録

●鑑別診断
- 神経因性膀胱，膀胱癌，間質性膀胱炎，尿路結石，尿路感染症，前立腺炎，前立腺癌

●排尿症状を起こす可能性のある薬剤：
オピオイド，筋弛緩薬，ビンカアルカロイド薬，鎮痙薬，抗不整脈薬，抗アレルギー薬，抗精神病薬，抗不安薬，三環系抗うつ薬，抗パーキンソン病薬，気管支拡張薬，総合感冒薬など

●蓄尿症状を起こす可能性のある薬剤：
抗不安薬，中枢性筋弛緩薬，抗がん薬，アルツハイマー型認知症治療薬，抗アレルギー薬，勃起障害治療薬，狭心症治療薬，コリン作動薬など

A

●病因
●病因
- エストラジオールの増加，前立腺の炎症と虚血，アドレナリン作動性神経系の刺激，NO/cGMP系の機能低下

●危険因子
- 加齢，遺伝的要因，肥満，高血圧，高血糖，脂質異常症，メタボリックシンドローム，性機能障害

●疫学
- IPSS＞7点，前立腺体積＞20mL，最大尿流量＜10mL/秒のすべてを満たす人の割合：40代2％，50代2％，60代6％，70代12％

●治療評価
●重症度分類[1,2)]
- 国際的な基準はないが必要であれば①領域別重症度を判定し，その該当項目数で②全般重症度を評価する

【①領域別重症度判定基準】

領域	症状	QOL	機能	形態
指標	IPSS	QOLスコア	最大尿流量と残尿量	前立腺体積
軽症	0～7	0～1	≧15mL/秒かつ＜50mL	＜20mL
中等症	8～19	2～4	≧5mL/秒かつ＜100mL	＜50mL
重症	20～35	5～6	＜5mL/秒または≧100mL	≧50mL

【②全般重症度】
- 軽症：①領域別重症度の「軽症」が3～4項目
- 中等症：軽症・重症以外
- 重症：①領域別重症度の「軽症」が0項目，かつ「重症」が2項目以上

●治療の必要性
- 症状や合併症があり，患者が治療を希望すれば治療対象となる
- 症状が軽度で合併症がない場合，患者が治療を希望しない場合は治療対象とならない

●治療方針
【前立腺肥大症治療アルゴリズム[3)]】

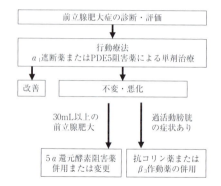

●薬物療法
- α₁遮断薬とPDE5阻害薬の下部尿路症状に対する効果はほぼ同等
- 用法・用量は異なるがPDE5阻害薬は勃起障害にも効果がある
- α₁遮断薬とPDE5阻害薬併用の有効性も報告されているが心血管相互作用に注意
- 5α還元酵素阻害薬は効果評価に時間を要する（6ヵ月）
- 抗コリン薬併用時は排尿困難や尿閉に注意し、症状の重症度に応じて低用量から開始
- β₃作動薬は排尿症状へ悪影響を及ぼさないという報告がある
- β₃作動薬を併用する場合はミラベグロンが推奨される

●非薬物治療
【行動療法】
- 生活指導（食事指導、運動療法、禁煙指導など）
- 骨盤底筋訓練・膀胱訓練

【外科的治療法】
- 行動療法や薬物療法で症状改善が得られない場合、尿閉・血尿・膀胱結石・腎機能障害・尿路感染症など合併している場合は手術適応

P

薬物治療
●標準的な薬物治療計画
- 抗コリン薬・β₃作動薬は「23. 過活動膀胱（→p.46）」を参照

薬剤	用法・用量		主な代謝酵素
【α₁遮断薬】			
タムスロシン（α₁A/α₁D選択的）	1日1回	1回0.2mg	CYP3A4・2D6
シロドシン（α₁A選択的）	1日2回	1回4mg	CYP3A4
ナフトピジル（α₁A/α₁D選択的）	1日1回	1回25～75mg	CYP2C9・3A4
ウラピジル（サブタイプ非選択的）	1日2回	1回15～45mg	CYP2D6
テラゾシン（サブタイプ非選択的）	1日2回	1回0.5～1mg	該当資料なし
【PDE5阻害薬】			
タダラフィル	1日1回	1回5mg	CYP3A4
【5α還元酵素阻害薬】			
デュタステリド	1日1回	1回0.5mg	CYP3A4

●注意すべき副作用
【α₁遮断薬】
- 起立性低血圧、易疲労性、射精障害、鼻づまり、頭痛、眠気、術中虹彩緊張低下症候群
- サブタイプ非選択的薬剤で心血管系副作用の頻度が高い
- α₁選択性のシロドシンは射精障害の頻度が高い

【PDE5阻害薬】
- 血圧低下、消化不良、ほてり、逆流性食道炎、頭痛
- 心筋梗塞等の重篤な心血管等の有害事象が報告されている
- 不安定狭心症、心不全（NYHAⅢ以上）、コントロール不良の不整脈・低血圧・高血圧、心筋梗塞の既往（3ヵ月以内）、脳梗塞・脳出血の既往（6ヵ月以内）は禁忌

【5α還元酵素阻害薬】
- 勃起障害、射精障害、性欲低下、女性化乳房
- 血清PSA値が低下するため前立腺癌の評価でPSA値を用いる際は注意

●注意すべき相互作用
- 各薬剤⇔代謝酵素阻害薬：血中濃度↑、誘導薬：血中濃度↓
- α₁遮断薬⇔各降圧薬およびPDE5阻害薬：血圧低下
- PDE5阻害薬⇔硝酸薬・NO供与薬・sGC刺激薬（リオシグアト）×：血圧低下

治療目的/治療モニタリング/患者教育
●治療のゴール
- 下部尿路症状とQOLの改善
- 尿閉、尿路感染症、膀胱結石、血尿などの合併症の予防

●治療のモニタリング項目
- 症状・QOLの変化
- 尿流量や残尿量の変化
- 前立腺体積の変化
- 合併症発生の有無

●副作用のモニタリング項目
- α₁遮断薬：血圧、立ち眩み・めまい・ふらつき症状、頭痛、鼻閉、射精障害の有無
- PDE5阻害薬：血圧、頭痛の有無
- 5α還元酵素阻害薬：勃起障害、射精障害、性欲低下、女性化乳房の有無

●患者教育
【薬物療法に関する教育】
α₁遮断薬
- 血圧低下の可能性あり、高所作業、自動車運転など危険作業時に注意
- 射精障害リスク（特にシロドシン）
- 白内障手術時の注意（術中虹彩緊張低下症候群）

PDE5阻害薬
- 血圧低下による症状、狭心痛などの症状に注意
- 併用禁忌薬があるため、医療機関受診する際は内服中であることを伝える
- 勃起が4時間以上続く場合は受診
- めまい・視覚障害の可能性あり、高所作業、自動車運転など危険作業時に注意

5α還元酵素阻害薬
- 効果評価には6ヵ月を要する
- 経皮吸収されるため女性や小児は薬剤にふれないこと

【非薬物治療に関する教育】
- 生活改善（体重減少、運動療法、禁煙、食事・アルコール・飲水指導、便秘改善）
- 骨盤底筋訓練・膀胱訓練

23 過活動膀胱

S/O

●症状
- 尿意切迫感（突然起こる，我慢できないような強い尿意であり通常の尿意との相違の説明が困難なもの）→必須症状
- 昼間頻尿，夜間頻尿
- 切迫性尿失禁

●検査所見
- 基本評価①（必須）：身体理学的所見・神経学的所見，検尿（血尿，膿尿の有無），残尿測定
- 基本評価②（症例により選択）：尿細菌検査，超音波検査，血液検査（CRE），台上診（女性），直腸診（男性）
- 専門医が行う専門的評価：膀胱内圧測定・内圧尿流検査などの尿流動態検査，膀胱鏡，尿細胞診

●診断基準
- 尿意切迫感が必須．過活動膀胱症状質問スコア（OABSS）により尿意切迫感スコア（質問3）が2点以上かつ合計スコアが3点以上で診断

【過活動膀胱症状質問スコア（overactive bladder symptom score；OABSS）】

質問	症状	点数	頻度
1	朝起きた時から寝る時までに，何回くらい尿をしましたか	0	7回以下
		1	8〜14回
		2	15回以上
2	夜寝てから朝起きるまでに，何回くらい尿をするために起きましたか	0	0回
		1	1回
		2	2回
		3	3回以上
3	急に尿がしたくなり，我慢が難しいことがありましたか	0	なし
		1	週に1回より少ない
		2	週に1回以上
		3	1日1回くらい
		4	1日2〜4回
		5	1日5回以上
4	急に尿がしたくなり，我慢できずに尿をもらすことがありましたか	0	なし
		1	週に1回より少ない
		2	週に1回以上
		3	1日1回くらい
		4	1日2〜4回
		5	1日5回以上
	合計点数		点

（文献1より転載）

●鑑別診断
- 膀胱癌，膀胱結石，間質性膀胱炎（膀胱の異常）
- 子宮内膜症など（膀胱周囲の異常）
- 前立腺癌，尿道結石（前立腺・尿道の異常）
- 細菌性膀胱炎，前立腺炎，尿道炎（尿路性器感染症）
- 薬剤の副作用

【排尿症状を起こす可能性のある薬剤】
- オピオイド，筋弛緩薬，抗精神病薬・抗うつ薬，抗不整脈薬など

【蓄尿症状を起こす可能性のある薬剤】
- 抗不安薬，中枢性筋弛緩薬，抗がん薬，アルツハイマー型認知症治療薬など
- その他（尿閉，多尿，心因性頻尿）

●問診
- 基本評価①（必須）：自覚症状の問診（下部尿路症状：蓄尿症状，排尿症状，排尿後症状），過活動膀胱症状スコア（OABSS），病歴・既往歴・合併症，服薬歴，水分摂取習慣
- 基本評価②（症例により選択）：OABSS以外の症状質問票，QOL評価，排尿日誌

A

病因
●病因・危険因子
- 神経疾患に起因する神経因性：脳血管障害（脳出血・脳梗塞），パーキンソン病，脊髄損傷，糖尿病性末梢神経障害など
- それ以外の非神経因性：メタボリックシンドロームや生活習慣の乱れによる血管内皮機能障害，自律神経の亢進，全身局所の炎症．女性においては女性ホルモン低下や骨盤臓器脱．男性においては膀胱出口部閉塞（前立腺肥大症などによる）やテストステロン低下

治療評価
●重症度分類
- OABSS合計スコア
  - 5点以下：軽症
  - 6〜11点：中等症

  - 12点以上：重症

●治療の必要性
- 検尿により血尿/膿尿なし，かつ残尿100mL未満の場合，行動療法±薬物療法を行う

●薬物療法
【女性，前立腺肥大症のない男性】
- 抗コリン薬もしくはβ_3アドレナリン受容体作動薬の単独投与．排尿症状がみられる場合は抗コリン薬低用量から開始

【前立腺肥大症のある男性】
- 初期治療としてα_1遮断薬を投与し，過活動膀胱症状が残存する場合は抗コリン薬またはβ_3アドレナリン受容体作動薬を追加投与．前立腺体積が大きい場合はα_1遮断薬に5α還元酵素阻害薬を追加投与（α_1遮断薬，5α還元酵素阻害薬は過活動膀胱の適用なし）

【高齢者】
- 抗コリン薬の副作用が出やすく重篤になる可能性があるため注意して使用

【既存治療で効果不十分又は既存治療が適さない患者】
- ボツリヌス毒素膀胱壁内注入療法

●非薬物治療
- 行動療法：生活指導（体重減少，運動療法，禁煙，食事・アルコール・飲水指導，便秘の治療），膀胱訓練，理学療法（骨盤底筋訓練など），補助療法
- 神経変調療法：電気刺激療法，磁気刺激療法，仙髄神経電気刺激療法，経皮的脛骨神経刺激療法
- 外科的治療法

46

治療方針
【過活動膀胱診療アルゴリズム】

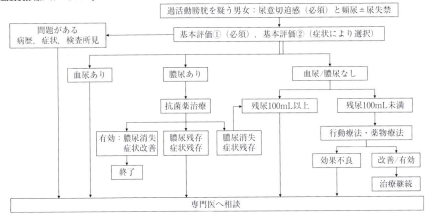

(文献2より転載)

P

薬物治療
●標準的な薬物治療計画
- α_1遮断薬, 5α還元酵素阻害は「22. 前立腺肥大症（→p.44）」を参照

【過活動膀胱（頻尿・尿失禁）の治療薬】

薬剤	用法・用量
抗コリン薬	
オキシブチニン	1日3回　1回2～3mg
オキシブチニン経皮吸収型製剤	1日1回　1枚（オキシブチニン73.5mg/枚含有）下腹部, 腰部または大腿部のいずれかに貼付
プロピベリン	1日1回　1回20mg, 20mgを1日2回まで増量可
トルテロジン	1日1回　1回4mg
ソリフェナシン	1日1回　1回5mg（1日10mgまで増量可）
イミダフェナシン	1日2回　1回0.1mg（1日0.4mgまで増量可）
フェソテロジン	1日1回　1回4mg（1日8mgまで増量可）
β_3アドレナリン受容体作動薬	
ミラベグロン	1日1回　1回50mg
ビベグロン	1日1回　1回50mg
その他	
ボツリヌス毒素	既存治療で効果不十分又は既存治療が適さない場合 100単位を膀胱壁内に分割して注射

●注意すべき副作用
- 抗コリン薬：口渇, 便秘, 認知機能障害, （オキシブチニン経皮吸収型製剤のみ）皮膚症状
- β_3アドレナリン受容体作動薬：動悸, （ミラベグロン）高血圧, ラットで生殖器系への影響（妊婦授乳婦禁忌, 生殖可能な年齢の患者への本剤の投与はできる限り避ける）
- ボツリヌス毒素：尿路感染症, 血尿, 排尿困難

●注意すべき相互作用
- ミラベグロン
  ⇔フレカイニド酢酸塩, プロパフェノン塩酸塩（併用禁忌）：血中濃度↑QT延長, 心室性不整脈（Torsades de Pointesを含む）等
  ⇔CYP3A4阻害薬, CYP2D6阻害薬, P-糖蛋白阻害薬：血中濃度↑
  ⇔CYP3A4誘導薬, P-糖蛋白誘導薬：血中濃度↓
- ビベグロン
  ⇔CYP3A4阻害薬, P-糖蛋白阻害薬：血中濃度↑
  ⇔CYP3A4誘導薬, P-糖蛋白誘導薬：血中濃度↓

治療目的/治療モニタリング/患者教育
●治療のゴール
- 尿意切迫感など自覚症状の改善（臨床的に意味のある改善を示すOABSSの最小スコア変化は3点以上の低下）
- QOLの改善

●治療のモニタリング項目
- 排尿回数
- 尿意切迫感
- 切迫性尿失禁

●副作用のモニタリング項目
- 抗コリン薬：口腔内状態, 排便状況, 排尿状況, 認知機能, （オキシブチニン経皮吸収型製剤のみ）皮膚症状
- β_3アドレナリン受容体作動薬：動悸, （ミラベグロン）血圧
- ボツリヌス毒素：排尿状況, 血尿

●患者教育
- 副作用症状
  抗コリン薬：口渇, 便秘, めまい, 貼付剤使用時は皮膚炎
  β_3アドレナリン受容体作動薬：動悸, ミラベグロン使用時は血圧上昇
  ボツリヌス毒素：排尿困難, 尿閉, 血尿
- 生活改善（体重減少, 運動療法, 禁煙, 食事・アルコール・飲水指導, 便秘の治療）
- 膀胱訓練
- 骨盤底筋訓練
- 必要に応じて排尿日誌の記録

24 脂質異常症

S/O

●症状
- 自覚症状なし
- 進行により，脂肪肝，動脈硬化性疾患〔粥状硬化，虚血性心疾患，脳血管障害（脳梗塞/脳出血）〕

●検査所見，診断基準
- 高LDL-C血症：LDL-C≧140mg/dL
- 境界域高LDL-C血症：LDL-C120～139

mg/dL
- 低HDL-C血症：HDL-C＜40mg/dL
- 高TG血症：TG≧150mg/dL（空腹時），≧175mg/dL（随時）
- 高non-HDL-C血症：non HDL-C≧170mg/dL
- 境界域高non-HDL-C血症：non HDL-C＝150～169mg/dL

- LDL-CはFriedewald式（LDL-C＝TC－HDL－TG/5）で計算
- TG≧400mg/dL，食後採血の場合→non-HDL-C（TC-HDL-C）or LDL-C直接法

●徴候
- アキレス腱肥厚・腱黄色腫
- 眼瞼黄色腫・角膜輪

A

病因

●病因
【原発性】
- 遺伝子異常

【続発性（約40%）】
- 生活習慣：過食（飽和脂肪酸，糖分，アルコール），運動不足，肥満，喫煙
- 他の関連疾患：糖尿病，甲状腺機能低下症，クッシング症候群，ネフローゼ症候群，腎不全・尿毒症，原発性胆汁性肝硬変，閉塞性黄疸，自己免疫性疾患（SLEなど）
- 薬剤性：利尿薬，β遮断薬〔ISA（＋），α遮断作用は脂質に対する影響少ない〕，コルチコステロイド，経口避妊薬，エストロゲン，シクロスポリン，レチノイン酸
- その他：妊娠

●危険因子（動脈硬化性疾患）
- 脂質異常症
- 喫煙
- 高血圧
- 糖尿病・耐糖能異常：HbA1c≧6.9%（NGSP），≧6.5%（JDS）
- CKD：eGFR＜60mL/分/1.73m²
- 加齢，性別
- 早発性冠動脈疾患の家族歴
- 動脈硬化性疾患の既往〔冠動脈疾患，非心原性脳梗塞，末梢動脈疾患（PAD）〕

●疫学
- 国内患者数：220万人（2017年）

治療評価

●重症度分類，治療の必要性

冠動脈疾患またはアテローム血栓性脳梗塞（明らかなアテロームを伴うその他の脳梗塞も含む）があるか？ →「あり」の場合→ 二次予防

「なし」の場合

以下のいずれかがあるか？
糖尿病（耐糖能異常は含まない）
慢性腎臓病（CKD）
末梢動脈疾患（PAD）
→「あり」の場合→ 高リスク

「なし」の場合

	久山町スコア			予測される10年間の動脈硬化性疾患発症リスク	分類
40～49歳	50～59歳	60～69歳	70～79歳		
0～12	0～7	0～1	—	2%未満	低リスク
13以上	8～18	2～12	0～7	2%～10%未満	中リスク
—	19以上	13以上	8以上	10%以上	高リスク

【久山町スコア】

①性別	ポイント
女性	0
男性	7

②収縮期血圧	ポイント
＜120mmHg	0
120～129mmHg	1
130～139mmHg	2
140～159mmHg	3
160mmHg～	4

③糖代謝異常（糖尿病は含まない）	ポイント
なし	0
あり	1

④血清LDL-C	ポイント
＜120mg/dL	0
120～139mg/dL	1
140～159mg/dL	2
160mg/dL～	3

⑤血清HDL-C	ポイント
60mg/dL～	0
40～59mg/dL	1
＜40mg/dL	2

⑥喫煙	ポイント
なし	0
あり	2

注1：過去喫煙者は6喫煙はなしとする。

①～⑥のポイント合計	点

図1　動脈硬化性疾患の予測因子と10年後予測確率

（文献1より転載）

●治療方針
【動脈硬化性疾患予防のための包括的リスク管理チャート】

STEP1：スクリーニング（問診，身体所見，検査所見，専門医への紹介必要性の判断）
↓
STEP2：危険因子の診断と追加評価項目

STEP3：治療開始前に確認すべき危険因子の検討

STEP4：危険因子と個々の病態に応じた管理目標の設定

4A：高血圧〔①75歳未満・脳血管障害(両側頸動脈狭窄や脳主幹動脈閉塞なし)・CKD（蛋白尿陽性）・冠動脈疾患・糖尿病・抗血栓薬服

用中・＜130/80mmHg（家庭＜125/75mmHg）
②75歳以上・脳血管障害（両側頸動脈狭窄や脳主幹動脈閉塞ありor未評価）・CKD（蛋白尿陰性）・＜140/90mmHg（家庭135/85mmHg）

4B：糖尿病　①血糖正常化HbA1c＜6.0%，②合併症予防HbA1c＜

7.0%，③治療強化困難HbA1c＜
8.0%
4C：脂質異常症→**表1**
4D：肥満　3～6ヵ月で体重orウエスト周囲長3%以上の減による高血圧，糖尿病，脂質異常症の改善
STEP5：生活習慣の改善

↓
STEP6：薬物治療（STEP5は継続）
・薬物療法の詳細は各疾患ガイドラインに従う
・75歳以上の高齢者や腎機能障害を有する場合は，副作用に特に注意
◉**非薬物治療**
・禁煙

・身体活動の増加（ジョギング，速歩等）
・適正体重維持：BMI=22（標準体重），
　※BMI≧25（肥満），内臓脂肪型肥満：
　ウエスト周囲長：男性≧85cm，女性
　≧90cm
・食事（コレステロール・酒・糖質⇩，
　野菜・不飽和脂肪酸⇧，カロリー制限）

P

薬物治療
◉標準的な薬物治療計画
【スタチン系薬】【高Cho血症】
・コレステロール合成阻害，×妊婦
・副作用：横紋筋融解症，肝機能障害，消化器症状

プラバスタチン　10mg/日（肝・腎）
アトルバスタチン　10mg/日 　（肝：CYP3A4） ピタバスタチン　1～2mg/日 　（肝：CYP2C9が関与） ロスバスタチン　2.5mg/日 　（肝：CYP2C9が関与）

【小腸コレステロールトランスポーター阻害薬】【高Cho血症】
・コレステロール吸収阻害
・副作用：便秘，下痢，腹痛，肝障害，CK⇧

エゼチミブ　10mg/日（肝：抱合）

【陰イオン交換樹脂】【高Cho血症】
・コレステロール吸収阻害，腸管から吸収されない
・スタチンの併用は急性冠症候群後の二次予防に有効
・副作用：腸閉塞，腸穿孔，便秘，腹部膨満感

コレスチミド　3g/日

【フィブラート系薬（プロドラッグ；活性体は主として抱合体，腎排泄）】【高TG血症】
・肝でのTG生成抑制，×妊婦，腎不全
・副作用：横紋筋融解症，肝障害

ベザフィブラート　400mg/日 フェノフィブラート　106.6mg/日 ペマフィブラート*　0.2mg/日（肝） ＊：選択的PPARαモジュレーター

【ニコチン酸誘導体】【高TG血症】
・肝でのTG生成⇧，Lp（a）⇩作用あり
・副作用：胃腸障害，顔面紅潮・頭痛（継続で軽減）

トコフェロールニコチン酸エステル 　300mg/日

【EPA製剤（イコサペント酸：多価不飽和脂肪酸）】【高TG血症】
・抗血栓作用あり，食直後に服用
・副作用：出血傾向，悪心・嘔吐，下痢，発疹

イコサペント酸エチル　1,800mg/日

【プロブコール】【高Cho血症】
・LDL-C排泄⇧，LDL-C酸化抑制→黄色腫・動脈硬化退縮効果，HDL⇩
・副作用：心室性不整脈（可逆性QT延長），悪心・嘔吐

プロブコール　500mg/日

◉注意すべき副作用
・「副作用のモニタリング項目」参照
◉注意すべき相互作用
・スタチン⇔フィブラート：腎機能⇩
　→横紋筋融解症に注意
・ピタバスタチン，ロスバスタチン⇔シクロスポリン：併用禁忌
・アトルバスタチン⇔アゾール系・マク

ロライド系抗菌薬：血中濃度⇧
・ペマフィブラート⇔シクロスポリン，リファンピシン：併用禁忌（血中濃度⇧）
・コレスチミド⇔エゼチミブ，ワルファリン，ジギトキシン，胆汁酸製剤：吸着により吸収⇩→服用時間ずらすことで回避
・ベザフィブラート，フェノフィブラート⇔ワルファリン（出血傾向⇧），SU薬（低血糖⇧）
・EPA製剤⇔ワルファリン，抗血小板薬：出血傾向⇧
【PCSK9阻害薬】【高Cho血症】
・肝でのコレステロール合成阻害
・家族性高コレステロール血症もしくは心血管イベントリスク高く，スタチン効果不十分で併用
・副作用：注射部位反応

アリロクマブ　75～150mg　2週毎 　スタチン不適の場合：150mg　2 　～4週毎　皮下注（腎外）

治療目的/治療モニタリング/患者教育
◉治療のゴール
・短期的：血清脂質の管理 ☞**表1**
・長期的：冠動脈疾患や脳血管疾患の発症・死亡の回避
◉治療のモニタリング項目
・LDL-C，HDL-C，TG→治療開始または変更から2～3ヵ月後，脂質濃度が安定してからは年1～2回
◉副作用のモニタリング項目
・自覚的：筋肉痛，脱力感，褐色尿（毎日），便秘，発疹，胃部不快感，悪心・嘔吐
・他覚的：CK，肝機能（AST，ALT），

血中・尿中ミオグロビン，腎機能（CRE，UN）→投与初期は2週間に1回，その後2～3ヵ月に1回
◉患者教育
・冠動脈疾患の発症・死亡予防のために脂質コントロールが重要等の説明
・生活習慣の改善について説明（薬を服用しても生活習慣の改善は必須）：禁煙，肥満対策，食事療法，運動療法
・冠動脈疾患の発症・死亡予防のため長期継続治療の必要性について説明（症状改善後も自己中止しない，定期的受診の推奨，副作用発現時の対応）

表1　リスク区分別脂質管理目標値

治療方針の原則	管理区分	脂質管理目標値（mg/dL）			
		LDL-C	non HDL-C	TG	HDL-C
一次予防 まず生活習慣の改善を行った後，薬物療法の適用を考慮する	低リスク	＜160	＜190	＜150 （空腹時） ＜175 （随時）	≧40
	中リスク	＜140	＜170		
	高リスク	＜120 ＜100*	＜150 ＜130*		
二次予防 生活習慣の是正とともに薬物治療を考慮する	冠動脈疾患orアテローム血栓性脳梗塞の既往	＜100 ＜70**	＜130 ＜100**		

・*糖尿病において，PAD，細小血管症（網膜症，腎症，神経障害）合併時，また喫煙ありの場合に考慮する。
・**「急性冠症候群」，「家族性コレステロール血症」，「糖尿病」，「冠動脈疾患とアテローム血栓性脳梗塞」の4病態のいずれかを合併する場合に考慮する。

（文献1より転載）

25 2型糖尿病

S/O

●典型的な症状
- 高血糖による口渇，多飲，多尿，体重減少，易疲労感
- 糖尿病ケトアシドーシス，高浸透圧高血糖症候群では脱水，意識障害，消化器症状　血圧低下，頻脈，皮膚や口腔粘膜乾燥など
- 合併症が疑われる症状：視力低下，下肢のしびれ，疼痛，感覚低下など

●その他検査所見
- 平均血糖値の反映

GA：11～16％，1,5-AG≧14.0μg/mL
- インスリン分泌能
　空腹時血中Cペプチド≦0.5ng/mL
　24時間尿中Cペプチド≦20μg/日
- インスリン抵抗性：HOMA-R≧2.5

●診断基準
- 初回検査で①～④のいずれかを認める
→糖尿病型
　①空腹時≧126mg/dL
　②OGTT2時間≧200mg/dL
　③随時≧200mg/dL

④HbA1c（NGSP値）≧6.5％
- 別の日の再検査で糖尿病型が再確認→糖尿病（HbA1cのみの反復検査による診断は不可）
- 同一採血で血糖値とHbA1cが糖尿病型と確認できれば初回検査のみで診断可
- 血糖値が糖尿病型かつ下記条件が満たされれば初回検査のみでも診断可
　①糖尿病の典型的症状
　　（口渇，多飲，多尿，体重減少）
　②確実な糖尿病網膜症

A

病因

●病因
【1型（膵β細胞の破壊，絶対的インスリン欠乏）】
- 自己免疫性，特発性

【2型（インスリン分泌低下，インスリン抵抗性主体でインスリンの相対的不足を伴うもの）】
- 遺伝因子として遺伝子異常が同定されたもの：膵β細胞機能に関わる遺伝子異常，インスリン作用の伝達機構にかかわる遺伝子異常
- 他の疾患，条件に従うもの：膵外分泌疾患，内分泌疾患，肝疾患，薬剤・化学物質，感染症，免疫機序，その他の遺伝的症候群で糖尿病を伴うことの多いもの
- 妊娠糖尿病

●2型糖尿病の危険因子
- 家族歴，肥満・運動不足，人種・民族性，過去の血糖異常，高血圧，高TG血症・低HDL血症，妊娠糖尿病既往，乳児分娩時体重＞4kg
- 血管系疾患の既往歴
- 多嚢胞性卵胞疾患

●疫学
- 有病者：1,000万人，予備軍：1,000万人（平成28年国民健康・栄養調査）
- 成人における視力障害の原因3位
- 新規透析導入原疾患（糖尿病性腎症）第1位

●薬剤誘因性
- Vacor（pyriminil），ペンタミジン，ニコチン酸，グルココルチコイド，甲状腺ホルモン，ジアゾキシド，βアドレナリン作動薬，チアジド，フェニトイン，インターフェロンα

●慢性合併症
- 網膜症，腎症，神経障害，足病変，歯

周病，大血管症
- 治療目標は年齢，罹患期間，臓器障害，低血糖の危険性，サポート体制などを考慮し個別に設定する
- 成人への目標だが妊娠例は除外

●高齢者糖尿病の血糖コントロール目標（HbA1c値）
- カテゴリー1（認知機能正常かつADL自立）→7.0％未満
- インスリン製剤，SU薬，グリニド薬など使用の際は65歳以上75歳未満→7.5％未満（下限6.5％）
- 75歳以上→8.0％（下限7.0％）

●非薬物治療
- 摂取エネルギー［身長（m）]²×22×身体活動量の決定
- 食塩≦10g/日，高血圧合併，顕性腎症以降では＜6g/日
- 食品交換表：炭水化物・タンパク質・脂質等をバランスよく摂取

治療評価

●血糖コントロール目標（65歳以上の高齢者については「高齢者糖尿病の血糖コントロール目標」を参照）

	コントロール目標値[注4]		
目標	血糖正常化を目指す際の目標[注1]	合併症予防のための目標[注2]	治療強化が困難な際の目標[注3]
HbA1c(%)	6.0未満	7.0未満	8.0未満

治療目標は年齢，罹病期間，臓器障害，低血糖の危険性，サポート体制などを考慮して個別に設定する．

注1）適切な食事療法や運動療法だけで達成可能な場合，または薬物療法中でも低血糖などの副作用なく達成可能な場合の目標とする．

注2）合併症予防の観点からHbA1cの目標値を7％未満とする．対応する血糖値としては，空腹時血糖値130mg/dL未満，食後2時間血糖値180mg/dL未満をおおよその目安とする．

注3）低血糖などの副作用，その他の理由で治療の強化が難しい場合の目標とする．

注4）いずれも成人に対しての目標値であり，また妊娠例は除くものとする．

（日本糖尿病学会編著：糖尿病治療ガイド2018-2019．p.29，文光堂，2018より転載）

- 運動療法（有酸素運動・筋肉トレーニング）週3～5回，1回20～60分，150分以上
- 禁煙，アルコール25g/日を上限or禁酒

●インスリン非依存状態の治療
①食事療法，運動療法，生活習慣改善に向けた患者教育
②経口血糖降下薬，インスリン，GLP-1受容体作動薬
③経口血糖降下薬の増量or併用，インスリンに変更or経口血糖降下薬＋インスリン，GLP-1受容体作動薬に変更or経口血糖降下薬＋GLP-1受容体作動薬
④インスリン強化療法

●インスリン依存状態の治療
①インスリン療法
②強化インスリン療法

●血糖降下薬（インスリン以外）
【インスリン抵抗性改善系】
- ビグアナイド薬，チアゾリジン薬

【インスリン分泌促進系】
- スルホニルウレア（SU）薬，速効型インスリン分泌促進薬（グリニド系），DPP-4阻害薬，GLP-1受容体作動薬（注射）

【糖吸収・排泄調節系】
- α-グルコシダーゼ阻害薬（α-GI）

SGLT2阻害薬

●インスリン療法
【絶対適応】
- インスリン依存状態，糖尿病昏睡，重症の肝・腎障害，重症感染症，外傷，中等度以上の外科手術，糖尿病合併妊娠，静脈栄養時の血糖管理

【相対的適応】
- 著明な高血糖（空腹時血糖≧250mg/dL，随時血糖≧350mg/dL），経口薬でコントロール不良

P

薬物治療
●薬物治療の対象
- 食事・運動療法を2～3ヵ月行っても血糖コントロールが不十分な場合（HbA1c（NGSP値）≧7％）

【ビグアナイド薬】

メトホルミン 1日500mg～2,250mg 分2～3（腎）

- 体重増加しにくく肥満者に有用．欧米では第一選択

【DPP-4阻害薬】

シタグリプチン 1日50～100mg 分1（腎）
ビルダグリプチン 1日50mg 分2朝夕（肝）
アログリプチン 1日25mg 分1（腎）
リナグリプチン 1日5mg 分1（胆汁）
テネリグリプチン 1日20mg 分1（肝・腎）
アナグリプチン 1日200mg 分2朝夕（腎）
サキサグリプチン 1日5mg 分1（肝・腎）
トレラグリプチン 週1回100mg（腎）
オマリグリプチン 週1回25mg（腎）

- 血糖値に依存して食後のインスリン分泌促進，グルカゴン分泌抑制，低血糖，体重増加が起こりにくい

【GLP-1受容体作動薬】

リラグルチド 1日1回0.9mg
エキセナチド 1日2回 1回5～10μg
リキシセナチド 1日1回10～20μg
セマグルチド皮下注週1回0.5mg
セマグルチド錠1日1回3，7，14mg（空腹時）

- 他に週1回製剤あり
- GLP-1受容体阻害薬のうち，shortacting製剤では体重低下作用あり

【SGLT2阻害薬】

イプラグリフロジン 1日1回50mg
ダパグリフロジン*・** 1日1回5mg
カナグリフロジン* 1日1回100mg
エンパグリフロジン**1日1回10mg
*：慢性腎臓病の適応を有する
**：心不全の適応を有する

【α-グルコシダーゼ阻害薬】

ボグリボース 1日0.6～0.9mg 分3食直前（便中）

ミグリトール（腎）1日150～225mg 分3食直前

【チアゾリジン薬】

ピオグリタゾン 1日15～45mg 分1（肝）

- 女性，高インスリン血症で効果大

【スルホニルウレア薬】

グリメピリド 1日0.5～6mg 分1～2（肝）

- 年齢，体重問わず有用
- 診断直後，空腹時血中Cペプチド値が保たれている患者，インスリン治療歴（−）で著効

【速効型インスリン分泌促進薬】

ミチグリニド 1日30mg 分3食直前（肝）

- スルホニルウレア薬より速効性，短時間で消失

【インスリン】（経口薬併用も考慮可）
①超速効型（リスプロ，アスパルト，グルリジン），②速効型，③中間型，④混合型（①or②＋③を様々な比率で混合），⑤持効型（グラルギン，デテミル，デグルデグ）

軽症では③or⑤を1回，④を朝/夕2回，中等症以上は①＋⑤などの強化インスリン療法を考慮

開始時 0.1～0.2U/kg/日（6～12U）

●注意すべき副作用
- スルホニルウレア薬：低血糖，体重増加
- ビグアナイド薬：胃腸障害，乳酸アシドーシス
- α-グルコシダーゼ阻害薬：腹部膨満感，放屁，下痢，重篤な肝障害
- チアゾリジン薬：体重増加，浮腫，心不全，骨折，貧血，膀胱癌リスク上昇
- DPP-4阻害薬・GLP-1受容体作動薬：下痢，便秘，嘔気，急性膵炎
- インスリン：体重増加，インスリン浮腫，注射局所のリポジストロフィー，速効型では低血糖
- SGLT2阻害薬：脱水，ケトアシドーシス，尿路・性器感染（頻尿・発疹）

●注意すべき相互作用
- ビグアナイド薬⇔ヨード造影剤：使用前後2日間禁忌

- スルホニルウレア薬⇔DPP-4阻害薬：重篤な低血糖
  グリメピリド≦2mg/日，グリベンクラミド≦1.25mg/日，グリクラジド≦40mg/日に減量（日本糖尿病協会）
- SGLT2阻害薬⇔利尿薬：利尿効果↑

治療目的/治療モニタリング/患者教育
●治療のゴール
- 目標血糖値・HbA1cの達成・慢性合併症の発症・増悪予防
- 健常人と同様なQOL，寿命の確保

●治療のモニタリング項目
- 血圧，体重
- 脂質
- 血糖値，HbA1c
- 眼科受診 最低年1回（病期に応じ3～6ヵ月毎，1～3ヵ月毎）
- 尿中アルブミン 最低年1回
- 腱反射，振動覚，神経伝導速度等

●副作用のモニタリング項目
【低血糖（全薬物共通）】
- 血糖値≦70mg/dLで診断：発汗，振戦，動悸，悪心，空腹感，眠気，脱力，疲労感など→意識消失，昏睡
- 対策：糖類の経口摂取（ブドウ糖10～20g），50%Glu20～40mL静注，グルカゴン筋注（α-グルコシダーゼ阻害薬投与中はブドウ糖）

【その他の特徴的な副作用】
- メトホルミン：乳酸アシドーシス（血中乳酸値↑，乳酸/ピルビン酸比↑，血液pH↓，胃腸症状，倦怠感，筋肉痛，過呼吸など）
- ピオグリタゾン：浮腫，急激な体重増加，心不全症状・徴候（息切れ，動悸，心胸比増大，胸水など），定期的な尿検査，血尿，頻尿，排尿痛
- DPP-4阻害薬，GLP-1受容体作動薬：急性膵炎
- SGLT2阻害薬：投与初期の浸透圧利尿（グルコースによる尿細管内浸透圧上昇に対する等張保持の水再吸収減少）による脱水，ケトアシドーシス，尿路・性器感染症

●患者教育
- コンコーダンス（血糖コントロールの意義，減量，身体活動）
- SMBG手技，体重，食事の記録，身体活動（歩数），血圧のモニタリング
- 低血糖対策
- シックデイ対策

51

26 甲状腺機能亢進症

S/O

●症状
- 頻脈，体重減少，手指振戦，発汗増加などの甲状腺中毒症状
- びまん性甲状腺腫大：亜急性甲状腺炎の場合は有痛性
- 甲状腺眼症・眼球突出あるいは特有の眼症状

●検査所見（バセドウ病）
- FT$_4$ or/and FT$_3$↑
- TSH↓
- TRAb（+）or TSAb（+）
- 放射性ヨード摂取率↑

●診断基準（バセドウ病）[1]
- 「臨床所見」の1つ以上に加えて「検査所見」の4つを有する場合，バセドウ病と診断

【臨床所見】
- 頻脈，体重減少，手指振戦，発汗増加等の甲状腺中毒症所見
- びまん性甲状腺腫大
- 眼球突出または特有の眼症状

【検査所見】
- FT$_4$，FT$_3$のいずれか一方または両方が高値
- TSH低値（0.1μU/mL以下）
- TRAb陽性，またはTSAb陽性
- 典型例では放射性ヨウ素（またはテクネシウム）甲状腺摂取率高値，シンチグラフィでびまん性

●鑑別診断（甲状腺中毒症）

	バセドウ病	無痛性甲状腺炎	亜急性甲状腺炎
中毒症状持続時間	3ヵ月以上	3ヵ月以内	3ヵ月以内
前頸部痛/発熱	なし	なし	あり
赤沈，CRP	正常	正常	高値
TSH受容体抗体	陽性	陰性	陰性
放射性ヨード摂取率	高値	低値	低値
甲状腺血流	高値	低値	低値

（「日本甲状腺学会編：バセドウ病治療ガイドライン2019, p. xxvii, 2019, 南江堂」より許諾を得て転載）

A

病因
●病因
- バセドウ病：自己免疫疾患
- 亜急性甲状腺炎：原因不明
- 無痛性甲状腺炎：慢性甲状腺炎（橋本病），寛解バセドウ病の経過中，出産など
- 甲状腺中毒症は，生体の各組織が過剰な甲状腺ホルモンにさらされる病態であり，その中で甲状腺機能亢進症は，甲状腺からの甲状腺ホルモンの合成・分泌の過剰によって甲状腺中毒症を生じたもので用語として区別される

●危険因子（バセドウ病）
【改善可能】
- 薬物（アミオダロンなど）

【改善不可能】
- 家族歴

●疫学
- 罹患ピークは30～40代，女性に多い
- 甲状腺機能亢進症患者の70%がバセドウ病，20%が無痛性甲状腺炎，10%が亜急性甲状腺炎

●予後予測因子（バセドウ病）
- 重症度
- 甲状腺腫の程度
- 血清T$_3$/ T$_4$比（T$_3$優位型）

- TRAb
- 喫煙
- 精神的ストレス

治療評価
●重症度分類（バセドウ病）
- 軽度～中等度：FT$_4$<7ng/dL
- 重度：FT$_4$≧7ng/dL

＊FT$_4$値のほかに甲状腺腫の大きさ，甲状腺超音波所見，合併症などを加味して判断

●治療の必要性
- 薬物治療あるいは非薬物治療による甲状腺ホルモン正常化のための治療が必要
- 簡便性などを理由に原則として薬物治療による治療を選択

●治療方針
- 未治療の場合は，原則として抗甲状腺薬による甲状腺ホルモンの正常化を目指す

●非薬物治療（バセドウ病）
- 手術（甲状腺切除術）
- [131]I内用療法

●薬物治療
【第一選択薬（バセドウ病）】
- 抗甲状腺薬〔チアマゾール（MMI），プロピルチオウラシル（PTU）〕

- 妊娠初期（妊娠4～15週）を除き，MMIを使用
- 妊娠初期に抗甲状腺薬による治療が必要な場合はPTUを使用
- 妊娠5週0日から9週6日のMMI曝露と頭皮欠損以外のMMI-related embryopathyといわれる先天異常発生との関連が報告されているため，妊娠初期はMMI内服を最も避ける時期と考えられる
- 最終的な治療効果はMMIとPTUの間に明確な差はないが，MMIの方がPTUよりも早く甲状腺ホルモンを正常化できる
- その他，FT$_4$<2.5ng/dL程度の軽症でバセドウ病or手術前処置or甲状腺クリーゼ時などに無機ヨウ素薬を使用
- 亜急性甲状腺炎：痛みに対しNSAID（ロキソプロフェンとして1回60mg，1日3回）orプレドニゾロン（PSL）（1日15～20mg）
- 甲状腺中毒症状：プロプラノロール，メトプロロールなどのβ遮断薬

52

薬物治療

標準的な薬物治療計画

【抗甲状腺薬】

チアマゾール（MMI）
軽度～中等度：15mg/日 肝代謝
重度：30mg/日 or 15mg/日＋無機ヨウ素薬

プロピルチオウラシル（PTU） 肝代謝
通常300mg/日（＝MMI 15mg/日）

- 治療効果と副作用発現の観点から治療開始前のFT₄値に応じて投与量を適切に選択
- 授乳中のバセドウ病患者にはMMI 10mg/日またはPTU 300mg/日までは児の甲状腺機能をチェックせずに投与が可能

注意すべき副作用

- 無顆粒球症：服用開始後3ヵ月以内は特に注意が必要．他の抗甲状腺薬への変更不可
- 多発性関節炎：服用開始後3ヵ月以内は特に注意が必要．特徴的な検査所見なし
- 重度の肝障害：服用開始後3ヵ月以内は特に注意が必要．他の抗甲状腺薬への変更不可．頻度はMMI＜PTU．特にPTUは2009年にFDA（米国食品医療品局）より勧告が出ている
- 発疹：軽微なら服用継続，他剤変更可

- MPO-ANCA（抗好中球細胞質抗体）関連血管炎症候群：特にPTU服用後1年以上経過後に注意が必要

注意すべき相互作用

- 抗甲状腺薬⇔クマリン系抗凝固薬・ジゴキシン：併用時の甲状腺機能により薬効が変動

用法・用量の調節

- 薬物治療を開始してから6～8週間後にFT₄値やTSH値の確認
- 重症度に応じて2～6週間隔で甲状腺機能を確認
- 甲状腺機能が正常範囲に入ったら，MMI 5mg（PTU 50mg）毎に減量
- 甲状腺機能を減量後は4～6週間隔でFT₄値やTSH値を測定して，FT₄値が十分に正常範囲内にあれば，さらに減量
- 平均維持量はMMI 5mg/日（PTU 50mg/日），2～3ヵ月毎にFT₄・TSH値が正常であることを確認して服用継続

治療目的/治療モニタリング/患者教育

治療のゴール

- 短期：自覚症状の改善，甲状腺ホルモン濃度の正常化
- 長期：正常な甲状腺ホルモン濃度の維持

治療のモニタリング項目

- 自覚症状，眼症状，体重
- FT₄（基準範囲：0.9～1.6 ng/dL）
- FT₃（基準範囲：2.3～4.0 pg/mL）
- TSH（甲状腺刺激ホルモン）（基準範囲：0.56～4.30 μU/mL）

副作用のモニタリング項目

- 無顆粒球症：咽頭痛,倦怠感,発熱,白血球および好中球＊（投与開始前および投与開始後2ヵ月後は2週間毎に，それ以降も定期的に血液検査を実施）

＊定期的な血液検査では予測しきれないため米国では推奨していないが，日本においては投与開始後少なくとも2ヵ月間は血液検査を含め，2週間毎に診察する必要がある

＊本邦では無顆粒球症の副作用報告が減らず，副作用報告のうち70％が投与開始から2ヵ月以内に発現していることから，2014年7月に製薬会社から注意喚起の文書が発行されている

- 多発性関節炎：関節痛
- 重度の肝障害：発熱,食欲低下,悪心・嘔吐，倦怠感，皮膚や眼の黄疸症状肝機能検査（疾患自体が肝機能に影響を及ぼすため投与開始前にも検査しておく必要あり），投与開始後少なくとも2ヵ月は原則として2週間毎に肝機能検査を実施

患者教育

- 服用継続の意義および副作用の初期症状に関する十分な説明：禁煙，ストレス回避や軽減のための生活指導（十分な睡眠，規則的な生活）

27 高尿酸血症・痛風

S/O

●症状
- 高尿酸血症自体は無症状
- 痛風関節炎では激しい痛み，腫脹，熱感．尿路結石では腹痛，血尿

●検査所見
【痛風】
- 血液検査（CRP高値，白血球高値，好中球高値など），痛風発作時の尿酸値は基準値内または低値を示すことがある
- 超音波検査は軟骨表面の尿酸塩結晶の検出に有用
- 関節液検査：痛風発作中の関節液中の尿酸一ナトリウム針状結晶の存在

●診断基準[1]
【高尿酸血症】
- 血清尿酸値7.0>mg/dL
- 尿中尿酸排泄量と尿酸クリアランスを測定し病型分類が可能
- 薬物治療の際に病型分類が，それほど重要でない

病型	尿中尿酸排泄量 (mg/kg/時)	尿酸クリアランス (mL/分)
腎負荷型	>0.51	and ≧7.3
尿酸排泄低下型	<0.48	or <7.3
混合型	>0.51	and <7.3

（文献1 p.97より改変）

【痛風】
- 病歴の聴取，関節所見の診察を基本とし，臨床像から診断可能
- 関節液中のMSU結晶の検出，痛風結節の存在

鑑別診断
- 関節炎の鑑別：外傷性関節炎，偽痛風〔ピロリン酸カルシウム（CPP）結晶による急性関節炎〕，化膿性関節炎，リウマチ性疾患（変形性関節症，関節リウマチ，回帰性リウマチ，脊椎関節炎など）
- 関節外軟部組織の炎症：外反母趾，蜂窩織炎，爪周囲炎，滑液包炎

【二次性高尿酸血症・痛風】
- 高尿酸血症・痛風の診断には，基礎疾患，薬剤による原因などの二次性の可能性についての検討が必要

●定義[1]
【高尿酸血症】
- 血清尿酸値（SUA）7.0>mg/dL

【無症候性高尿酸血症】
- 血清尿酸値7.0>mg/dLで痛風関節炎，痛風結節の既往なし

【痛風（痛風関節炎）】
- 高尿酸血症が長期間持続した結果，関節内などに沈着した尿酸塩結晶が引き起こす関節炎または滑液包炎
- 尿酸一ナトリウム（MSU）結晶誘発性関節炎が痛風発作であり，痛風発作を生じた後が痛風と呼ばれる

●臨床的特徴[1]
【高尿酸血症】
- 高尿酸血症自体に自覚症状はない

【痛風】
- 中年男性に好発
- 24時間以内にピークに達する急性単関節炎
- 下肢〔特に母趾中足趾節（MTP）〕関節の罹患
- 10日ほどで自然軽快し発作間歇期がある
- 背景に高尿酸血症の存在
- 無治療なら次第に発作が頻発・慢性化し，痛風結節を生じる

A

病因
●疫学[1]
- 高尿酸血症：男性20％，女性5％
- 痛風：成人男性の1〜1.5％程度

●危険因子[2]
- 一般的にはアルコール摂取，尿酸値上昇薬の使用
- リスクを高める条件として，インスリン抵抗性，肥満，メタボリックシンドローム，慢性腎臓病（CKD），心不全，臓器移植，尿路結石の既往など

【薬剤性の高尿酸血症[1]】
- 尿酸産生過剰型：テオフィリン，ミゾリビン，リバビリン
- 尿酸排泄低下型：利尿薬（フロセミドなど），少量のサリチル酸，抗結核薬（ピラジナミド，エタンブトール），免疫抑制薬（シクロスポリン）

●高尿酸血症のリスク[1]
【尿酸塩沈着に基づくリスク】
- 急性（痛風関節炎）
- 痛風結節
- 尿路結石

【尿酸塩沈着に基づかないリスク】
- 高血圧，糖尿病，慢性腎臓病，脳・心血管疾患，メタボリックシンドロームの予測因子・危険因子になる可能性，総死亡（含悪性腫瘍）との関連

治療評価
●治療の必要性
- 高尿酸血症では，痛風関節炎や尿路結石の予防，心血管疾患・腎障害などの合併症予防が重要となる．「高尿酸血症であればただちに薬物治療が必要だ」というわけではない

●無症候性高尿酸血症の治療
- 生活習慣を是正する食生活が薬物治療より優先[1]
- 痛風，腎障害，心血管イベント予防目的での薬物治療は根拠が乏しい

●治療方針
【高尿酸血症・痛風の治療アルゴリズム】
- 無症状でも血清尿酸値≧9mg/dLで薬物治療開始としている

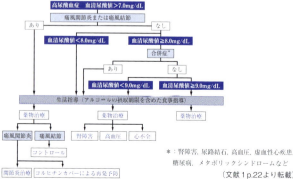

＊：腎障害，尿路結石，高血圧，虚血性心疾患，糖尿病，メタボリックシンドロームなど

（文献1 p.22より転載）

◉非薬物治療[1]

【生活指導】

- 食事制限（適正エネルギーの摂取，プリン体・果糖の過剰摂取回避，腎機能に応じた飲水）
- 飲酒制限（日本酒1合／日，ビール350～500mL／日，ウイスキー60mL／日，ワイン148mL／日）
- 肥満防止，メタボリックシンドロームの抑制，有酸素運動の推奨

【痛風発作】

- 患部の挙上と負担回避
- 局所の冷却による疼痛軽減
- 禁酒

◉外科的治療（痛風結節）[1]

- 感染，潰瘍形成，神経障害，関節機能への影響が大きい場合に手術が考慮

◉尿路管理

- 尿路結石：高尿酸血症・痛風の合併症
- 危険因子：尿量低下，酸性尿の持続，尿中尿酸排泄量の増加

P

薬物治療
◉標準的な薬物治療計画

【痛風発作と予防[1]】

- 早期に開始し，軽快後は早期に中止
- 関節炎が強いときはコルヒチンとNSAIDs or グルココルチコイドの併用
- 痛風関節炎消失後，一定期間（適正期間不明）をおいて，尿酸降下薬の導入
- 尿酸降下薬開始時に痛風関節炎が生じることがある〔コルヒチン併用（コルヒチンカバー）も可〕

コルヒチン

発作の治療
発症12時間以内に初回1mg 1時間後0.5mg（痛み残存時，翌日以降0.5～1mg／日）

予兆（発作への移行抑制）
0.5mgを頓服

コルヒチンカバー
0.5～1mg／日 3～6ヵ月

NSAIDsパルス療法

- ナプロキセン，プラノプロフェン，インドメタシン徐放，オキサプロジン

ナプロキセン
300mg 3時間毎3回1日のみ（軽快ない場合は400～600mg／日を継続）

経口グルココルチコイド

プレドニゾロン（PSL）
20～30mg／日 3～5日
米国：0.5mg/kg／日5～10日（同量を2～5日，その後7～10日間で漸減）
欧州：30～35mg／日3～5日

【尿酸降下療法（ULT）】

- 病型分類に応じた尿酸降下薬の選択は従来ほど重要でない
- 痛風結節の治療（縮小，消失，再発防止）
- 痛風関節炎消失後の再発抑制：関節炎消失後のULT導入時は最小用量から開始1～2ヵ月ごとに漸増

尿酸生成抑制薬

- アロプリノール（腎），フェブキソスタット（肝），トピロキソスタット（肝）
- 腎障害合併例（ステージ4期以上），尿路結石の保有または既往患者は尿酸生成抑制薬を選択

アロプリノール（t1/2=1.2hr）
活性代謝物：オキシプリノール（腎）
$t_{1/2}$=23.3hr→1日1回投与を可能に[3,4]
ACR2020では第一選択薬[5]

腎機能	投与量
Ccr>50mL/min	100～300mg／日
30<Ccr<50mL/min	100mg／日
Ccr≦30mL/min	50mg／日
血液透析	透析終了後100mg
腹膜透析	50mg／日

心血管死事象との関係
- CARES試験[6]：フェブキソスタットはアロプリノールに比べてCV死が多い（limits：脱落50%以上，痛風発作の詳細不明など）
- FAST試験[7]：フェブキソスタットはアロプリノールと比べて非劣性

尿酸排泄促進薬
- ベンズブロマロン（肝），プロベネシド（肝），ブコローム（肝）

尿路結石予防
クエン酸カリウム・クエン酸ナトリウム水和物錠の投与（尿pH6.2～6.8）
水分補給（1日2L以上）

尿酸分解酵素薬
- ラスブリカーゼ

腫瘍崩壊症候群による高尿酸血症
化学療法開始4～24時間前1日1回0.2mg/kg30分以上（最大7日間）

◉注意すべき副作用[8]
- アロプリノール：一般的に少ないが，時に眠気，数ヵ月～数年後に過敏症反応，SJS症候群のリスクは最初の2ヵ月間
- フェブキソスタット：肝機能異常，悪心，関節痛，発疹

◉注意すべき相互作用
- コルヒチン⇔CTP3A4阻害薬，P糖蛋白阻害薬
- アロプリノール⇔メルカプトプリン，アザチオプリン
- ベンズブロマロン，プロベネシド，ブコローム，アロプリノール⇔ワルファリン

◉注意すべき併用禁忌
- フェブキソスタット，トピロキソスタット⇔メルカプトプリン，アザチオプリン

◉併存疾患に合わせた薬剤選択

【尿酸降下作用を有する薬物の考慮】
- 高血圧：ロサルタンカリウム，高LDL血症：アトルバスタチン，高中性脂肪血症：フェノフィブラート，糖尿病：SGLT2阻害薬，ピオグリタゾン

治療目的／治療モニタリング／患者教育
◉治療のゴール

【痛風，痛風結節】
- MSU結晶の関節などからの融解，消失
- 血清尿酸値（SUA）≦6.0mg/dL（痛風結節例は≦5.0mg/dL）

【高尿酸血症】
- 尿酸塩沈着の解消と痛風関節炎や腎障害などの症状回避
- 心血管病（CVD）リスクが高い高尿酸血症・痛風患者の生命予後の改善

◉治療のモニタリング項目
- アロプリノール：50～100mg／日から開始し，2～5週ごとにSUA<6mg/dLになるまで，あるいは患者の忍容性があるまで増量．低用量から開始することで過敏症のリスクを減らし，腎障害による忍容性を向上させる[2]
- フェブキソスタット：40mg／日から開始し，2週までにSUA<6mg/dLにならない場合，80mg／日に増量（日本では10mg／日から開始，維持量40mg／日，最大60mg／日）[2]

◉副作用のモニタリング項目
- コルヒチン：下痢などの消化器症状
- NSAIDs：胃腸障害，腎障害
- アロプリノール[9]：重症薬疹（DIHS，SJS，TEN）：HLA-B＊58:01遺伝子との関連
- ベンズブロマロン[10]：劇症肝炎（定期的肝機能検査：投与開始後少なくとも6ヵ月）

◉患者教育
- 痛風関節炎は関節内のMSU結晶によるもので，尿酸降下療法で，徐々に溶解すること，尿酸降下療法開始後に痛風発作が起こりうることを説明する
- 生活習慣の改善は継続性が不可欠であり，患者の自発性を維持するため，治療内容を十分に納得してもらう説明が求められる

55

28 鉄欠乏性貧血

S/O

●症状
- 動悸，息切れ，顔面蒼白，匙状爪，易疲労感，作業量低下，異食症，舌乳頭萎縮，咽頭違和感，嚥下困難
- 妊婦：早産，低体重児出産
- 小児：発育発達障害，行動異常
- 思春期：記憶力低下，認知力低下

●検査所見
- ヘモグロビン（HGB），平均赤血球容積（MCV），平均赤血球ヘモグロビン量（MCH），平均赤血球血色素濃度（MCHC），血清フェリチン，総鉄結合能（TIBC），血清鉄，トランスフェリン飽和率（血清鉄/TIBC×100），可溶性トランスフェリン受容体

●診断基準[1]
【ヘモグロビン（HGB）】
- 男性<13g/dL
- 女性<12g/dL
- 妊娠前期<11g/dL
- 妊娠中期<10.5g/dL
- 妊娠後期<11g/dL
- 80歳以上<11g/dL
- 思春期前小児<11g/dL

【血清フェリチン】
- フェリチン<12ng/mL

【総鉄結合能（TIBC）】
- TIBC≧360μg/dL

A

病因
●病因（鉄欠乏性貧血の原因）
【鉄の需要増大】
- 慢性の出血
- 妊娠・授乳
- 成長期やスポーツ選手にみられる筋肉量の増加
- 貧血回復期などにみられる赤血球造血亢進
- 血管内溶血

【鉄の供給低下】
- 鉄の摂取不足
- 自己免疫性萎縮性胃炎
- ヘリコバクター・ピロリ菌感染
- 胃あるいは十二指腸切除後
- セリアック病
- 慢性炎症
- *TMPRSS6*遺伝子異常

●疫学
- 平成25年『国民健康・栄養調査報告』血清フェリチン<15ng/mLの割合：男性0〜5％，女性22％（20〜40代：≧40％，≧70代：12％）

治療評価
●治療の必要性
- 症状の有無に関わらず必要

●治療方針
①鉄欠乏となる原因の治療を行う
②鉄欠乏性貧血に対しては鉄剤の投与を行う
③貧血が高度であっても日常生活に支障がない限り第一選択は経口鉄剤を用いる
④鉄欠乏性貧血に対し赤血球輸血はほとんどの場合不要である

●非薬物治療
- サプリメント・補助食品の利用

●鉄欠乏性貧血と検査値
- HGB，MCV，MCH，血清フェリチン，トランスフェリン飽和率，ヘプシジン，網赤血球ヘモグロビン含量は低下
- 可溶性トランスフェリン受容体は上昇

薬物治療
◉標準的な薬物治療計画
【経口療法】
- 鉄動態機能検査（フェロカイネティクス）および吸収率から1日200mgまでの投与で十分
- ①小学生≧小児：シロップ剤2〜2.5mg/日 分3〜4

溶性ピロリン酸第二鉄シロップ
1歳未満：2〜4mL/日（鉄として12〜24mg）
1〜5歳：3〜10mL/日（鉄として18〜60mg）
6〜15歳：10〜15mL/日（鉄として60〜90mg）

- ②中学生〜成人：50〜210mg/日 分1〜2

クエン酸第一鉄ナトリウム 鉄として100〜200mg/日を1日1〜2回
硫酸鉄 鉄として105〜210mg/日を1日1〜2回
フマル酸第一鉄 鉄として100mg/日を1日1回

【静注療法】
- 小児では原則静注療法は行わない

静注療法の適応
①副作用が強く鉄剤の内服困難
②出血など鉄の損失が多く経口で間に合わない
③消化器疾患で内服困難
④鉄吸収不良
⑤透析や自己血輸血の際の鉄補給

1）含糖酸化鉄注射液
- 総鉄投与量（mg）を下記の①〜③の式いずれかより計算
  - ①（16−HGB）/100×体重kg×65×3.4+500
  - ②｛2.2（16−HGB）+10｝×体重kg
  - ③（15−HGB）×体重kg×3
- 40〜120mg/日を連日投与し，必要量に達した時点で鉄剤の投与終了

含糖酸化鉄注射液 鉄として40〜120mg/日を2分以上かけて徐々に静脈内注射

2）カルボキシマルトース第二鉄

- HGB<10.0g/dL
  25kg≦体重<35kg：500mg1回投与
  体重≧35kg：週1回500mgを計3回投与
- HGB≧10.0g/dL
  25kg≦体重<35kg：500mg1回投与
  35kg≦体重<70kg：週1回500mgを計2回投与
  体重≧70kg：週1回500mgを計3回投与
- 5分以上かけて緩徐に静注または6分以上かけて点滴静注
- 体重<35kgには希釈して投与
- 再治療は投与終了後4週以降を目安に判断

【その他】
- 基礎疾患の治療

◉注意すべき副作用
【経口鉄剤】
- 消化器症状（悪心・嘔吐，食欲不振，胃痛，下痢，便秘等），黒色便
【含糖酸化鉄】
- アレルギー，鉄過剰症
【カルボキシマルトース第二鉄】
- 過敏症，骨軟化症，鉄過剰症

◉注意すべき相互作用
【経口療法】
- 鉄剤⇔アスコルビン酸，クエン酸：鉄剤の吸収 ↑
- 鉄剤⇔タンニン酸，炭酸Mg，PPI，H_2ブロッカー：鉄剤の吸収 ↓
- 鉄剤⇔テトラサイクリン，キノロン，セフジニル，甲状腺ホルモン薬の吸収 ↓
- 静注療法併用：消化管からの鉄吸収 ↓
【静注療法】
1）含糖酸化鉄注射液
- 生理食塩液での希釈でコロイドが不安定
- 5〜20%のブドウ糖液で2〜5倍に希釈して投与
2）カルボキシマルトース第二鉄
- 1バイアルあたり100mLの生理食塩液で希釈して投与
【食事療法】
- 偏食・減食・欠食を避け1日3回の規則正しい食生活
- 栄養をバランス良く摂取

- 鉄分を毎日均衡に摂取
- ヘム鉄（吸収率10〜30%）は非ヘム鉄（吸収率1〜8%）に比べ吸収が良いためヘム鉄（魚や肉の赤身・内臓）を多く含む食品の摂取
- ビタミンC摂取により3価の鉄イオンを2価に還元し吸収を促進
- 豆類に含まれるフィチン酸は鉄の吸収を阻害するため過食を避ける
- 鉄剤の調理器具の使用

治療目的/治療モニタリング/患者教育
◉治療のゴール
- 貧血症状の改善
◉治療のモニタリング項目
- 貧血症状
- HGB，TIBC，フェリチン
- HGBは6〜8週で正常化
- 経口療法はフェリチンが正常化するのに5〜6ヵ月を要する
◉副作用のモニタリング項目
- 悪心・嘔吐，便秘，腹痛，下痢，蕁麻疹，発疹，尿の着色，AST/ALT，ALP上昇，ショック，鉄過剰による鉄毒性（急性・慢性）
◉患者教育
- 黒色便が出る・金属味がすることの説明
- 消化器症状の副作用が強ければ，服用時間の変更
- 継続不可能な場合は静注療法へ切り替え
- 経口療法では，症状が改善してもフェリチンが正常化するまで服用を継続
- 服用時は水か白湯が推奨
- 緑茶やコーヒーで服用すると鉄の吸収は阻害されるが治療に影響ないと考えられている
◉治療の終了時期
【経口療法】
- 貧血が治癒かつ血清フェリチンが正常化した時点
【静注療法】
1）含糖酸化鉄注射液
- 総鉄投与量の補充が完了した時点
2）カルボキシマルトース第二鉄
- 投与終了後4週以降を目安にHGB，フェリチン，患者の状態から判断

29 関節リウマチ

S/O

●症状
- 主な症状は関節の痛みや腫脹、朝のこわばりなど
- 関節以外の症状として全身倦怠感や微熱、食欲低下などの全身症状がでることもある

●検査所見・診断基準
- 少なくとも1関節以上の腫脹
- 除外診断を行い、関節腫脹の原因がRA以外の疾患で説明できない場合に用いる→6点以上で関節リウマチと診断

【診断基準】

罹患関節	1個の中～大関節	0
	2～10個の中～大関節	1
	1～3個の小関節	2
	4～10個の小関節	3
	11関節 少なくとも1小関節含む	5
血清学的検査 (RF・抗CCP抗体)	共に陰性	0
	どちらか一方が低値陽性	2
	どちらか一方が高値陽性	3
急性期反応物質 (CRP・ESR)	共に正常	0
	少なくとも一方が異常	1
罹患期間	<6週間	0
	≧6週間	1

A

病因
●病因
- 遺伝的素因：クラスII組織適合抗原のHLA-DRβ1座位の共有エピトープ
- 未知の環境要因（例：ウイルス感染、喫煙）

●危険因子
- 改善可能：喫煙
- 改善不可能：遺伝的要因（HLA-DRβ1）

●疫学
- 世界：人口の約1％の罹患
- 男女比　1：4
- 30～50代の女性に好発

●予後不良因子
- HAQ-DI高値などの身体機能制限
- 高い疾患活動性
- 骨びらん
- 関節外症状
- リウマトイド因子or抗シトルリン化ペプチド/蛋白抗体陽性

治療評価
●重症度分類
【疾患活動性の評価】

	DAS28	CDAI	SDAI
寛解	<2.6	≦2.8	≦3.3
低	<3.2	≦10	≦11
中	3.2～5.1	10～22	11～26
高	>5.1	>22	>26

- DAS28：ESR or CRP，圧痛関節数（TJC；0～28），腫脹関節数（SJC；0～28）患者による全般評価（VAS；0～100）
- CDAI：TJC，SJC患者による全般評価（VAS；0～10）+医師による全般評価（VAS；0～10）
- SDAI：上記CDAI+CRP

●治療の必要性
- 骨/軟骨破壊を抑制し、関節機能や生活動作維持、生命予後改善のため、発症早期から薬物治療による積極的な治療戦略が国際標準

●治療方針
- Phase I：MTXの使用を考慮する。MTXの使用が困難な場合は、MTX以外のcsDMARDsを使用する。また、MTX単剤で効果不十分な場合は、MTX以外のcsDMARDsを併用する
- Phase II：bDMARDsまたはJAK阻害薬の使用を検討する
- Phase III：他のbDMARDsまたはJAK阻害薬への変更を検討する
- 副腎皮質ステロイドやNSAIDs、抗RANKL抗体は補助的な治療とする
  - 副腎皮質ステロイド：早期かつ少量短期間にとどめ、Phase I期間内に可能な限り中止する
  - NSAIDs：疼痛緩和目的に必要最小量かつ短期間の使用が望ましい
  - 抗RANKL抗体：Phase I の中程からの使用を検討する

【csDMARDs】
- メトトレキサート（MTX），サラゾスルファピリジン（SASP），レフルノミド（LEF），ブシラミン，トファシチニブ，イグラチモドなど

【NSAIDs】
- ロキソプロフェン，ジクロフェナク，セレコキシブなど

【bDMARDs（生物学的製剤）】
- TNF阻害薬：インフリキシマブ，エタネルセプト，アダリムマブ，ゴリムマブ，セルトリズマブ（ペグ化製剤），オゾラリズマブ
- IL-6阻害薬：トシリズマブ，サリルマブ
- T細胞活性化阻害薬：アバタセプト

【JAK阻害薬】
- トファシチニブ，バリシチニブ，ペフィシチニブ，ウパダシチニブ，フィルゴチニブ

●非薬物治療
- 患者教育，手術療法，リハビリテーション

薬物治療
●標準的な薬物治療計画
【MTX】（腎排泄：Ae81%）
- 8mg/週を超えるときは分割（1〜2日）投与しMTX用量が0.2mg/kg以上 or 8mg/週以上，副作用リスクが高い場合，葉酸5mg（MTX24〜48hr後）
- 副作用危険因子（+）：2〜4mg/週で開始し漸増
- ※高齢者，低体重，腎機能低下，肺病変，アルコール常飲，NSAIDsなど複数薬剤服用
- 通常：6〜8mg/週　最大16mg，予後不良因子(+)，非高齢者：8mg/週　最大16mg

【SASP】
- （腸管でスルファピリジン（肝代謝）+ 5-ASA）
- 1g/日（0.5gから開始漸増）

【レフルノミド（LEF）】
- ［肝代謝→活性代謝物（腸肝循環）］
- 100mg/日（3日間），10〜20mg/日で維持

【ブシラミン】
- 100〜200mg/日(最大300mg)

【トファシチニブ】（肝代謝）
- 10mg/日
- 他のbDMARDs治療が奏功しない場合に考慮

【バリシチニブ】
- 4mg/日，患者の状態に応じて2mg/日

【ペフィシチニブ】
- 150mg/日，患者の状態に応じて100mg/日

【ウパダシチニブ】
- 15mg/日，患者の状態に応じて7.5mg/日

【フィルゴチニブ】
- 200mg/日，患者の状態に応じて100mg/日

【イグラチモド】（肝代謝→活性代謝物）
- 25mg/日（4週間）→50mg/日

【bDMARDs】
<u>TNF阻害薬</u>
- インフリキシマブ　3mg/kgから開始し2，6，8週［最大10mg/kg（8週毎）・6mg/kg（最短4週毎）］MTX併用，点滴静注
- エタネルセプト　10〜25mg　週2回，25〜50mg　週1回，皮下注
- アダリムマブ　40mg　2週毎（最大80mg）皮下注
- ゴリムマブ　50〜100mg　4週毎(MTX併用あり)，100mg　4週毎(MTX併用なし)，皮下注
- セルトリズマブ　400mg（初回，2，4週），200mg2週毎 or 400mg4週毎，皮下注
- オゾラリズマブ　30mg　4週毎，皮下注

<u>IL-6阻害薬</u>
- トシリズマブ　8mg/kg　4週毎，点滴静注 or 162mg　2週毎（最短1週毎），皮下注
- サリルマブ　200mg　2週毎，状態によって150mgへ減量可，皮下注

<u>T細胞活性化阻害薬</u>
- アバタセプト　60kg未満500mg，100kg以下750mg，100kg以上1gから開始し2，4週（以後4週），点滴静注 or 125mg1週毎，皮下注

<u>抗RANKL薬</u>
- デノスマブ　60mg　6ヵ月毎，骨びらん進行の場合は3ヵ月毎に短縮可，皮下注

- 生物学的製剤投与時：インフルエンザワクチン推奨，肺炎球菌ワクチン考慮

●注意すべき副作用
【MTX】
- 骨髄抑制，肝機能障害，間質性肺炎，感染症，消化器障害

【SASP】
- 血球減少，肝機能障害，再生不良性貧血，皮疹，消化器症状

【LEF】
- 間質性肺炎，下痢，肝機能障害，汎血球減少

【ブシラミン】
- 骨髄障害，間質性肺炎，肝機能障害，皮疹，腎障害，消化器症状

【イグラチモド】
- 肝機能障害，血球減少，消化性潰瘍，間質性肺炎，感染症

【JAK阻害薬】
- 感染症，間質性肺炎，結核，B型肝炎ウイルス再活性化，帯状疱疹

【bDMARDs】
- 感染症，間質性肺炎，結核，B型肝炎ウイルス再活性化，infusion reaction

【デノスマブ】
- 低カルシウム血症，顎骨壊死

●注意すべき相互作用
【イグラチモド】
- ワルファリン：易出血性↑

【タクロリムス】
- 生ワクチン：接種ワクチン発症，シクロスポリン：シクロスポリン血中濃度↑，ボセンタン：ボセンタン血中濃度↑/タクロリムス血中濃度↑↓，カリウム保持性利尿薬：高K血症

【TNF阻害薬，IL-6阻害薬，T細胞活性化阻害薬】
- 生ワクチン

【抗TNF】
- アバタセプト：副作用↑

治療目的/治療モニタリング/患者教育
●治療のゴール
- 症状のコントロール，関節破壊の進行抑制，身体機能の正常化，社会活動への参加を通じての長期的QOLを最大限まで改善，生命予後の改善
- 治療目標：低疾患活動または臨床的寛解

●治療のモニタリング項目
- 圧痛関節数（0〜28）
- 腫脹関節数（0〜28）
- DAS28，SCAI，CDAI

●副作用のモニタリング項目
【MTX】
- 血液検査，肝機能，腎機能，尿検査，肝炎・結核スクリーニング検査，胸部画像検査

【SASP】
- 血液検査，肝機能，腎機能，皮膚症状，消化器症状

【LEF】
- 血液検査，肝機能，腎機能，尿検査，消化器症状，肝炎・結核スクリーニング検査，胸部画像検査

【ブシラミン】
- 血液検査，肝機能，腎機能，尿検査，皮膚症状，消化器症状

【イグラチモド】
- 血液検査，肝機能，腎機能，胸部画像検査，消化器症状

【JAK阻害薬】
- 血液検査，肝機能，脂質検査，肝炎・結核スクリーニング検査，胸部画像検査

【bDMARDs】
- 肝炎・結核スクリーニング検査，胸部画像検査

【デノスマブ】
- 血清補正Ca値，歯科検査

●患者教育
- 治療は患者とリウマチ医の協働的な意思に基づき決定する
- 副作用の自覚症状
- 定期的受診の必要性
- 自己注射の方法

30 全身性エリテマトーデス（SLE）

S/O

- **症状**[1-4]
  - 多彩な全身症状をきたし，寛解と再燃を繰り返す
  - 全身症状（発熱，倦怠感，体重減少など）
  - 皮膚粘膜症状（蝶状紅斑，Discoid疹，Raynaud現象，光線過敏症），口内炎等
  - 関節症状
  - 腎症状（ループス腎炎）
  - 精神神経症状（中枢神経ループス，うつ症状などの精神症状，脳血管障害）
  - 心血管症状（心外膜炎，心筋炎，心内膜炎，血栓性静脈炎）
  - 肺症状（胸膜炎，肺高血圧症，間質性肺炎），肺胞出血
  - 消化器症状（ループス腸炎）
  - 血液学的症状（溶血性貧血，白血球減少，血小板減少，抗リン脂質抗体症候群）

- **分類基準**[1]
  - 米国リウマチ学会の分類基準または厚生労働省難病認定基準
  - 以下の11項目中4項目陽性で診断
    1. 顔面紅斑
    2. 円板状皮疹
    3. 光線過敏症
    4. 口腔内潰瘍
    5. 非びらん性関節炎
    6. 漿膜炎（胸膜炎or心外膜炎）
    7. 腎障害（持続性尿蛋白or細胞性円柱）
    8. 神経障害（痙攣or精神障害）
    9. 血液学的異常（溶血性貧血or白血球減少orリンパ球減少or血小板減少）
    10. 免疫学的異常（抗dsDNA抗体陽性or抗Sm抗体陽性or抗リン脂質抗体陽性）
    11. 抗核抗体陽性

- **鑑別診断**
  - 悪性腫瘍（白血病，悪性リンパ腫など）
  - 感染症（パルボウイルス感染症，結核等）
  - 薬剤誘発性ループス
  - 他の膠原病（皮膚筋炎，強皮症，関節リウマチ血管炎など）

A

病因
- **病因**[1, 2, 5, 6]
  - 遺伝的素因に環境要因が加わり，免疫調節異常が起こり，最終的に組織障害が生じる

危険因子
- 紫外線，薬剤，ウイルス，妊娠・出産，外科手術，ストレス，女性ホルモンなど

疫学[1, 2, 4]
- 平成24年度医療受給者証保持者数：60,122人
- 20～40代女性に好発
- 男女比＝約1：9

予後[1, 2, 4]
- 以前は5年生存率が50%だったが，現在は95%以上
- 以前は腎不全が死因の第一位であったが，近年では日和見感染による感染症が第一位

治療評価
- **重症度分類**[1-3]
  - 多彩な症状を示すため，臨床状況，活動性，障害度，障害臓器の広がり，障害臓器の重症度を総合的に判断し治療方針を決定
  - 活動性評価：SLEDAI，BILAG，SLAM，厚生省自己免疫疾患調査研究班 1985年 SLE 活動性判定基準等
  - 障害度評価：SLICC/ACR Damage Index
  - これらは全身的な評価であり，統計的な面では有用性が認められているが，各症例の重症度や治療方針を決定する指標としては必ずしも有用ではない場合もある

- **治療の必要性**
  - 早期診断，治療開始により，生命予後改善を得る
  - 寛解と増悪を繰り返し，慢性の経過をたどる
  - 寛解導入を維持し社会復帰を目指す

- **治療方針**

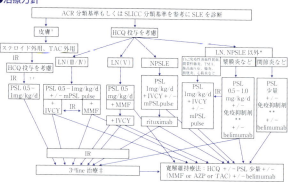

ACR分類基準：1997改訂1987年アメリカリウマチ学会分類基準SLICC分類基準：2012年Systemic Lupus International Collaborating Clinics分類基準SLE：全身性エリテマトーデスIR：効果不十分・無効TAC：タクロリムスHCQ：ヒドロキシクロロキンLN Ⅲ，Ⅳ，Ⅴ：ループス腎炎ISN/RPS分類Ⅲ型，Ⅳ型，Ⅴ型NPSLE：神経精神ループスTMA：血栓性微小血管障害症PSL：プレドニゾロンmPSL：メチルプレドニゾロンIVCY：シクロフォスファミド大量静注療法MMF：ミコフェノール酸モフェチル
†：主たる治療標的臓器が皮膚の場合（皮疹） ††：重症，広範囲 活動性が高い皮疹の場合 ＊：それぞれの臓器病変の重症度に応じて適宜治療を検討する ＊＊：アザチオプリン（AZP），TAC，MMF ‡：rituximab, belimumab, ミゾリビン（MZB），TAC，シクロスポリンA（CsA），メトトレキサート（MTX），シクロホスファミド内服投与，血漿交換の前治療からの変更・追加・組み合わせ
本アルゴリズムについては各薬剤の添付文書を参照の上，リスクとベネフィットのバランスを考えて使用すること

（文献7より転載）

薬物治療

●標準的な薬物治療計画[1-3, 6, 8-11]

【ステロイド】
- 軽症：プレドニゾロン 0.1〜0.2mg/kg
- 中等症：プレドニゾロン 0.5mg/kg
- 重症：プレドニゾロン 1〜1.5mg/kg，メチルプレドニゾロンパルス 1g 3日間等

【免疫抑制薬】
- アザチオプリン（適応：SLE，代謝：キサンチンオキシダーゼ→活性代謝物） 1〜2mg/kg/日
- ミゾリビン（適応：ネフローゼ症候群，腎排泄） 1回50mg 1日3回
- シクロホスファミド（適応：SLE，ネフローゼ症候群）
  点滴時はNIHプロトコール，Euro-Lupusレジメンで投与量・期間が異なるため注意
- シクロスポリン（適応：ネフローゼ症候群，肝代謝CYP3A4） トラフ 200ng/mL以下
- タクロリムス（適応：ループス腎炎，肝代謝CYP3A4） トラフ10ng/mL以下
- ミコフェノール酸モフェチル（適応：ループス腎炎，肝代謝/腸肝循環） 250〜1,000mg/回 1日2回 最大 3,000mg/日
  ＊：催奇形性に注意
- ヒドロキシクロロキン（肝代謝）
  理想体重（ブローカ式桂変法）に基づき1日1回服用
  31kg以上46kg未満 200mg/日
  46kg以上62kg未満 200mg/日と400mg/日を1日おき
  ＊：実体重が理想体重を大きく下回る患者で長期投与している場合は，理想体重に基づく投与量を一段階下げる[12]
  62kg以上 400mg/日

- ベリムマブ
  点滴 10mg/kg 初回，2週，4週（以後4週間）
  皮下 200mg 1週毎
- アニフロルマブ
  点滴 300mg 4週毎

●注意すべき副作用
- 「副作用のモニタリング項目」参照

●注意すべき相互作用[9, 11]
- ステロイド薬⇔CYP3A4誘導（リファンピシンなど）：ステロイド代謝↑ NSAIDs潰瘍
- アザチオプリン⇔フェブキソスタット/アロプリノール：骨髄抑制↑
- シクロスポリン/タクロリムス⇔腎毒性薬剤：腎障害↑，CYP3A4/P-糖蛋白質に関わる薬剤
- シクロスポリン/タクロリムス⇔ボセンタン：ボセンタン濃度↑
- ミコフェノール酸モフェチル，ステロイド，アザチオプリン，シクロホスファミド，シクロスポリン⇔生ワクチン：接種ワクチン発症

治療目的/治療モニタリング/患者教育

●治療のゴール[2]
- 短期：生命予後に危険を及ぼす症状の改善，加えて臓器障害を遺さない
- 長期：必要最低限の投薬で長期寛解導入を図り社会復帰を目指す

●治療のモニタリング項目[1, 9]
- 臨床症状（典型的な症状等）
- 活動性評価（SLEDAI，BILAG等）
- 免疫学的検査（血清C3/C4，CH50，抗dsDNA抗体等）
- 臓器障害のスクリーニング，尿検査，血液検査，画像検査，抗リン脂質抗体など
- TDM対象薬剤の血中濃度

●副作用のモニタリング項目[5, 9]

【NSAIDs】
- 胃腸障害，腎障害

【ステロイド薬】
- 感染症，消化性潰瘍，骨粗鬆症，精神障害，耐糖能異常，脂質異常など

【アザチオプリン】
- 骨髄抑制，肝障害，間質性肺炎，膵炎，消化器症状，感染症

【ミゾリビン】
- 高尿酸血症，胃腸障害，肝機能障害，血小板減少，脱毛

【シクロホスファミド】
- 骨髄抑制，性腺機能障害（無月経），出血性膀胱炎，2次発癌

【シクロスポリン】
- 高血圧，腎障害，耐糖能障害，多毛，歯肉腫脹，神経障害，振戦，血栓性微小血管障害

【タクロリムス】
- 腎障害，高K血症，耐糖能障害，心不全，不整脈，血栓性微小血管障害，心血管障害

【ミコフェノール酸モフェチル】
- 感染症，下痢，骨髄抑制，脱毛

【ヒドロキシクロロキン】
- 眼症状（1年に1回，リスクに応じて半年に1回），腎機能障害，肝機能障害，累積投与量200g以上，視力障害を有する，高齢者[13]

【ベリムマブ，アニフロルマブ】
- アナフィラキシー，感染症

＊免疫抑制薬は治療前に結核やB型肝炎に関する検査を行うこと

●患者教育[2]
- 服薬アドヒアランスの遵守
- 感染の予防
- 副作用出現時，疾患に関連する症状の増悪時に限らず体調不良時にはすぐに主治医に連絡する
- 急性期は安静を保つ，寛解期は過剰な負荷を避ける
- 日焼け止めを使用し，紫外線を避ける
- 他科受診時はSLEであることを伝える
- 妊娠は疾患活動性，合併症，治療内容次第で可能，妊娠を検討する際には事前に主治医と相談する

31 脳梗塞

S/O

- **症状**
  - 自他覚症状：片側の突然の脱力や感覚障害，突然の錯乱，発語障害，理解困難，視力障害，突然の歩行困難，めまい，平衡感覚障害，協調運動障害など
  - 神経学的評価（NIH脳卒中スケールなど）
- **検査所見**
  - 電解質，BUN，CRE，肝酵素類，Ca，IP，Alb，全血算，プロトロンビン時間，PTT
  - CT，MRI（24時間以内ならCTより感度が良い）
  - PET，SPECT
  - 脳血管の血管造影（MRA，CTA），ドップラー超音波検査（頸動脈，経頭蓋）
  - 脳脊髄液（CSF）採取のための腰椎穿刺
- **診断基準（TOAST分類）**
  - CT検査による脳出血の否定

【アテローム血栓性脳梗塞】
- 超音波，MRAなどによる動脈硬化性脳血管病変の証明
- TIAの先行や階段進行性の経過をとることが多い，皮質梗塞が多く，主幹動脈に狭窄・閉塞所見を認める

【心原性脳塞栓症】
- 心房細動などの心疾患に加えて突発完成型の発症
- 突発完成型の発症が多く，比較的重篤

- 皮質梗塞が多く，心房細動などの塞栓源となりうる心疾患を検出

【ラクナ梗塞】
- 脳深部（基底核や橋底部）の小梗塞（径1.5cm以下）による比較的単純，かつ軽症の神経症候（例：片麻痺のみなど）を呈する（原則として，塞栓源心疾患や主幹動脈病変を認めない）

【他の原因による脳梗塞】
- 病型鑑別の困難な例，特殊な原因（動脈解離や血管炎など）による脳梗塞などが含まれる

【原因不明の脳梗塞】
- 2つ以上の病因または原因不明（検査異常がない，検査不十分）

A

病因
- **病因**

【アテローム血栓性脳梗塞】
- 頸部〜頭蓋内の比較的大きな動脈のアテローム硬化が原因
- アテローム硬化巣に形成された血栓→末梢に流れたことによる閉塞

【心原性脳塞栓症】
- 非弁膜症性心房細動（NVAF）やリウマチ性心疾患などの塞栓源心疾患により心臓内に形成された血栓→脳塞栓

【ラクナ梗塞】
- 脳内小動脈における長径1.5cm未満の小梗塞が原因

- **危険因子**[1]

【改善可能】
- 高血圧症，糖尿病，脂質異常症，喫煙，心房細動，メタボリックシンドローム，血液バイオマーカー（Ht，凝固・線溶系の異常）

【改善不可能】
- 年齢：高齢
- 性：女性＜男性
- 遺伝：家族に脳梗塞の既往

- **疫学**
  - 国内死因の第4位を占める脳卒中の死亡者数は年約10万人であり，その55%が脳梗塞[2]
  - 食生活の欧米化→ラクナ梗塞↓，アテローム血栓性脳梗塞↑
  - 急速な高齢化に伴う心房細動↑→心原性脳塞栓症↑（最大）

治療評価
- **重症度分類**

【NIH脳卒中スケール（NIHSS）】
- 脳卒中急性期患者に対して神経学的重症度の客観的かつ定量的な評価を行い，神経学的転帰や回復の程度を評価
- 合計点にて評価．0点が正常で点数の高いほど重症

【Japan Stroke Scale（JSS）】
- 臨床的重症度の変化を数値として評価
- 合計点：Constantで評価．点数の高いほど重症

【Modified Rankin Scale（mRS）】
- 脳卒中後の障害やハンディキャップの評価に使用

- **治療の必要性**
  - 急性期における脳の機能保全や再発防止の観点から必要

- **治療方針**

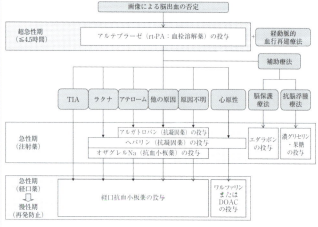

- **非薬物治療**[1]
  - 機械的血栓回収療法（発症8時間以内）
  - 開頭外減圧術（発症48時間以内）
  - リハビリ（発症24〜48時間以内）

62

薬物治療

●標準的な薬物治療計画[1]

【超急性期】

- アルテプラーゼ［肝代謝］0.6mg/kg の静脈内投与（発症4.5時間以内）

【急性期】

- 軽症脳梗塞（心原性脳塞栓症を除く）または一過性脳虚血発作（TIA）

クロピドグレル75mg（初回300mg）＋アスピリン［肝代謝］75mg/日（初回75～300mg）の21日間経口投与（発症24時間以内）

- 病変最大径が1.5cmを超えるような脳梗塞（心原性脳塞栓症を除く）

アルガトロバン［肝代謝］の投与（発症48時間以内）2日間持続点滴60mg/日、5日間10mg/3時間×2回/日

- 脳血栓症（心原性脳塞栓症を除く）

オザグレルナトリウム80mg/2時間×2回/日の点滴投与（発症5日以内）

アスピリン［肝代謝］160～300mg/日の経口投与（発症48時間以内）

- 血栓塞栓症

ヘパリンナトリウムの持続静注1万～3万単位/Lとし、初回30滴/分、全血凝固時間 or WBAPTTが投与前の2～3倍になれば1分間20滴前後の速度で点滴

エダラボン［肝代謝］を30mg/30分×2回/日の投与（発症24時間以内、14日間迄投与可）

- 頭蓋内圧亢進を伴う大きな脳梗塞

濃厚グリセリン（10%）・果糖200～500mL/回×1～2回/日投与、1～2週間

●注意すべき副作用

【抗血小板薬】

- アスピリンまたはNSAIDs誘発性喘息やじんま疹、アスピリンや添加剤（タルトラジン）に対するその他の過敏反応、急性消化管出血、G6PD欠乏症、ワルファリン使用

【rt-PA】

- 致死的またはその他の症候性脳出血

●注意すべき相互作用

- ワルファリン⇔ビタミンK製剤および含有食品（クロレラ、納豆）：作用⇩
- アスピリン・ダイアルミネート⇔スルフィンピラゾン、テトラサイクリン系、ニューキノロン系：作用⇩

治療目的/治療モニタリング/患者教育

●治療のゴール[1]

- 進行中の神経損傷を低下させ死亡率と長期障害を減少させること
- 運動麻痺や神経機能不全に付随する合併症を予防すること

【脳梗塞の再発を予防】

- 薬物による血圧、血糖のコントロール
- TIA→アスピリン［肝代謝］160～300mg/日（発症48時間以内）
- 非心原性脳梗塞→シロスタゾール200mg/日もしくは他の抗血小板薬（クロピドグレル75～150mg/日、アスピリン［肝代謝］160～300mg/日、チクロピジン［肝代謝］200mg/日など）の投与
- 心原性脳塞栓症→脳梗塞発症後2週間以内を目安に抗血液凝固阻害薬（凝固Xa因子阻害薬（リバーロキサバン、アピキサバン［肝代謝］、エドキサバン→禁忌：Ccr＜15mL/min）、抗トロンビン薬（ダビガトラン［腎排泄］→禁忌：Ccr＜30mL/min）、ワルファリン［肝代謝］など）の内服へ
- アテローム血栓性脳梗塞・ラクナ梗塞→プラスグレルはクロピドグレルとの違いとリスク因子を考慮した上で投与
- 原因不明の脳梗塞→アスピリンの投与

●治療のモニタリング項目

- 血糖値＜155mg/dL
- 血圧：収縮期血圧＞220mmHgまたは拡張期血圧＞120mmHgで降圧を考慮
- 脈、心電図、SpO₂の持続的モニタリング
- 体温、せん妄の定期的モニタリング
- 栄養、排尿、排便、褥瘡

●副作用のモニタリング項目

- 出血（中和剤：ワルファリン→ビタミンK、ダビガトラン→イダルシズマブ、リバーロキサバン、アピキサバン、エドキサバン→アンデキサネットアルファ）
- チクロピジン：肝機能検査
- エダラボン：腎機能、肝機能、血液検査
- ワルファリン：INR（2.0～3.0、70歳以上は1.6～2.6に調節）

●患者教育

- rt-PAは約40%には効果的、効果が出ずに重い症状が残る人も同程度、約5%は症状悪化もありうる
- 脳梗塞急性期には症候の進行性増悪が10～20%程度に生じ、再発も5%程度にみられることから、たとえ入院時の症状が軽症でも「数日間は予断を許さない状況」と説明し、初期の病態の変化や合併症の併発の有無も細やかに説明を加える
- 出血時の対応が容易な処置・小手術(抜歯、白内障など)の施行時は、抗血小板薬の内服を継続することは妥当である

32 パーキンソン病

S/O

●症状[1-3]

【運動症状（四大症状）】
- 安静時振戦
- 筋強剛（筋固縮）
- 無動・寡動
- 姿勢反射障害

【非運動症状】
- 睡眠障害
- 精神・認知・行動障害：うつ症状，認知機能障害，幻覚・妄想，行動障害など
- 自律神経障害：便秘，排尿障害，起立性低血圧など

●検査所見[2, 3]
- MIBG心筋シンチグラフィ（^{123}I）：心筋への集積低下
- ドパミントランスポーターシンチグラフィ（^{123}I）：線条体への集積低下

●診断基準[1]
- パーキンソニズムがある*
- 脳CTまたはMRI所見異常（－）
- パーキンソニズムを起こす薬物・毒物への曝露がない
- レボドパ，ドパミンアゴニストにてパーキンソン症候群の改善を認める

*：パーキンソニズムの定義は，次のいずれかに該当する場合とする

(1) 典型的な左右差のある安静時振戦（4～6Hz）
(2) 歯車様強剛，動作緩慢，姿勢反射障害のうち2つ以上が存在

●鑑別診断

【薬剤性パーキンソニズム[4]】
- 原因薬剤の中止・変更

主な原因薬剤
- ドパミン受容体遮断作用をもつ抗精神病薬やスルピリド，チアプリド，メトクロプラミド，ドンペリドン，ドパミン枯渇薬
- コリンエステラーゼ阻害薬，SSRI，Caチャネル阻害薬など

A

病因

●病因[3]
- 不明

●危険因子
- 加齢

●疫学[3]
- 国内有病率：100～180人/10万人
- 発症50～65歳．高齢で増加

治療評価

●重症度分類

【Hoehn&Yahr分類[5]】

Ⅰ度	症状は片方の手足のみ
Ⅱ度	症状は両方の手足に
Ⅲ度	姿勢反射障害が加わる
Ⅳ度	歩行は介助なしにどうにか可能
Ⅴ度	ひとりで歩けず車いすが必要

【生活機能障害度[1]】

1度	日常生活・通院に部分介助（－）
2度	日常生活・通院に部分介助（＋）
3度	日常生活に全面介助（＋）独立では歩行起立不能

※Hoehn&Yahrの重症度Ⅲ度以上かつ生活機能障害度2度以上が難病医療費助成の対象

●治療の必要性[3]
- 症状の程度，日常生活の不自由さ，職業を勘案して治療開始
- 薬物治療開始を遅らせる利点は不明

●非薬物治療[3]
- 薬物治療にて改善困難→手術適応

- 運動症状改善にリハビリテーション

●治療方針[3]

		第一選択	第二選択
未治療	精神症状・認知機能障害なし 運動合併症のリスクが高い*2	ドパミンアゴニスト*1もしくはMAOB阻害薬	他薬剤への変更または併用
	精神症状・認知機能障害あり，安全性に特に注意が必要な場合	レボドパ	ドパミンアゴニスト*1，MAOB阻害薬などの追加
特に運動症状の改善	1）強剛，無動を伴う振戦	レボドパ，ドパミンアゴニスト	セレギリン，エンタカポン，ゾニサミド，イストラデフィリンの追加
	1）で振戦の抑制が目標に達しない（若年，認知症なし）	トリヘキシフェニジルの追加	

*1：麦角系は除く；麦角系ドパミンアゴニストは非麦角ドパミンアゴニストが治療効果不十分，忍容性の問題がある場合
*2：65歳未満の発症

【wearing off】
- レボドパを1日3～4回投与．ドパミンアゴニスト開始・増量
- エンタカポン，セレギリン，イストラデフィリン，ゾニサミドの併用
- さらに，レボドパ頻回投与およびドパミンアゴニスト↑・変更
- 適応を考慮しレボドパ持続，経腸療法の導入検討

【off-periodジストニア】
- 起床時にレボドパ追加
- ロチゴチンや長時間作用型ドパミンアゴニスト追加
- 就寝時にレボドパまたはドパミンアゴニスト追加
- ボツリヌス，手術療法の検討

【すくみ足】
- 低用量：抗パーキンソン病薬↑
- off時のすくみ：wearing off対策に準じる
- on時のすくみ：ドロキシドパ（600～900mg/日）

【peak-doseジスキネジア】
- イストラデフィリン，セレギリン，エンタカポンの併用中止
- レボドパ1回量↓，投与回数↑
- レボドパ1日量↓，不足分をドパミンアゴニストの追加・増量
- アマンタジンの追加・増量
- 手術療法やレボドパ持続経腸療法の検討

薬物治療
●標準的な薬物治療計画[3, 6]
- 薬剤用量の変更は漸増漸減が原則
- 自覚・他覚症状の変化、副作用により用量調節する
- 緊急時以外は複数の薬用量を同時に変更しない

分類		一般名（剤形）	開始量	維持量	代謝型
レボドパ含有製剤		レボドパ（散・カプセル）	250〜750mg/日	1500〜3500mg/日	
		レボドパ（錠）	200〜600mg/日	2000〜3600mg/日	
		レボドパ・カルビドパ（錠）	100〜300mg/日	600〜750mg/日	
		レボドパ・カルビドパ（経腸用液）	朝：5〜10mL/10〜30分、その後：2〜6mL/時間、最大16時間/日		
		レボドパ・ベンセラジド（錠）	100〜300mg/日	300〜600mg/日	
		レボドパ・カルビドパ・エンタカポン（錠）	50〜200mg/回、1日8回まで		
ドパミンアゴニスト	麦角	ブロモクリプチン（錠）	1.25〜2.5mg/日	15〜22.5mg/日	肝
		ペルゴリド（錠・顆粒）	50μg/日	750〜1250μg/日	肝
		カベルゴリン（錠）	0.25mg/日	最高3mg/日	肝
	非麦角	タリペキソール（錠）	0.2〜0.4mg/日	1.2〜3.6mg/日	肝・腎
		プラミペキソール（錠・OD錠）	0.25mg/日	1.5〜4.5mg/日	腎
		プラミペキソール（徐放錠）	0.375mg/日	1.5〜4.5mg/日	腎
		ロピニロール（錠・OD錠）	0.75mg/日	3〜9mg（最大15mg）/日	肝
		ロピニロール（徐放錠）	2mg/日	最大16mg/日	肝
		ロチゴチン（貼付）	4.5mg/日	9〜36mg/日	肝
		アポモルヒネ（皮下注）	1mg/回	1〜6mg/日	肝
MAOB阻害薬		セレギリン（錠・OD錠）	2.5mg/日	7.5〜10mg/日	肝
		ラサギリン（錠）	1mg/日	1mg/日	肝
		サフィナミド（錠）	50mg/日	100mg/日	肝
COMT阻害薬		エンタカポン（錠）	100〜200mg/回、1日8回まで		
		オピカポン（錠）	25mg/日		
ドパミン代謝賦活薬		ゾニサミド（錠・OD錠）	25〜50mg/日		肝・腎
ドパミン放出促進薬		アマンタジン（錠・散）	100mg/日	200〜300mg/日	腎
抗コリン薬		トリヘキシフェニジル（錠・散）	1日目1mg、2日目2mg	6〜10mg/日	
		プロメタジン（錠・散・細）	25〜500mg/日		
		ビペリデン（錠・散・細）	2mg/日	3〜6mg/日	肝
		ピロヘプチン（錠・細）	6〜12mg/日		
		マザチコール（錠・散）	12mg/日		
ノルアドレナリン補充薬		ドロキシドパ（OD錠・カプセル・細）	100mg/日	600〜900mg/日	
アデノシンA2A受容体拮抗薬		イストラデフィリン（錠）	20〜40mg/日		肝

●注意すべき副作用
- 突発性睡眠：非麦角系頻度が高い（フルニトラゼパム＞プラミペキソール＞カベルゴリン）→抗パーキンソン病薬（特にドパミンアゴニスト）中止または減量
- 心臓弁膜症、心不全徴候、漿膜繊維症：定期的心エコー、胸部X線検査（＋）→薬剤中止・減量（悪性症候群に注意）
- 浮腫（主に足背）：アマンタジン、ドパミンアゴニスト、レボドパ→変更または利尿薬投与
- 悪性症候群：抗パーキンソン病薬の中断、急激な減量が誘因、脱水・感染症・著明なwearing offにより引き起こされる

●注意すべき相互作用
- MAOB阻害薬⇔抗うつ薬：併用禁忌
- レボドパの吸収を悪くする要因[21]：高蛋白食後の服用、制酸剤・鉄剤との同時服用、消化管の運動低下を引き起こす薬剤の服用

治療目的/治療モニタリング/患者教育
●治療のゴール
- ADLの改善
- QOLの改善（運動症状、非運動症状）

●治療のモニタリング項目
【運動症状】
- 重症度
- パーキンソン病統一スケール（UPDRS）

【非運動症状】
- 睡眠障害
- 精神・認知・行動障害
- 自律神経障害
- 痛み

●副作用のモニタリング項目
- 運動合併症
- 突発性睡眠、日中過眠
- 心臓弁膜症、心不全
- 下腿浮腫
- 悪性症候群：電解質異常、高熱、意識障害
- 消化器症状：悪心・嘔吐、上部消化管症状など→制吐薬を併用
- 起立性低血圧
- 薬物服用後の衝動性・強迫性障害

●患者教育
- 治療でなく対症療法
- 服薬遵守：自己判断で服薬中止、服薬量や服薬時間を調節しない
- 長期薬物治療で運動合併症のおそれ
- 非麦角系、ドパミンアゴニスト服用時：車の運転、危険作業へは従事させない
- 誤嚥防止の服薬の工夫、注意点：とろみ、ゼリー等の利用、徐放錠は砕かない

33 てんかん

S/O

●症状（発作）
- 突然起こる普通とは異なる身体症状や意識・運動・感覚・情動の変化，反復性
- 典型例：「全身または一部分の痙攣」「ひきつけ・捻れ」「意識朦朧・音識消失」「脱力・転倒」「徘徊，同じ動作を繰り返す」「異臭・上腹部不快感」「既視感，幻聴・幻覚」「体がピクッとする」など

●検査所見
- 身体的の診察，脳波・ビデオ脳波同時記録，画像検査（MRI・CT），脳磁図・核医学検査

●診断基準
- 詳細な病歴聴取と各検査により，2回以上（または1回＋60%以上の再発リスク）の発作確認

●鑑別診断
- 失神，心因性非てんかん発作，過呼吸，パニック障害，脳卒中，一過性脳虚血発作，睡眠時随伴症，急性中毒，薬物・アルコール離脱，急性腎不全（低血糖，アシドーシスなど），急性低酸素，頭部外傷（1週間以内），中枢神経感染症，不随意運動，発作性失調症

●Objective data
- 年齢，性別，アルコール歴，常用薬，麻薬歴の既往，てんかん誘発因子，前兆の有無，家族歴，社会歴

A

病因
●病因
- 周産期異常，熱性痙攣，頭部外傷，精神疾患などの既往
- 遺伝子・染色体異常，発達障害，認知症，自己免疫性脳炎，脳の形成障害，脳出血，脳梗塞，脳腫瘍等の併存疾患（症候性てんかん）
- 原因不明（特発性てんかん）

●危険因子
【改善可能】
- 外的刺激（光刺激など），高熱，脱水，断眠，アルコール，薬物，代謝性疾患，脳器質性疾患

【改善不可能】
- 既往，罹患期間，家族歴

●疫学
- 発生頻度：人口の0.8%（100万人）

●予後
- 知能予後，社会的予後ともに発作が抑制されないほど不良，予期せぬ突然死（SUDEP）が2～17%

治療評価
●治療の必要性
- 原則として成人の初回非誘発性発作で治療開始せず，2回目発作時に治療を考慮
- 初回発作での治療開始考慮：神経学的異常，脳波異常，画像上病変部，高齢者，てんかん家族歴

●非薬物治療
- 生活指導（患者教育の項参照）
- 難治性の場合は外科的治療：焦点切除術，迷走神経刺激療法

●治療方針[1, 2]

発作型		選択薬剤	避ける薬剤
新規発症部分てんかん		①CBZ，LTG，LEV，ZNS，TPM ②PHT，VPA，CLB，CZP，PB，GBP，LCM，PER	
新規発症全般てんかん	強直間代発作	①VPA②LTG，LEV，TPM，ZNS，CLB，PB，PHT，PER	PHT
	欠神発作	①VPA，ESM②LTG	CBZ
	ミオクロニー発作	①VPA，CZP，LEV，TPM	CBZ，GBP
高齢者	部分発作	（合併なし）CBZ，LTG，LEV，GBP （合併あり）LEV，LTG，GBP	
	全般発作	LTG，VPA，LEV，TPM	
小児・思春期	部分発作	①CBZ②ZNS，LTG，LEV，CLB，TPM，VPA，GBP	
	全般強直間代発作	①VPA②LTG，CBZ，OXC，CLB，LEV，TPM	
	欠神発作	①VPA②ESM③LTG	CBZ，OXC
	ミオクロニー発作	①VPA②LEV，LTG，TPM③CZP，CLB	CBZ，OXC，GBP

①第一選択薬，②第二選択薬，③第三選択薬，CLB，GBP，TPM，PER（全般てんかん）：他剤との併用が適応

【内科疾患合併時または特殊カテゴリー患者での選択薬】
- ○腎・肝障害：各薬剤の代謝型を考慮
- ○低Na血症の悪化の報告：CBZ，VPA
- ○低栄養，妊娠など低Alb状態：CBZ，PHT，VPA free体↑
- ○心伝導系異常の悪化，免疫系への影響の報告：PHT，CBZ
- ○妊婦・妊娠可能年齢女性の治療
  - 妊娠前から単剤使用原則
  - 奇形発現リスクの低い薬剤を選択（単剤のLEV・LTG・CBZ）
- 認知機能障害発現リスクの高い薬剤を避ける（高用量のVPA）
- VPA，CBZには葉酸を併用
- ○授乳婦：原則授乳可能→乳児観察（傾眠，低緊張，哺乳力低下）
- 回避努力：長半減期（PB，LEV，BZP，PRM），母乳移行大（ZNS，TPM，ESM）
- ○幼児～学童はPB回避努力（多動衝動性などの認知行動的副作用）
- 女児はPHT回避努力（歯肉増殖，多毛などの美容上の副作用）

●精神障害合併例に使用を考慮してよい/使用を避けるべき抗てんかん薬

	使用を考慮してよい	使用を避ける
うつ病性障害	LTG	PB，PRM，ZNS，TPM，LEV
双極性障害	PHT，CBZ，LTG，OXC	
不安障害	CZP，CLB，GBP	LTG，LEV
精神病性障害		PHT，ESM，ZNS，TPM，LEV

P

薬物治療

●標準的な薬物治療計画

- 各治療の段階で患者の病態，社会的背景を考慮し薬剤を選択し，患者・主治医との治療目標をすり合わせながら治療を進める
- 部分てんかんではCBZ，LTG，LEV，ZNS，TPMのいずれかから開始し，全般てんかんではVPAから開始する
- 2剤の適切な量の適切な抗てんかん薬で発作が止まらなければ専門医へ紹介する
- 単剤または多剤併用で副作用がない程度の十分な血中濃度で2剤試みても発作が抑制されない場合，外科的治療の適応の可能性がある
- 薬物療法により発作の軽減・抑制を図る．2～5年以上の発作消失後に薬物の減量を考慮

●用法・用量の調節[1, 3]

【薬剤；開始量→維持量→最大量成人（mg）／小児（mg/kg）（有効血中濃度（μg/mL））（代謝型）】

PB	30～200／2～7（15～25（～40））（肝）	CBZ	200～400→600→1,200／5～25（5～10）（肝）
PHT	200～300／3～12（7～20）（肝）	ZNS	100～200→200～400→600／2～4→4～8→12（10～30）(肝・腎)
VPA	400～1,200／15～50（50～100）（肝）	VPA-R	400～1,200／15～40（50～100）（肝）
ESM	450～1,000／15～40（50～100）	CZP	0.5～1→2～6／0.025→0.2（0.02～0.07）（肝）
CLB	10→10→30→40／0.2→0.2～0.8～1.0（未確定）(肝)	GBP	600→1,200→1,800→2,400／5～45（腎）
TPM	50→200→400→600／4～10（肝・腎）	LEV	1,000→3,000（肝・腎）
LTG（VPA併用時）	25（隔日）→100～200／0.15～1（肝）		
LTG（PB, PRM, PHT, CBZ併用時）	50→200～400／0.6～5～15［VPA非併用］，0.15→1～5［VPA併用］（肝）		
PER	2～8（代謝促進薬剤併用時8～12）→12（肝）		
LCM	100→200→400（肝・腎）		

薬物血中濃度測定：①投与量調整時 ②発作抑制効果減弱時 ③副作用出現時 ④定期チェック

●注意すべき副作用[2, 3]

薬剤名	特徴的な副作用
共通	SJS, TEN, DIHS, 自殺念慮・企図，血球減少症，めまい，眠気等の神経抑制系副作用
CBZ, PB, PHT, VPA	肝障害
VPA	急性膵炎，脱毛，体重増加
PHT	歯肉増多
ZNS, TPM	腎，尿路結石
CBZ, VPA	低Na血症
TPM	代謝性アシドーシス
LEV, PER	精神異常

●注意すべき相互作用[1, 3]　同じ代謝酵素の基質では作用↑・↓注意

	CYP3A4	CYP2C19	CYP2C9	CYP2B6	UGTs
代謝	CBZ, ZNS, TPM, ESM, CZP, CLB, PER	PB, PHT, CLB, LCM	PB, PHT, LCM		VPA, LTG
代謝酵素阻害	アゾール系抗真菌薬，14員環マクロライド抗菌薬，テリスロマイシン，ドキシサイクリン，イソニアジド，SSRI，シクロスポリン，シメチジン，Ca拮抗薬，HIVプロテアーゼ阻害薬，セント・ジョーンズ・ワート	SSRI, オメプラゾール，チクロピジン，アゾール系抗真菌薬，イソニアジド	オメプラゾール，ワルファリン，NSAIDs，アゾール系抗真菌薬，ST合剤	SSRI	
酵素誘導	CBZ, PHT, PB, リファンピシン	CBZ, PHT, リファンピシン	CBZ, PB, PHT, リファンピシン	CBZ, PHT, PB	

吸収阻害：制酸剤→PHT↓，酸化マグネシウム→GBP↓，禁：カルバペネム→VPA↓

治療目的/治療モニタリング/患者教育

●治療のゴール

- 服薬アドヒアランス，副作用がない，うつ症状がない，社会生活への適応
- 治療導入期：発作重篤度の軽減，発作回数の低減
- 維持期：発作の消失とその維持
- 治療終結：薬剤の継続または減量中止

●治療のモニタリング項目

- 問診：発作の有無・頻度・状況・重症度，発作誘発因子，服薬状況，本人の感じている困難
- 薬物血中濃度
- うつ病併発の自殺関連行動

●副作用のモニタリング項目

- 血算・電解質，腎・肝機能
- 薬物血中濃度
- うつ病併発の自殺関連行動

●患者教育

- 当事者のてんかんタイプについての一般的知識
- てんかん発作への対応
- 日常生活上の注意
- 自動車運転免許に関する法的知識
- 抗てんかん薬の効果と副作用
- 妊娠・出産時の相談
- てんかんに関する支援制度・団体
- 家族・キーパーソン教育：患者病態と発作時の対応の理解

※本章では成人てんかんの治療（てんかん重積状態を除く）のみを扱っている．

67

34 統合失調症

S/O

●症状[1]
- 陽性症状：幻覚，妄想，精神運動興奮，奇異な言動，思考障害など
- 陰性症状：意欲減退，感情鈍麻，無関心，社会的引きこもりなど
- 認知機能障害：記憶力の減退，注意・集中困難，問題解決能力の低下など
- 再発と寛解を繰り返し，慢性的に経過

●検査所見[1]
- 特異的な検査所見はない
- CT，MRIによる前頭葉，側頭葉の灰白質体積減少，PET，SPECTによる

安静時の前頭葉活性減退が診断補助となりうる画像検査として報告されている

●診断基準[2]
- 活動期の特徴的な症状，発病後の社会的，職業的機能の減退，症状の持続期間により診断

【DSM-5の診断基準】
- 1～4をすべて満たす
1. 以下の症状のうち，2つ以上が各1ヵ月以上存在し，これらのうち少なくとも1つは①か②か③

① 妄想，② 幻覚，③ まとまりのない発語，④ ひどくまとまりのない，または緊張病性の行動，⑤ 陰性症状
2. 発病後，社会的または職業的機能が減退
3. 活動期の症状を含み6ヵ月以上持続
4. 他の疾患を除外

●鑑別診断[1,2]
- 器質性精神障害，精神作用物質による障害，統合失調感情障害，うつ病，双極性障害，パーソナリティ障害

A

病因
●病因[1]
- 十分に明らかにされていない
- 何らかの遺伝的脆弱性と環境因子の双方が発症に関与
- ドパミン神経系の過興奮

●危険因子[1]
- 遺伝素因，環境状況，ストレス，出生季節（冬），妊娠出生合併症

●疫学[1,2]
- 生涯有病率：約0.3～0.7％（推定）
- 発病年齢：15～35歳（ピークは男性：15～25歳，女性：25～35歳）

●予後[3,4]
- 完全寛解：20～30％
- 中等度症状持続するが，社会復帰可能：40～50％
- 治療困難，生活水準の低下：20～30％
- 一般人口に比較し，自殺率（20倍），心血管疾患による死亡率（3.6倍）が高く，15～20年寿命が短い

治療評価
●重症度分類
- 精神症状の程度や社会的機能の障害程度を評価，重症度評価により治療計画や予後の予測に役立つ

【代表的な評価尺度】
- 精神症状全般（BPRS，PANSS）

- 陽性症状（SAPS），陰性症状（SANS）
- 社会的機能（GAF）

●治療の必要性
- 多くが若年から慢性的に経過，再燃・再発に伴い，社会的機能が低下するため，治療による再燃・再発防止が必要
- 発症から治療開始までの期間が短い方が予後がよいため，早期に治療を開始

●治療方針
- 再発・再燃予防効果を持つ抗精神病薬による薬物療法が中心
- 薬物療法の他，心理社会的療法や医療福祉との協働など包括的に治療を行う

●非薬物治療
【心理社会的療法】
- 支持的精神療法
- 心理教育，社会生活技能訓練（SST），作業療法，認知行動療法

【電気けいれん療法（ECT）[5]】
- 麻酔薬や筋弛緩薬を用いた，より安全性の高い修正型電気けいれん療法（m-ECT）が望ましい
- 適応：急性期，急性増悪期，緊張病症状を有する場合，迅速かつ確実な治療が必要な場合，薬物療法が不適の場合
- 効果：寛解率は高いが，効果持続期間は短く，再発率も高い[6]
- 併用療法：再発防止のため，抗精神病

薬による薬物療法併用が原則
【連携医療福祉】
- 訪問看護師，訪問薬剤師，ヘルパー
- デイケア，生活訓練，就労支援

●病期分類[7]
- 急性期：症状が活発で病状が不安定な時期
- 安定化期：症状が改善し，病状が安定しつつある時期
- 安定期：症状が改善，または消失し，病状が安定している時期
- 維持期：安定化期から安定期
- 治療抵抗性：反応性不良又は耐容性不良の基準を満たす場合
- 反応性不良の基準：2種類以上の抗精神病薬をクロルプロマジン（CP）換算600mg/日以上にて4週間以上投与して，GAFが41点以上に相当する状態になったことがない
- 耐容性不良の基準：第二世代抗精神病薬のうち，2種類以上による単剤治療も，(1)中等度以上の遅発性錐体外路症状の出現or悪化，または(2)コントロール不良の錐体外路症状出現のため，十分に増量できず，十分な効果が得られない

P

薬物治療
●標準的な薬物治療計画[7]
- 第二世代抗精神病薬の単剤治療
- 症例個別の要因を考慮し，各薬剤の副作用プロフィール，剤形，用法などから最適な薬剤を選択する（表1）
- 治療抵抗性の場合にはクロザピン

- 定期的な服薬ができないことにより再発が問題となる症例や患者本人が希望する場合では持効性注射剤（表2）
- 抗精神病薬や他の向精神薬の併用治療の効果は不確実で，副作用は増強する可能性があるため，推奨されていない

【急性期】
- 抗精神病薬の単剤治療
- 効果不十分な場合は，十分量までの増量または，他剤への切り替える
- 効果不十分な場合でも，有効性，安全性を考慮し，抗精神病薬併用治療や他の向精神薬の併用は推奨しない

【安定期】
- 抗精神病薬を毎日規則的に服用することを継続する
- 服用用量は減量せず、維持する

【維持期】
- 第一世代よりも第二世代抗精神病薬の使用が望ましい

- 服薬アドヒアランス低下による再発が問題となる場合、患者本人が希望する場合は持続性注射剤を使用（表2）

【治療抵抗性】
- クロザピンによる治療が第一選択〔クロザリル患者モニタリングサービス（CPMS）への登録が必須〕

- クロザピン投与が不可の場合にはクロザピン以外の抗精神病薬とm-ECTの併用を推奨
- クロザピンやm-ECT以外の治療を選択せざるを得ない場合は、現行とは別の抗精神病薬単剤に切り替える

表1　第二世代抗精神病薬の特徴

分類	薬剤名	開始用量	維持用量	最大用量(1日)	主な排泄臓器	肝代謝酵素	CP換算値(mg)	錐体外路症状 (D_2)	プロラクチン濃度上昇 (D_2)	体重増加 ($H_1, D_2, 5HT_2$)	内分泌系副作用(糖尿病など) (不明)	QTc延長 (心臓イオンチャネル)	鎮静 (H_1)	口渇 (M)
SDA	リスペリドン	1回1mg 1日2回	1日2～6mg 1日2回	12mg	肝	CYP2D6 CYP3A4	1	++	+++	++	0	+	+	0
	パリペリドン	1回6mg 1日1回朝食後	–	12mg	腎	CYP2D6 CYP3A4 (肝での代謝率低い)	1.5	++	+++	++	0	+	+	0
	ペロスピロン	1回4mg 1日3回食後	1日12～48mg 1日3回食後	48mg	肝	CYP1A1 CYP2C8 CYP2D6 CYP3A4	8							
	ルラシドン	1回40mg 1日1回食後	1日40mg 1日1回食後	80mg	肝	CYP3A4	10	++	+	0	0	+	+/++	0
DSA	ブロナンセリン	1回4mg 1日2回食後 / 1日40mg 1日1回貼付	1日8～16mg 1日2回食後 / 1日40mg 1日1回貼付	24mg / 80mg	肝	CYP3A4	4(錠口) / 20(テープ)							
DPA	アリピプラゾール	1回6～12mg 1日1～2回	1日6～24mg 1日1～2回	30mg	肝	CYP3A4 CYP2D6	4	+	+	+	+	0	+/0	0
SDAM	ブレクスピプラゾール	1回1mg 1日1回	投与開始から4週以上経過後1日2mg 1日1回	2mg	肝	CYP2D6 CYP3A4	0.5	+	+	+/0	+	0	+	0
MARTA	オランザピン	1回5～10mg 1日1回	1日10mg	20mg	肝	UDPグルクロン酸転移酵素 フラビン含有モノオキシゲナーゼ CYP1A2 CYP2D6	2.5	0/+	+	++	++	0	++	++
	クエチアピン	1回25mg 1日2～3回	1日150～600mg 1日2～3回	750mg	肝	CYP3A4	66	0	0	++	++	0	++	++
	アセナピン	1回5mg 1日2回		20mg	肝	CYP1A2 CYP2D6 CYP3A4	2.5	++	+	+	+	+	++	+
	クロザピン	1日12.5mg 1日1回	1日200～400mg 1日2～3回	600mg	肝	CYP1A2 CYP3A4	50	0	0	+++	+++	+	+++	+++

表2　第二世代抗精神病薬の注射剤一覧

薬剤名	開始用量	維持用量	最大用量（1回）
リスペリドン持効性懸濁液	1回25mg/2週間	–	50mg/2週間
パリペリドンパルミチン酸エステル持効性懸濁注射液	初回：150mg 2回目：100mg（1週間後）	75mg/4週間	150mg/4週間
	パリペリドン4週間隔筋注製剤最終投与量の3.5倍量/12週	–	525mg/12週間
アリピプラゾール水和物持続性注射剤	400mg/4週間		
オランザピン即効性筋注射剤*	1回10mg 2時間以上あけ、1日2回まで投与可		

*：急激な精神運動興奮などで緊急を要する場合に使用

●注意すべき副作用[7]
- 各薬剤の受容体結合プロフィールにより発現しやすい副作用が異なる（表1）
- 副作用発現時には原因薬剤の減量、中止が原則
- 副作用発現の予防薬（錐体外路症状：抗コリン薬など）は別の副作用発現につながるため原則使用しない
- クロザピンは無顆粒球症早期発見のため、定期的な血液検査、感冒様症状の確認

●注意すべき相互作用
- パリペリドンは中等度から重度腎機能障害、アセナピンは重度肝機能障害患者に禁忌（×）
- オランザピン（内服）、クエチアピンは糖尿病患者に禁忌（×）
- ブロナンセリン、ルラシドンはCYP3A4を強く阻害する薬剤、ルラシドンはCYP3A4を強く誘導する薬剤が併用禁忌（×）
- アセナピンは吸収低下（↓）防止のため、舌下投与後10分間の飲食を避ける
- ペロスピロン、ルラシドン、ブロナンセリンは空腹時投与で吸収低下（↓）のため、食後投与

治療目的/治療モニタリング/患者教育

●治療のゴール
- 精神症状の速やかな改善を図り、再発・再燃予防すること
- 社会的な生活機能レベルやQOLを維持し、向上を図ること

●治療のモニタリング項目
- 自覚症状：幻覚・妄想などの精神症状
- 病状評価尺度：BPRS、PANSS、GAF
- アドヒアランス：DAI-10

●副作用のモニタリング項目
- 検査所見：腎、肝機能値、PRL値、血糖、HbA1c、脂質、CK値、電解質、血算、QT時間
- 自覚症状：眠気、ふらつき、口渇、排尿困難、排便状況、感冒様症状（クロザピン）
- 体重
- 錐体外路症状評価尺度：DIEPSS
- ブロナンセリン経皮吸収型製剤：皮膚症状

●患者教育
- 継続服用の重要性、自己判断での用法用量調整の禁止、服薬中の飲酒は避ける、眠気・注意力等の低下のため、自動車運転などは従事しないこと、症状悪化時の対処方法、ストレス回避、適切な生活習慣

35 大うつ病性障害

S/O

●症状[1]
【典型的な9症状(典型症状):抑うつエピソード】
1. 抑うつ気分
2. 興味または喜びの著しい減退
3. 食欲の減退・増加,体重の著しい減少・増加(月に5%以上)
4. 不眠あるいは睡眠過多
5. 精神運動性の焦燥または制止
6. 易疲労感または気力の減退
7. 無価値感または過剰な罪責感
8. 思考力や集中力の減退または決断困難
9. 死についての反復思考,自殺念慮・企図

●検査所見[2]
- 画像検査,生化学・生理学的検査から得られる情報は診断確定に直結しない

●診断基準[1]
典型症状1か2のいずれかを含む5つ以上の症状が,1日中ほぼ毎日あり,2週間以上続く
- 軽症:5つを超えない程度.苦痛あり,機能障害はわずか
- 中等症:軽症と重症の中間
- 重症:5つをはるかに超える.極めて苦痛で,機能障害が著明

●鑑別診断[2]
- 物質・医薬品誘発性抑うつ障害
- 他の医学的疾患による抑うつ障害
- 双極性障害
- 統合失調症,統合失調感情障害

●問診[2]
- 既往歴:精神疾患の治療歴(治療内容,治療反応性,有害事象),身体疾患(抑うつ状態が生じやすい疾患:「危険因子」の項を参照),糖尿病・閉塞隅角緑内障の有無
- 家族歴:精神疾患・自殺者の有無
- 現病歴:初発時期,再発時期,病相の期間,きっかけ・悪化要因,生活上の不都合(人間関係,仕事,家計など)
- 生活歴:発達歴,学歴,職歴,結婚歴,飲酒歴,アルコール・薬物使用歴など
- 病前のパーソナリティ傾向:他者配慮性,対人過敏性,発揚性,循環性,気分反応性など
- 病前の適応状態:家庭,学校,職場などにおいて
- 睡眠の状態:夜間日中を含めた睡眠時間,いびき・日中の眠気の有無
- 意識障害,認知機能障害,知能の低下の有無

- 女性患者の場合:妊娠の有無,月経周期に伴う気分変動,出産や閉経に伴う気分変動
- (問診ではないが)理学的所見:身長,体重,バイタルサイン,栄養状態,パーキンソン症状,不随意運動など

●徴候[2]
【注意すべき徴候】
- 自殺念慮・自殺企図の有無と程度
- 自傷行為・過量服薬の有無と状況
- 他の医学的疾患による抑うつ障害の除外
- 身体合併症・併用薬物の有無と状況
- 併存症:不安症,強迫症,心的外傷後ストレス障害,神経発達症(自閉スペクトラム症,注意欠如・多動症),パーソナリティ障害,アルコール・薬物などの使用障害,原発性睡眠障害など
- 不安性苦痛を伴うもの
- 混合性の特徴を伴うもの(躁/軽躁病の症状の一部の混入)
- 混合性抑うつ状態(焦燥感の強いうつ状態)
- 双極性うつ病
- 過去の(軽)躁状態
- 精神病症状

A

病因
●病因
- 遺伝要因と環境要因(ストレス等)

●危険因子[2]
- ストレス
- 家族歴
- アルコール,カフェイン,薬物,タバコ
- 薬剤性:オピオイド,鎮痛・催眠・抗不安薬,ステロイド薬,インターフェロン,ジスルフィラムなど
- 身体疾患:心疾患,脳血管疾患,悪性腫瘍,アルツハイマー病,慢性疼痛,パーキンソン病,クッシング病,甲状腺機能低下症,多発性硬化症など

●疫学
- 生涯有病率5.7%(男性4.7%,女性6.9%)[3]
- 予後:48〜60週間での累積寛解率67%程度[2]

治療評価
●重症度分類
- 「診断基準」を参照

●治療の必要性[2]
- 自殺,自傷行為・過量服薬,および身体疾患のリスクの上昇や死亡率の上昇,

就労能力の障害などを引き起こすため,早期に治療を行う必要がある

●治療方針[2]
- 基礎的介入(心理教育および支持的精神療法)を基本とする

【軽症】
- 薬物療法の安易な開始を避け,基礎的介入を基本とする.薬物療法,体系化された精神療法(認知療法,認知行動療法など),あるいは双方の併用の導入を検討

薬物療法
- 過去の抗うつ薬治療反応の良好さ,長期の罹病期間,睡眠や食欲の重い障害,焦燥感,維持療法が予測される場合に,あるいは患者の希望があれば考慮.アクチベーション症候群(「注意すべき副作用」の項を参照)や有害事象出現のリスクとのバランスにより決定
- 忍容性の面から第一選択は新規抗うつ薬(SSRI,SNRI,ミルタザピン等)
- スルピリド,漢方薬加味逍遙散も検討の余地あり
- 治療初期にはBZD系抗不安薬の併用も

選択肢に入れるが,長期処方は避ける

【中等症・重症】
- 基礎的介入を基本に,薬物療法を積極的に導入.薬物治療の効果が見られないい例や自殺企図等の切迫した重症例ではECT(「非薬物治療」を参照)を導入.寛解維持期では精神療法の併用を検討

薬物療法
- 低用量から開始,可能な限り速やかに最大耐用量まで増量し,効果判定までに十分な期間(4〜6週以上)をとる
- 中等症では新規抗うつ薬が第一選択であるが,三環系抗うつ薬他(TCA/non-TCA)も選択肢となる
- 重症例では新規抗うつ薬およびTCA/non-TCAいずれも第一選択
- 第一選択薬に無反応の場合は抗うつ薬の増量(TCA/non-TCAの場合),抗うつ薬の変更
- 部分反応にとどまる場合は抗うつ効果増強療法(Li,T3/T4等)
- 上記で効果が得られない場合,抗うつ薬の併用(新規抗うつ薬とミルタザピンまたはミアンセリン)

70

◉非薬物治療[2]

- 心理教育
- 体系化されていない精神療法：支持的

精神療法，小精神療法

体系化された精神療法：認知療法・認知行動療法，精神分析療法，対人関係

療法など

- 修正型電気けいれん療法（ECT）
- 季節型うつ病に対する高照度光療法

P

薬物治療

◉標準的な薬物治療計画[2]

- 抗うつ薬は単剤で十分量・十分期間使用することを基本とする

【急性期・治療導入期】

- 抗うつ薬単剤で少量から漸増．十分量まで増量，維持する
- 薬物治療導入初期，BZD系抗不安薬の併用も選択肢．必要性を慎重に考察し（最大抗不安薬1剤，睡眠薬1剤を，長期処方は避ける（4週間目安）
- 不眠に対しては睡眠薬（BZD・非BZD，鎮静系抗うつ薬・抗精神病薬，ラメルテオン，スボレキサント・レンボレキサント）の併用も選択肢．BZD・非BZDでは大量投与，長期投与，依存のリスクについての検討が必要
- 境界性パーソナリティ障害の合併時は，抗うつ薬は使用せず，気分安定薬や第二世代抗精神病薬の使用を検討する

治療反応の評価

- 寛解→【回復期・維持期】へ
- 寛解せず→以下を確認

投与量は十分か

治療反応評価時期までに十分期間をとっているか（最大まで4〜8週間）

服薬アドヒアランス（コンプライアンス）の再評価

飲酒・喫煙・カフェイン摂取のコントロールの確認

有害事象の再評価

双極性障害など他の病態の可能性

薬剤の増量・変更，増強療法追加等による治療効果改善の可能性検討

【回復期・維持期】

- 初発例では寛解後4〜9ヵ月以上，再発例では2年以上，急性期と同用量で維持療法を継続する
- 減量・中止する際には緩徐に漸減．症状が再燃したら1段階前の用量に戻す

◉注意すべき副作用

- 抗うつ薬全般：アクチベーション症候群（焦燥感や不安の増大，不眠，パニック発作，アカシジア，敵意，易刺激性，衝動性の亢進，躁・軽躁状態の出現），中止後（中断）症候群，24歳以下で自殺関連行動の増加

- SSRI：消化器症状（嘔気・嘔吐，下痢），セロトニン症候群，性機能障害，睡眠状態の悪化
- SNRI：消化器症状（嘔気・嘔吐，下痢），セロトニン症候群，尿閉，頭痛，頻脈，血圧上昇
- ボルチオキセチン：消化器症状（嘔気・嘔吐，下痢），セロトニン症候群
- ミルタザピン：傾眠，体重増加，セロトニン症候群
- TCA/non-TCA：口渇，便秘，尿閉，起立性低血圧，傾眠，体重増加，不整脈，QT延長，過量服用による自殺既遂
- スルピリド：錐体外路症状，高プロラクチン血症
- BZD：常用量依存性，認知機能障害，脱抑制による衝動性亢進，奇異反応，過鎮静，傾眠，筋弛緩作用，呼吸抑制

◉注意すべき相互作用

- 抗うつ薬⇔MAO阻害薬×
- SSRI⇔ピモジド×
- フルボキサミン：CYP1A2，2C9，2C19，2D6，3A4阻害作用（特にCYP1A2，2C19で強力）（禁忌：チザニジン，ラメルテオン，メラトニン）
- パロキセチン：CYP2D6阻害作用，⇔CYP2D6阻害薬：パロキセチン↑，⇔CYP2D6誘導薬：パロキセチン↓
- エスシタロプラム⇔CYP2C19阻害薬：エスシタロプラム↑
- デュロキセチン：CYP2D6阻害作用，⇔CYP1A2阻害薬：デュロキセチン↑
- ボルチオキセチン⇔CYP2D6阻害薬：ボルチオキセチン↑，⇔CYP2D6誘導薬：ボルチオキセチン↓
- ミルタザピン⇔CYP3A4阻害薬：ミルタザピン↑，⇔CYP3A4誘導薬：ミルタザピン↓
- TCA/non-TCA：CYP2D6，CYP1A2，CYP3A4，CYP2C19により代謝，⇔各酵素阻害薬：TCA/non-TCA↑の可能性（各薬剤の添付文書を参考）
- BZD：トリアゾラム，ブロチゾラム等⇔CYP3A4阻害薬：トリアゾラム，ブロチゾラム等↑（各薬剤の添付文書等を参考）
- 喫煙：CYP1A2誘導作用

- ECT⇔Li，TCA等

治療目的/治療モニタリング/患者教育

◉治療のゴール

- 症状が軽快することおよび家庭・学校・職場における病前の適応状態に戻ること
- 急性期：身体安全の確保，自傷他害の防止
- 治療導入期：症状寛解（抑うつエピソードの改善）
- 回復期・維持期：寛解状態の十分な期間の維持，状況に応じて残遺症状の改善
- 治療終了期：病前の適応状態への復帰

◉治療のモニタリング項目

- 抑うつエピソードおよび残遺症状の確認：補助診断ツールの利用

【抑うつ重症度評価】

- QIDS-J（簡易抑うつ症状尺度），HAM-D，BDI，SDS，SASS

【認知機能評価】

- MMSE，WAIS-III
- 服薬アドヒアランス評価
- 飲酒・喫煙・カフェイン摂取のコントロール
- 心理社会的問題の確認：周囲の家族の理解・協力・支援が得られているか，経済的な問題が深刻化していないか，職場や家庭で過労状況が続いていないか等

◉副作用のモニタリング項目

- 自覚症状，他覚症状（「注意すべき副作用」に沿って）
- バイタルサイン
- 血液検査：肝機能値，腎機能値等
- 心電図（TCA/non-TCA）

◉患者教育

- 患者との関係を構築し，配慮の上で実施（承認，共感）．治療導入時には心理教育的配慮．
- 薬の種類，用法・用量
- 副作用
- 大まかな薬物治療スケジュール
- 薬物治療の意義
- 服薬自己中断による退薬症状のリスク
- 抗うつ薬，睡眠薬への拒否感の解消
- 睡眠に対する教育

〈略語〉

BZD：benzodiazepine（ベンゾジアゼピン系薬剤）
ECT：modified-electroconvulsive therapy（修正型電気けいれん療法）
MAO：monoamine oxidase阻害薬（モノアミン酸化酵素）
SNRI：serotonin-noradrenalin reuptake inhibitor（セロトニン・ノルアドレナリン再取り込み阻害薬）
SSRI：selective serotonin reuptake inhibitor（選択的セロトニン再取り込み阻害薬）

T3/T4：triiodothyronine/levothyroxine
TCA/non-TCA：tricyclic antidepressants/non-tricyclic antidepressants〔三環系抗うつ薬他（具体的には，イミプラミン，クロミプラミン，トリミプラミン，ロフェプラミン，アミトリプチリン，ノルトリプチリン，アモキサピン，ドスレピン，マプロチリン，ミアンセリン，セチプチリン，トラゾドンを指す．スルピリドは含まない）〕

71

36 アルツハイマー型認知症

S/O

●症状[1]
- 潜行性に発症し，緩徐に進行する
- 近時記憶障害で発症することが多い
- 進行に伴い，見当識障害や遂行機能障害，視空間障害が加わる
- アパシーやうつ症状などの精神症状，病識の低下，取り繕い反応といった特徴的な対人行動がみられる
- 初老期発症例では，失語症状や視空間障害，遂行機能障害などの記憶以外の認知機能障害が前景に立つことも多い
- 病初期から著明な局所神経症候を認めることはまれである

【認知機能障害】
- 記憶障害（近時記憶障害）
- 失語（健忘失語，語性錯語→無言）
- 失行（構成障害，使用障害）
- 見当識障害（時間→場所→人）
- 視空間障害

- 遂行機能障害

【精神症状】
- 行動・心理症状（BPSD）：活動亢進（易刺激性，多動），精神病様症状（妄想），感情障害（不安，うつ状態），アパシー（無気力）

●検査所見[1]

【スクリーニング検査】
- HDS-R：言語の検査のみで，記憶に関する項目がMMSEより多い（総得点30点）
  →20点以下で認知症の疑い
- MMSE：見当識，言語性記憶，全般性注意・計算，言語の検査と図形模写（総得点30点）
  →23点以下で認知症の疑い

●診断基準

【臨床診断】
- DSM-5
①認知症であること

②潜行性の発症と緩徐な進行
③他の疾患の除外
- NIA-AA
①無症候期アルツハイマー病
②アルツハイマー病による軽度認知障害（MCI）
③認知症を発症したアルツハイマー型認知症

【画像診断】
- CT-MRI検査：内側側頭葉，特に海馬の萎縮がある
- SPECT，FDG-PET：両側側頭・頭頂葉および後部帯状回の血流や糖代謝の低下がある
- アミロイドPET：前頭葉，後部帯状回，楔前部へのアミロイド蓄積がある

【バイオマーカー】
- 脳脊髄液（Aβ42の低下，総タウあるいはリン酸化タウの上昇）

A

病因
●病因[2]
- 神経原線維変化とアミロイドβ蛋白の蓄積により，神経細胞死やシナプス減少，アセチルコリン低下が起こり，認知症を発症する

●危険因子[1]

【改善可能】
- 高血圧
- 糖尿病
- 脂質異常症
- 喫煙

【改善不可能】
- 加齢
- 遺伝（APP，PS1，PS2，APOEε4）

●疫学
- 日本において認知症は増加傾向にあり，血管性認知症に比べADが増加しており，頻度も最も多い

治療評価
●重症度分類[1]

【認知機能検査】
- HDS-R，MMSE：経過の推移をみる時にも用いられる
- ADAS JCog：軽時的に施行し得点の変化により認知機能の変化を評価

【BPSD】
- NPI：妄想，幻覚，興奮，うつ，不安，多幸，無関心，脱抑制，易怒性，異常行動の有無，頻度，重症度を介護

者へのインタビューで評価．夜間行動，食行動を追加した12項目版もある（重症度4段階，頻度5段階）

【日常生活動作（ADL）】
- PSMS：排泄，食事，着替え，身繕い，移動能力，入浴の可否を介護者が評価する
- IADL：道具を使用する電話，買物，食事の支度，家事，洗濯，移動・外出，服薬管理，金銭管理の可否を介護者が評価する
- FAST：ADLを総合的に判断する重症度分類（7段階）

【全般的重症度】
- CDR：記憶，見当識，判断力と問題解決，地域生活，家庭生活，介護状況を介護者への半構造化面接に基づいて評価（5段階）

CDR	評価
0	正常
0.5	疑い
1	軽度
2	中等度
3	重度

●治療の必要性[1]
- 認知機能（中核症状）の改善と生活の質（QOL）向上を目的として薬物療法と非薬物療法を組み合わせて行う必要がある

- BPSDは非薬物療法を薬物療法より優先的に行うのが原則．介入に反応し，症状が消退する可能性が高く，介護による負担が軽減する

●治療方針[1]

【認知機能障害に対する治療薬】
- コリンエステローゼ阻害薬（ChEI）
- NMDA受容体拮抗薬

【BPSDに対する治療薬[2]**】**
※BPSDを適応とする抗精神病薬はない
- 不安：リスペリドン（0.5〜2mg/日程度）等の非定型抗精神病薬
- 焦燥性興奮：リスペリドン（0.5〜2mg/日程度）等の非定型抗精神病薬，抑肝散
- 幻覚・妄想：非定型抗精神病薬，抑肝散
- うつ症状：SNRI，SSRI
- 徘徊：リスペリドンの使用を考慮
- 睡眠障害：トラゾドン（50mg/日2週間），ベンゾジアゼピン系睡眠薬の使用は有害事象（鎮静，転倒等）の面から避ける

●非薬物治療[1]
- その人らしさを尊重するパーソンセンタードケアを基本とする
- 認知機能訓練，認知刺激，運動療法，回想法，音楽療法，ADL訓練等

72

薬物治療
●標準的な薬物治療計画
【認知機能障害に対する治療】
- 軽度～重度：ChEI
- 中等度～重度：NMDA受容体拮抗薬

【病期別治療薬選択のアルゴリズム】

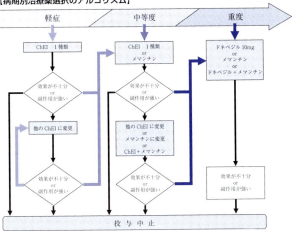

（文献1p.227より改変）

【ChEI（内用薬）】
- ドネペジル［肝代謝］　1日1回3mg経口投与から開始し、1～2週間後に5mgに増量
  重度には5mgで4週間以上経過後、10mgに増量可
- ガランタミン［肝代謝］　1回4mgを1日2回経口投与から開始し、4週間後に1回8mgを1日2回に増量　症状に応じ、16mg/日で4週間以上経過後、1回12mgを1日2回まで増量可

【ChEI（外用薬）】
- リバスチグミン　1日1回4.5mgから開始し、原則として4週毎に4.5mgずつ増量し、維持量として1日1回18mgを背部、上腕部、胸部のいずれかの正常で健康な皮膚に貼付
  なお、1日1回9mgを開始用量とし、原則として4週後に18mgに増量することもできる

【NMDA受容体拮抗薬】
- メマンチン　1日1回5mgから開始し、1週間に5mgずつ増量し、維持量として1日1回20mgを経口投与

●注意すべき副作用
【ChEI】
- 胃腸障害（食欲不振、悪心、嘔吐、下痢→体重減少）
- 徐脈、心ブロック、QT延長、不整脈

【NMDA受容体拮抗薬】
- めまい、便秘、体重減少、頭痛、傾眠

●注意すべき相互作用
【ChEI】
- ⇔抗コリン作用をもつ薬剤：相互に作用↓
- ⇔コリン作動薬：相互に作用↑
- ⇔NSAIDs：消化性潰瘍の誘発
- ⇔ジゴキシン・β遮断薬：著しい心拍数の低下（ガランタミン）

【NMDA受容体拮抗薬】
- ⇔ドパミン作動薬：作用↑
- ⇔腎尿細管分泌により排泄される薬剤：NMDA受容体拮抗薬の排泄↓→作用↑
- ⇔NMDA受容体拮抗作用を有する薬剤：相互に作用↑
- ⇔尿アルカリ化を起こす薬剤：NMDA受容体拮抗薬の排泄↓→作用↑

治療目的/治療モニタリング/患者教育
●治療のゴール[1]
【短期的】
- 認知機能の向上
- BPSDの低減

【長期的】
- QOLの維持・向上
- 介護負担の軽減

●治療のモニタリング項目[1]
- 認知機能の再評価（定期的）→効果が認められない場合は中止も検討
- BPSDの再評価（3ヵ月毎）

●副作用のモニタリング項目
【ChEI】
- 胃腸障害（重度→減量or中止）
- 心電図

【NMDA受容体拮抗薬】
- 傾眠
- めまい・転倒
- 精神症状
- CCr（<30mL/分で10mg/日に減量）

●患者教育[1]
- 服薬コンプライアンス（アドヒアランス）の確認と工夫
  ①合剤等も含めたポリファーマシーの是正と一包化調剤の考慮
  ②服用回数や服用時間の簡便化
  ③介護者が管理しやすい服用方法（出勤前、帰宅後等に用法をまとめる）
  ④剤形の工夫（口腔内崩壊錠、貼付剤等への変更）
  ⑤服薬カレンダー、薬ケースを使用した薬剤管理
- ChEI投与初期の胃腸障害は通常2週間程度で軽減する
- 自動車の運転等危険を伴う機械の操作はしないよう指導（認知症と診断された場合、運転は認められていない）

【貼付剤】
- 貼付部位を毎日変更する
- かぶれ→ステロイド軟膏or抗ヒスタミン外用薬などの塗布

【予防】
- 定期的な運動、食事因子、余暇活動、社会的参加、精神活動、認知訓練、適度な飲酒

37 不眠障害

S/O

●症状
【入眠困難】
- 床に入ってから寝付くまでの時間が30分を超えるものを指す(子どもや若年成人では>20分でよいとされる)

【睡眠維持困難】
- 夜間の中途覚醒時間が30分を超えるものを指す(これも子どもや若年成人では>20分でよいとされる)

【早朝覚醒】
- 希望起床時刻の30分以上以前に目覚めてしまい、再入眠できないものを指す
- 上記3つの不眠症状の中では、睡眠維持困難が最も頻度が高く、入眠困難がこれに続く。しかし、これらの症状が組み合わさって生じることが最も多い

●検査所見
- 睡眠ポリグラフ検査(PSG):睡眠時無呼吸症候群、睡眠関連運動障害、睡眠時随伴症の鑑別に用いるほか、患者の客観的睡眠指標(入眠潜時、中途覚醒時間、総睡眠時間、各睡眠ステージの割合など)の評価に用いる

●診断基準[1]
- 入眠困難、睡眠維持困難、早朝覚醒のいずれかに加え、日中の機能障害(疲労感、認知機能障害、気分の障害)を認める
- 入眠困難、睡眠維持困難、もしくは早朝覚醒は、頻回(週3回以上)に生じ、かつ持続(3ヵ月以上)している
- 睡眠の適切な機会があるにもかかわらず起こる
- 他の睡眠覚醒障害では十分に説明されない
- 物質の生理学的作用によるものではない
- 併存する精神的/医学的疾患では、十分に説明できない

●徴候
- 睡眠に適切な時間と環境を確保しても、入眠困難/睡眠維持困難/早朝覚醒が週3回以上、3ヵ月以上持続する
- 精神疾患、身体疾患に併存することもあるが、孤発性に生じることもある
- 不眠による苦悩、家庭・仕事・学業上の障害を生じる

A

病因
●病因[2]
- 生理学的・心理学的・社会学的な不眠が生じやすい背景(準備因子)に加え、ストレスのかかるライフイベント(誘発因子)により不眠が生じ、さらに不適切な睡眠衛生や生理学的過覚醒反応(維持因子)が慢性化に関わると考えられている

●危険因子
- 高齢者、女性、社会経済的困窮
- 薬原性[3]:パーキンソン病治療薬(ドパミンアゴニスト、モノアミン酸化酵素阻害薬)、降圧薬(β遮断薬)、ステロイド、テオフィリン、抗うつ薬、精神刺激薬
- 疾患:呼吸器(例:慢性閉塞性肺疾患、気管支喘息)、循環器(例:狭心症、慢性心不全)、腎(例:慢性腎臓病)、精神(例:気分障害、統合失調症、不安障害、適応障害、脳器質性(例:認知症)、神経疾患(例:パーキンソン病、進行性核上性麻痺、脊髄小脳変性症)
- 徴候:夜間頻尿、疼痛(例:腰椎椎間板ヘルニア、リウマチ性疾患、線維筋痛症、悪性腫瘍)、搔痒感(例:アトピー性皮膚炎)、更年期障害(女性)
- 嗜好品:カフェイン、喫煙、アルコール連用
- 不適切な睡眠衛生(例:入眠前のパソコンやスマートフォン使用、暑い/寒いもしくは騒音など問題のある睡眠環境)

●疫学
- 有病率:約10%[4]
- 男女比:男<女(約1.4倍)

- 小児期、青年期に生じる不眠は、親がいない環境で生じるものや、睡眠スケジュールの問題を背景とするものが多いが、心理的・医学的要因も不眠の一因となる[1]
- 高齢者で不眠の有病率は増加するが、身体的健康度の低下が背景として挙げられる[1]

治療評価
●治療アルゴリズム

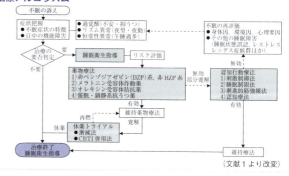

(文献1より改変)

●治療の必要性
- 不眠症状は仕事や学校での遂行能力低下、もしくは社会機能障害の一因となる。さらに、仕事上のミスや事故にも繋がりうる
- 不眠症状は、糖尿病、心血管疾患、慢性閉塞性肺疾患などの身体疾患、気分障害、統合失調症、不安障害などさまざまな精神疾患に生じるが、同時に不眠症状がこれらの疾患のリスク因子にもなるという双方向の関係性にあるため、適切な介入は併存疾患の改善に寄与する可能性がある

●治療方針
- 睡眠衛生指導(表1)が重要であり、薬物治療はあくまで対症療法である
- 薬物治療開始時には、単剤、最低用量から開始することが原則
- 大部分の睡眠薬は服用初期(初日〜1週間以内)から不眠症状の改善効果が実感できる。1〜2週間以上継続することで効果がより安定する
- 睡眠薬の服用量を増やすことで治療効果が強くなることがあるが、その場合も通常用量の範囲内とすべき
- 不眠症状やQOLが改善した場合には、睡眠薬は減薬・休薬が望ましい

表1　睡眠衛生のための指導内容[5]

定期的な運動	適度な運動習慣（とくに有酸素運動）が推奨される.
寝室環境	静かで, 照度を落とした環境とする. 暑すぎたり寒すぎたりすると睡眠の妨げになるため, 寝室を快適な温度に保つ.
規則正しい食生活	空腹で寝ると睡眠が妨げられる. 睡眠前に軽食（特に炭水化物）を摂るのもよいが, 脂っこいものや胃もたれするものは避ける.
就寝前の水分	夜中のトイレ回数を減らすため, 就寝前に水分を取りすぎないようにする. ただし, 脳梗塞や狭心症など血液循環に問題がある場合は主治医の指示に従う.
就寝前のカフェイン	カフェイン含有物（日本茶, コーヒー, 紅茶, コーラ, チョコレートなど）により, 寝つきにくさ, 夜中の目覚めやすさが生じるため, 就寝の4時間前からは摂らないようにする.
就寝前の飲酒	一時的に寝つきが良くなるが, 徐々に効果は弱まり, 夜中に目が覚めやすくなる. 深い眠りも減る.
就寝前の喫煙	ニコチンには精神刺激作用があるので喫煙は避ける.
寝床での考えごと	昼間の悩みを寝床に持っていかないようにする.

P

薬物治療
●標準的な薬物治療計画
- 現在, 不眠症治療薬としては, ①オレキシン受容体拮抗薬, ②メラトニン受容体作動薬, ③ベンゾジアゼピン（BZP）系, 非BZP系睡眠薬, の3つが主に使用される

【オレキシン受容体拮抗薬】
- 入眠困難や睡眠維持困難に対しての効果が期待できる. 翌日への持ち越し効果（眠気, めまい等）, 悪夢が生じることがあり注意が必要
- BZP系睡眠薬とは異なり, 転倒, 健忘などの副作用は認められない. また, 認知機能への影響も少ない
- せん妄予防効果の報告がある

【メラトニン受容体作動薬】
- 入眠困難に対しての効果が期待できる. 安全性が高く, 高齢者や基礎疾患がある患者など副作用・有害事象のハイリスク患者でも使いやすい. ただし翌日の眠気が生じることがある
- せん妄予防効果の報告がある
- 睡眠・覚醒相後退障害に対し, 4mg以下の低用量を, 就寝数時間前に使用することがある

【BZP系および非BZP系睡眠薬】
- BZP系睡眠薬, 非BZP系睡眠薬ともに入眠困難, 睡眠維持困難に対する効果が期待できる
- いずれも3〜6ヵ月を超える使用により, 常用量においても身体的依存を形成するリスクがあり, 急な中断時に反跳性不眠を含めたさまざまな離脱症状が出現することがある
- BZP系睡眠薬, 非BZP系睡眠薬ともに翌日への持ち越し効果が生じることがある. 超短時間作用型の薬剤でも生じることがあり注意が必要
- BZP系睡眠薬, 非BZP系睡眠薬ともに記憶障害（前向性健忘）が生じることがある. とくに超短時間作用型で, 催眠作用が強い薬剤を高用量で使用した際, アルコール併用時に生じやすい
- 睡眠時遊行（＝夢遊病）の既往がある場合, トリアゾラム, ゾルピデム, ゾピクロンの使用は禁忌

- BZP系睡眠薬, 非BZP系睡眠薬ともに, 高用量の睡眠薬の使用により不安・緊張の亢進, 興奮や攻撃性が増加し, 錯乱状態となることがある（奇異反応）. アルコールとの併用時にも注意が必要
- BZP系睡眠薬, 非BZP系睡眠薬ともにせん妄の直接因となることがある
- 非BZP系睡眠薬はBZP系睡眠薬と比較し, 長期服用時の耐性が形成されにくい. ただし, ふらつきや転倒には依然留意する必要がある
- 多くの薬剤が閉塞隅角緑内障患者に使用できない（禁忌）

【その他の鎮静作用を有する向精神薬】
- 鎮静系抗うつ薬：トラゾドン, ミアンセリン, ミルタザピンなどの鎮静抗うつ薬が使用されることがある（適応外処方）. 翌日への持ち越し効果には注意が必要
- 抗精神病薬：鎮静作用を有するクエチアピンが使用されることがある（適応外処方）. クエチアピンでは翌日への持ち越し効果や耐糖能障害に注意が必要
- 抗ヒスタミン薬：第一世代抗ヒスタミン薬であるジフェンヒドラミンは, 睡眠改善薬（OTC医薬品）として使用可能. 翌日への持ち越し効果が生じるほか, 耐性が形成されやすい点には注意が必要[6]

【休薬・減薬】
- オレキシン受容体拮抗薬やメラトニン受容体作動薬は中断時の反跳性不眠が生じないため, 休薬, 減薬を試しやすい
- BZP系および非BZP系睡眠薬の休薬・減薬の際, 離脱症状の発現リスクを減らすためにしばしば漸減法を行う. 概ね2〜4週ごとに総量の1/4程度ずつ減薬する. 1日1錠程度まで減薬できたら数日ごとに服用しない休薬日を設け, 服用日を徐々に減らしていく. 中止までには数ヵ月〜1年以上かかることも少なくない
- いずれの場合も減薬および中止は医師の指示の下で実施することが望ましい

【多剤併用】
- 副作用リスクを低減するために, 多剤

併用は極力避ける. 特に, 三種類以上のBZP系または非BZP系の併用は避ける

●注意すべき相互作用
- スボレキサント：CYP3Aを強く阻害する薬剤（イトラコナゾール, ポサコナゾール, ボリコナゾール, クラリスロマイシン, リトナビル, ネルフィナビル）と併用禁忌
- ラメルテオン, メラトニン：フルボキサミンと併用禁忌

●頓用について
- 超短時間作用型の非BZP系睡眠薬の頓服使用は比較的安全であるとされている[7]. また, オレキシン受容体拮抗薬やメラトニン受容体作動薬も, 依存形成や反跳性不眠のリスクが低いことから, 頓服使用が許容されると考えられる
- 頓服使用の際, 持ち越し効果が生じるリスクを踏まえ, 起床時刻の6〜7時間前には服用しないことが望ましい

治療目的／治療モニタリング／患者教育
●治療のゴール
- 短期目標：不眠症状の改善
- 中期目標：安定した睡眠時間の確保, 睡眠薬の漸減
- 長期目標：睡眠薬の中止および睡眠薬を服用しなくても睡眠が確保できる

●治療のモニタリング項目
- 入眠時間, 総睡眠時間, 日中の機能障害の改善

●副作用のモニタリング項目
- 翌日の眠気, ふらつき・転倒, 睡眠時遊行, 奇異反応, 肝機能障害, せん妄, 悪夢等

●患者教育
- 十分な睡眠衛生指導を行う. 日々の睡眠について記録する. 睡眠日誌の活用も有用
- 睡眠を改善する目的で寝酒を用いることは推奨されない. また, アルコールと睡眠薬の併用は, 副作用の頻度と強度を高める可能性があるため原則禁忌
- 睡眠薬を服用した翌朝に自動車運転を行うことは推奨されない. 睡眠薬を処方する際には, 運転をしないように適切に指導する

75

38 骨粗鬆症

S/O

- **症状**
  - 骨折，円背・脊柱変形，腰背部痛，身長短縮
- **検査所見**
  - 骨密度（BMD），骨量測定，胸・腰椎のX線撮影
  - 血液・尿検査：通常の臨床検査のほか，血中Ca，リン，ALP，尿中Ca，CRE，尿中NTX，DPD，CTX，血中NTX，BAP
- **診断基準** ☞図1
- **原発性骨粗鬆症の診断の進め方**
  ①医療面接（病歴聴取）→②身体診察→③画像診断→④血液・尿検査（代謝マーカー測定含む）→⑤骨評価（骨密度測定，脊椎X線撮影）→⑥鑑別診断→⑦原発性骨粗鬆症の診断基準を適用して確定

図1 原発性骨粗鬆症の診断基準／手順

（文献1より転載）

A

- **病因**
- **病因**
  - 骨密度の低下と骨質の劣化が影響大
  - エストロゲン欠乏や加齢，生活習慣が悪影響をもたらす
- **危険因子（骨折の危険因子）**
  - 低骨密度
  - 骨密度と独立した危険因子：既存骨折，喫煙，飲酒，ステロイド薬使用，骨折家族歴，運動
  - 骨密度を介した危険因子：低体重，低BMI，低カルシウム摂取
- **疫学（男性：女性）**
  - 40歳以上の有病率：腰椎（3.4％：19.2％），大腿骨頸部（12.4％：26.5％）
  - 40歳以上の発生率（推定）：（約0.6％/年：2.3％/年）
  - 大腿骨近位部骨折：増加
  - 椎体骨折：女性で高く加齢で上昇
  - 橈骨遠位端骨折：女性で増加

治療評価
- **治療の必要性**
- 【原発性骨粗鬆症の薬物治療開始基準】

①	脆弱性骨折[*1]（大腿骨近位部骨折or椎体骨折）あり
②	脆弱性骨折[*1]（前腕部遠位端骨折，上腕骨近位部骨折，骨盤骨折，下腿骨折，肋骨骨折）があり＋BMDがYAMの80％未満
③	②の骨折なし＋BMDがYAMの70％未満
④	②の骨折なし＋BMDがYAMの70％以上80％未満＋FRAX®の10年間の骨折確率15％以上[*2]or大腿骨近位部骨折の家族歴

*1：女性では閉経以降，男性では50歳以降
*2：75歳未満を適用
※糖質コルチコイド，関節リウマチ，続発性骨粗鬆症患者には適用されない

【ステロイド性骨粗鬆症の薬物治療開始基準（18歳以上の男女）】
- 3ヵ月以上経口ステロイド薬を使用中あるいは使用予定の患者
- 骨折リスクスコア3点以上

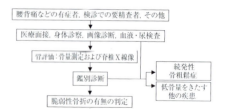

危険因子		スコア
既存骨折	なし	0
	あり	7
年齢（歳）	<50	0
	50≦ <65	2
	65≦	4
ステロイド投与量（PSL換算 mg/日）	<5	0
	5≦ <7.5	1
	7.5≦	4
腰椎骨密度（％YAM）	80≦	0
	70≦ <80	2
	<70	4

（文献2より転載）

- **治療方針** ☞図2

図2 骨代謝マーカーを用いた骨粗鬆症治療薬（骨吸収抑制薬）投与開始後の治療効果判定

（文献3より改変）

● 非薬物治療〔 〕は推奨グレード

【食事療法】
- エネルギー・各栄養素をバランスよく摂取
- Ca（牛乳・乳製品，小魚，緑黄色野菜，

大豆・大豆製品）：食品から700〜800mg（サプリメントでの摂取は注意）〔B〕
- ビタミンD（魚類，きのこ類）：400〜800IU（10〜20μg）〔B〕
- ビタミンK（納豆，緑黄色野菜）：250

〜300μg〔B〕
- 果物，野菜，蛋白質

【運動療法】
- 衝撃荷重運動，抵抗荷重運動は骨密度に有効性あり〔A〕

薬物治療

● 標準的な薬物治療計画 ☞表1
- 続発性は原因疾患の治療を優先
- アレンドロネートと活性型ビタミンD₃薬の併用：椎体骨折が複数ある場合，グレード3の椎体骨折を有する骨折リスクの高い場合〔B〕
- 抗スクレロスチン抗体薬（ロモソズマブ）は椎体骨折・非椎体骨折・大腿骨近位部骨折でA評価[1]

【ステロイド性骨粗鬆症の治療計画】
- 第一選択薬：アレンドロネート，リセドロネート
- 代替え治療薬：遺伝子組み換えテリパラチド，イバンドロネート，アルファカルシドール，カルシトリオール

● 注意すべき副作用
- Ca製剤，活性型ビタミンD₃薬：高Ca血症，急性腎不全，肝障害
- 女性ホルモン薬，塩酸ラロキシフェン：血栓症，肝障害
- ビスホスホネート薬：口腔内・食道障害，胃・十二指腸障害，顎骨壊死，汎

血球減少，無顆粒球症，肝障害
- カルシトニン薬：悪心，顔面紅潮
- 副甲状腺ホルモン薬：骨肉腫，悪性腫瘍骨転移例には禁忌

● 注意すべき相互作用
- Ca製剤⇔ニューキノロン，テトラサイクリン製剤：キレート形成
- ビタミンK₂薬⇔ワルファリン：ワルファリンの効果⇓
- ビスホスホネート薬⇔カルシウム，マグネシウムなどの金属を含有製剤，硬水：キレート形成（30分以上あける）
- 副甲状腺ホルモン薬：⇔活性型ビタミンD₃薬：Ca値⬆の可能性

治療目的/治療モニタリング/患者教育

● 治療のゴール
- 骨折の予防，生活機能とQOL改善
- 骨格の健康を保ち，身体の健全な形態と運動性を維持
- 薬物療法は，骨強度低下により骨折危険性の増大が明らかな例で，その危険性を3〜5割低下させるにすぎない

● 治療のモニタリング項目
- 骨折，骨量（腰椎正面DXAまたは大腿骨近位部トータル），QOL

● 副作用のモニタリング項目
- 血栓症：下肢の疼痛・浮腫，突然の呼吸困難，息切れ，胸痛，急性視力障害など
- 高Ca血症：血清Ca値，便秘，悪心・嘔吐，腹痛，食欲減退，錯乱，幻覚，昏睡
- 口腔・食道・胃十二指腸障害：口腔内不快感・口腔痛，上腹部不快感・上腹部痛
- 顎骨壊死：疼痛，軟組織の腫脹および感染，歯の動揺，排膿，骨露出

● 患者教育

【若年期（初経前）】
- 適切な栄養・カルシウム摂取・身体活動（垂直荷重系の運動）→高い骨密度の獲得，骨量の増加

【中高年者】
- 適正体重の維持，痩せの防止〔B〕
- 栄養指導〔B〕
- 歩行を中心とした運動の日常的実施〔B〕
- 禁煙，過度の飲酒を控える〔B〕

【転倒予防】
- 運動を含む多角的介入〔A〕
- ビタミンD投与〔A〕
- 施設入居高齢者のヒッププロテクター〔A〕

【ビスホスホネート薬】
- 服用方法
- 抜歯等侵襲的な歯科処置回避

【SERM】
- 深部静脈血栓塞栓症の前駆症状（下肢疼痛・浮腫，突然の呼吸困難，息切れなど）

表1　骨粗鬆症の治療薬の有効性の評価

分類	薬物名	骨密度	椎体骨折	非椎体骨折	大腿骨近位部骨折
カルシウム薬	L-アスパラギン酸カルシウム	B	B	B	C
	リン酸水素カルシウム	B	B	B	C
女性ホルモン薬	エストリオール	C	C	C	C
	結合型エストロゲン[*1]	A	A	A	A
	エストラジオール	A	B	B	C
活性型ビタミンD₃薬	アルファカルシドール	B	B	B	C
	カルシトリオール	B	B	B	C
	エルデカルシトール	A	A	B	C
ビタミンK₂薬	メナテトレノン	B	B	B	C
ビスホスホネート薬	エチドロネート	A	B	C	C
	アレンドロネート	A	A	A	A
	リセドロネート	A	A	A	A
	ミノドロネート	A	A	C	C
	イバンドロネート	A	A	B	C
SERM	ラロキシフェン	A	A	B	C
	バゼドキシフェン	A	A	B	C
カルシトニン薬[*2]	エルカトニン	B	B	C	C
	サケカルシトニン	B	B	C	C
副甲状腺ホルモン薬	テリパラチド（遺伝子組換え）	A	A	A	C
	テリパラチド酢酸塩	A	A	C	C
抗RANKL抗体薬	デノスマブ	A	A	A	A
その他	イプリフラボン	C	C	C	C
	ナンドロロン	C	C	C	C

*1：骨粗鬆症は保険適用外
*2：疼痛に関して鎮痛作用を有し，疼痛を改善する
骨密度上昇効果：A.上昇効果あり，B.上昇すると報告あり，C.上昇すると報告なし
骨折発生抑制効果（椎体，非椎体，大腿骨近位部骨折）：A.抑制する，B.抑制すると報告あり，C.抑制すると報告なし

（文献1より転載）

39 緑内障

S/O

●症状[1]
【原発開放隅角／正常眼圧】
- 視野障害があるまで自覚症状なし

【閉塞隅角】
- 非症候性または前駆症状：霧視，虹視症，角膜浮腫，頭痛

【急性】
- 眼痛，頭痛，霧視，充血，嘔気・嘔吐，視力低下

●検査所見[1]
【原発開放隅角／正常眼圧】
- 視神経乳頭の変化，視野障害，眼圧正常or上昇

【閉塞隅角】
- 結膜充血，角膜混濁，浅前房，視神経乳頭の腫張

●診断基準[2]
【病型・病期の決定】
- 問診・視診，視力検査・屈折検査，細隙灯顕微鏡検査，眼圧検査，隅角鏡

検査，眼底検査（視神経乳頭と網膜神経線維層），視野検査→総合的評価により病型を，視神経・視野障害の所見により病期を決定

【眼圧測定値】
- 正常眼圧：15.5±2.6mmHg（日本人）
  正常上限：19.9〜20.0mmHg（欧米人 14.6〜14.7mmHg）

【続発緑内障の可能性】
- 眼部外傷，炎症，手術，感染症の既往，全身疾患の既往，薬物治療歴

A

病因

●病因[2]
- 眼圧上昇による視神経障害
- 眼圧非依存（循環障害など）
- 日本人には眼圧正常のタイプが多い

●危険因子[2]
- 緑内障家族歴，血管因子，加齢，人種，屈折異常

●疫学[2]
- 中途失明原因の第2位
- 緑内障有病率（多治見スタディ，40歳以上）[3,4]

病型	有病率	95%CI
原発開放隅角	0.3	[0.1-0.5]
正常眼圧	3.6	[2.9-4.3]
原発閉塞隅角	0.6	[0.4-0.9]
続発	0.5	[0.2-0.7]
計	5.0	[4.2-5.8]

●眼圧上昇を誘発する薬物[1]
【開放隅角】
- ステロイド薬（点眼）
- ステロイド薬（局所・全身）
- ステロイド薬（点鼻・吸入）
- 抗コリン点眼薬
- 血管拡張薬など

【閉塞隅角】
- 抗コリン薬（局所・全身）
- 交感神経刺激薬（局所）
- 四環系抗うつ薬
- フェノチアジン系薬
- 抗ヒスタミン薬
- ベンゾジアゼピン系薬
- テオフィリン
- SSRIなど

治療評価

●重症度分類
【視野変化の程度分類[2]】
- Humphrey視野欠損の分類：初期・中期・後期
- 湖崎分類（周辺視野変化）；Ⅰ〜Ⅵ期
- Aulhorn分類Greve変法（中心視野変化）；stage 0〜Ⅵ

【病型[2]】
- 原発緑内障（開放隅角/閉塞隅角）
- 続発緑内障（開放隅角/閉塞隅角）
- 小児緑内障（原発/続発）

*高眼圧症：視神経変化・視野異常なし，原発開放隅角の前段階，眼圧抵抗性の強い症例，24mmHg以上の場合は薬物治療

●治療の必要性[2]
- 視機能障害は不可逆的であるため進行を防止・遷延させる必要があり，眼圧下降療法（薬物療法，レーザー療法，観血的手術療法）が最も確実な方法

●治療方針[2]

原発開放隅角	薬物→手術orレーザー
正常眼圧	原発開放隅角に準ずる
高眼圧症	危険因子（−）：経過観察 危険因子（＋）：耐用可能な点眼薬
原発閉塞隅角（相対的瞳孔ブロック）	レーザー虹彩切除術or水晶体摘出で瞳孔ブロック解除→遷延する高眼圧に対し薬物 *急性時はまず薬物治療
原発閉塞隅角（プラトー虹彩）	薬物（縮瞳）orレーザー虹彩切除術or水晶体摘出→薬物
続発緑内障	原疾患の治療
小児緑内障	手術or薬物
Sturge-Weber症候群	乳幼児期：手術 年長者：薬物→手術

【原因治療[2]】
- 眼圧下降治療とともに原因治療が必要（ステロイド緑内障→ステロイド薬中止，ぶどう膜炎→消炎治療，血管新生緑内障→網膜光凝固，抗血管内皮増殖因子薬）

【治療薬[2]】

開放隅角／正常眼圧	第一選択：プロスタノイド受容体関連薬（FP受容体作動薬，EP2受容体作動薬）or β遮断薬
	代替薬：炭酸脱水酵素阻害薬，Rhoキナーゼ（ROCK）阻害薬，$α_1$遮断薬，イオンチャネル開口薬，非選択性交感神経刺激薬，副交感神経刺激薬
急性発作	高浸透圧薬，縮瞳薬，房水産生抑制薬［炭酸脱水酵素阻害薬（経静脈・経口・点眼），β遮断薬，$αβ$遮断薬］，房水流出促進薬［プロスタノイド受容体関連薬（FP受容体作動薬，EP2受容体作動薬），$α_1$遮断薬，$αβ$遮断薬］

【目標眼圧設定[2]】

- 緑内障病期，無治療時眼圧，年齢・余命，他眼の状況，家族歴，その他の
- 危険因子を考慮
- 緑内障病期→初期：19mmHg以下，中期：16mmHg以下，後期：14mmHg以下
- 無治療時眼圧の20〜30%下降
- 視神経障害の進行を評価し目標眼圧を修正

P

薬物治療
●標準的な薬物治療計画[2]
【開放隅角・正常眼圧】

- 第一選択薬の使用（禁忌→代替薬）
- 1日1回（長期使用でアドヒアランス重要）
- プロスタノイド受容体関連点眼薬（眼圧25〜35%低下[1]）

FP受容体作動薬：ラタノプロスト or トラボプロスト or タフルプロスト or ビマプロスト
EP2受容体作動薬：オミデネパグイソプロピル　1回1滴　1日1回

- β遮断薬（眼圧20〜30%低下[1]）

チモロール or カルテオロール持続性　1回1滴　1日1回

- 導入時：可能なら片眼トライアル（β遮断薬は非投与眼で若干眼圧↓）
- 禁忌症：EP2受容体作動薬（眼内レンズ挿入眼），β遮断薬（気管支喘息，重篤なCOPD，コントロール不十分な心不全，洞性徐脈，房室ブロック（Ⅱ，Ⅲ度），心原性ショック），炭酸脱水素酵素阻害薬（重篤な腎障害）[5]

【効果不十分な時[2]】

- 点眼回数・量の増加は不可（効果の増加なし）
- 単剤→他剤→多剤併用の順→非薬物治療

【併用例[2]：同じ薬理作用は併用不可（配合剤の使用も考慮する）】

○	β遮断薬＋プロスタノイド受容体関連薬 β遮断薬＋交感神経刺激薬 β遮断薬＋炭酸脱水素酵素阻害薬 β遮断薬＋ROCK阻害薬
×	プロスタノイド受容体関連薬＋プロスタノイド受容体関連薬 プロスタノイド受容体関連薬＋副交感刺激薬 β遮断薬＋β遮断薬 β遮断薬：点眼＋内服[1] 炭酸脱水素酵素阻害薬：点眼＋内服

【閉塞隅角（急性発作）】

- 高浸透圧薬：眼圧下降効果（強）で一時的

マンニトール　1回1〜2g/kgを30〜60分点滴，眼圧最低値60〜90分，持続時間4〜6時間（腎排泄）
グリセオール　300〜500mLを45〜90分点滴，持続時間5時間，DM患者は注意

- 縮瞳薬

ピロカルピン　2〜3回/時間　点眼禁忌症：虹彩炎

●注意すべき副作用[2]
【β遮断薬】

- 局所：角膜上皮障害，結膜アレルギー，結膜充血
- 全身：気管支収縮，徐脈，血圧低下，血漿脂質上昇，心不全，抑うつ

【FP受容体作動薬】

- 局所：虹彩・眼瞼色素沈着，虹彩炎，黄斑浮腫，睫毛多毛，結膜充血，角膜上皮障害，結膜アレルギー，角膜ヘルペス再発

【EP2受容体作動薬】

- 局所：結膜充血，黄斑浮腫

【ROCK阻害薬】

- 一過性の結膜充血，結膜炎，眼瞼炎

●注意すべき相互作用[1]
【β遮断薬】

- β遮断薬全身投与⇔Ca拮抗薬：血圧低下，徐脈，心不全
- β遮断薬⇔ジゴキシン：徐脈，房室ブロック
- チモロール⇔CYP2D6阻害作用を持つ薬剤（SSRI）：β遮断作用↑[5]

治療目的/治療モニタリング/患者教育
●治療のゴール[2]

- 短期：眼圧降下，目標眼圧の維持
- 長期：患者のQOLを損なうことなく視機能を維持

●治療のモニタリング項目
【初期薬物反応[1]】

- 眼圧測定（4〜6週間後）

【眼圧目標達成後[2]】

- 眼圧測定（1回/3〜4ヵ月：長期間，安定時6〜12ヵ月）
- 視神経観察（1回/1〜2回/年）
- 視神経乳頭の変化（1〜2回/年）
- 眼底画像（眼底三次元画像解析法含む）（1回/年）

●副作用のモニタリング項目[2]

- 点眼時の刺激，視力低下

【β遮断薬】

- 低血圧，徐脈，気管支収縮

【FP受容体作動薬】

- 睫毛多毛，瞼の炎症

●患者教育[2]

- 緑内障であることを受診時に伝える（眼圧上昇を誘発する薬剤の処方回避）
- 点眼薬の保管方法（レスキュラ®，キサラタン®は冷所保存）
- 疾患，治療，副作用の説明
- 点眼教育

1）点眼前に手を洗うこと　2）点眼瓶の先が睫毛に触れないように注意すること　3）点眼は1回1滴とする　4）点眼後は静かに閉瞼し涙嚢部を圧迫すること　5）目のまわりにあふれた薬液は拭き取り，手に付いた薬液は洗い流す　6）複数の点眼液を併用するときは，5分以上の間隔をあけて点眼する

- 点眼方法：げんこつ法，下眼瞼下垂法，点眼補助具の使用
- コンタクトレンズは点眼時にはずし，15分以上経過後に装着
- 点眼薬全般：点眼時の刺激自覚→受診[5]

【β遮断薬[1]】

- 全身副作用を防ぐため涙嚢部圧迫をするよう指導

【FP受容体作動薬[5]】

- 虹彩・眼瞼色素沈着の可能性を説明，睫毛多毛を防ぐためあふれた薬液はふき取る

40 中耳炎

S/O

- **症状**
  - 耳痛・耳漏（みみだれ）・発熱・難聴
- **検査所見**
  - 耳内の状態を顕微鏡などで観察すること（視診）で診断がつくため，基本的には不要
- 【鼓膜所見】
  - 発赤，膨隆，水疱形成，肥厚，中耳貯留液，穿孔など
  - 細菌培養：抗菌薬使用に備えて
  - 聴力検査：難聴の鑑別のため
- **診断基準**
  - 以下に挙げられるような鼓膜所見が認められるときに診断される
  - 鼓膜の発赤，膨隆，耳漏（すべての所見が揃わないこともある）
- 急性中耳炎に付随する鼓膜所見として光錐減弱，肥厚，水疱形成，混濁，穿孔を認める
- **問診**
  - 本人，家族の集団保育の有無
  - 急性中耳炎の既往
  - 感冒罹患や膿性鼻汁の有無

A

病因
- **病因**
  - 急性に発症した中耳の感染症
- **危険因子**
  - 低年齢（重症化・遷延化），両側罹患（難治化），呼吸器感染症，副鼻腔炎
- **疫学**
  - 小児に多い疾患であり，2歳未満では反復あるいは遷延化
- 生後1歳までに62%，生後3歳までに83%が罹患
- **起因菌**
  - ウイルス：RSウイルス，インフルエンザウイルス，アデノウイルスなど
  - 細菌：肺炎球菌，インフルエンザ菌，モラクセラ菌など
  - ウイルス単独は少なく，細菌単独or両者の混合感染
- *細菌は各種抗菌薬の耐性化が問題
- **予後**
  - 放置しない限り，基本的には予後良好
  - 急性中耳炎は抗菌薬が広く普及してきたので予後は良好
  - まれに慢性化し，癒着性中耳炎や真珠腫中耳炎に移行することもあるため経過観察が重要

治療評価

重症度分類（急性中耳炎）[1]

耳痛	0（なし），1（痛みあり），2（持続性の高度疼痛）
発熱（腋下）	0（37.5℃未満），1（37.5℃から38.5℃未満），2（38.5℃以上）
啼泣・不機嫌	0（なし），1（あり）
鼓膜発赤	0（なし），2（ツチ骨柄あるいは鼓膜の一部発赤），4（鼓膜全体の発赤）
鼓膜の膨隆	0（なし），4（部分的な膨隆），8（鼓膜全体の膨隆）
耳漏	0（なし），4（外耳道に膿汁あるが鼓膜観察可能），8（鼓膜が膿汁のため観察できない）

15歳未満を対象．24ヵ月齢未満には3点を加算する．

治療の必要性
- 原因菌に応じた適切な抗菌薬選択により，早期の治癒が期待できる

【反復性中耳炎】
- 耐性菌が多いため，必ず鼻咽腔の細菌検査を実施し，感受性のあった抗菌薬を使用する
- 治療が長期にわたる場合には鼓膜チューブを考慮する

【滲出性中耳炎】
- 3ヵ月を目安に保存的治療を行うが改善しない時には積極的に外科的治療を行う

治療方針（重症度に基づく）

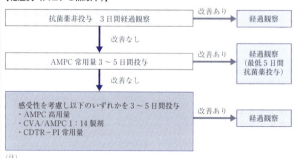

（注）
- 抗菌薬投与3～4日目の観察が望ましい．
- 耳痛，発熱（38.5℃以上）に対してacetaminophen10～15mg/kg（頓用）が選択肢となる（ガイドラインCQ3-2参照）．
- 鼻症状がある場合には鼻処置も併用する（ガイドラインCQ3-8参照）．
- 上咽頭（鼻咽腔）あるいは，中耳貯留液や耳漏の細菌検査を行う（ガイドライン第3章4参照）．細菌検査や肺炎球菌迅速診断の結果を参考の上，適切な抗菌薬を選択する．
- 抗菌薬投与時の下痢の予防として，耐性乳酸菌や酪酸菌製剤の併用を選択する．
- 抗菌薬投与後に臨床症状が悪化した場合，抗菌薬の変更を考慮する．
- ピボキシル基を有する抗菌薬については，二次性低カルニチン血症の発症に十分注意する．
- 抗菌薬投与量は下記の用量を超えない．
  - AMPC ：1回45mg/kg，1日90mg/kg
  - CDTR-PI ：1回200mg，1日600mg
- 経過観察は初診時より3週までとする．

（文献1より転載）

【中等症例（スコア6〜11点）】

```
AMPC 高用量3〜5日間投与
        │
      改善なし ──改善あり──→ 経過観察
        ↓                    （最低5日間
感受性を考慮し以下のいずれかを     抗菌薬投与）
3〜5日間投与
・CVA/AMPC 1：14 製剤
・CDTR-PI 高用量          ──改善あり──→
・AMPC 高用量＋鼓膜切開*
        │
      改善なし ──→ 経過観察
        ↓
感受性を考慮し以下のいずれかを
3〜5日間投与
・CVA/AMPC 1：14 製剤＋鼓膜切開*
・CDTR-PI 高用量＋鼓膜切開*
・TBPM-PI 常用量**＋鼓膜切開*
・TFLX 常用量＋鼓膜切開*
```

高度の鼓膜所見がある場合→鼓膜切開を考慮，細菌検査（中耳貯留液）

(注)
・抗菌薬投与3〜4日目の観察が望ましい.
・耳痛，発熱(38.5℃以上)に対して acetaminophen 10〜15mg/kg(頓用)が選択肢となる（ガイドライン CQ3-2 参照）.
・鼻所見がある場合には鼻処置も併用する（ガイドライン CQ3-8 参照）.
・上咽頭(鼻咽腔)あるいは，中耳貯留液か耳漏の細菌検査を行う（ガイドライン第3章4参照）.細菌検査や肺炎球菌迅速診断の結果も参考の上，適確な抗菌薬を選択する.
・抗菌薬投与時の下痢の予防として，耐性乳酸菌や酪酸菌製剤の併用を選択する.
・抗菌薬投与後に臨床症状が悪化する場合，抗菌薬の変更を考慮する.
・ピボキシル基を有する抗菌薬については，二次性低カルニチン血症の発症に十分注意する.
・*鼓膜切開が可能な環境では実施を考慮する.
・**TBPM-PI の投与期間は7日以内を目安とする.
・抗菌薬投与量は下記の用量を超えない.

AMPC	1回45mg/kg，1日90mg/kg
CDTR-PI	1回200mg，1日600mg
TBPM-PI	1回300mg，1日600mg
TFLX	1回180mg，1日360mg

・経過観察は初診時より3週までとする.

（文献1より転載）

【重症例（スコア12点以上）】

```
以下のいずれかを3〜5日間投与
・AMPC 高用量＋鼓膜切開*
・CVA/AMPC 1：14 製剤＋鼓膜切開* ──改善あり──→ 経過観察
・CDTR-PI 高用量＋鼓膜切開*                      （最低5日間
        │                                        抗菌薬投与）
      改善なし
        ↓
感受性を考慮し抗菌薬を変更して以下のいずれ
かを3〜5日間投与
・CVA/AMPC 1：14 製剤＋鼓膜切開*  ──改善あり──→ 経過観察
・CDTR-PI 高用量＋鼓膜切開*
・TBPM-PI 常用量**＋鼓膜切開*
・TFLX 常用量＋鼓膜切開*
        │
      改善なし
        ↓
感受性を考慮し抗菌薬を変更して以下のいずれ
かを3〜5日間投与
・TBPM-PI 常用量**＋鼓膜切開*
・TFLX 常用量＋鼓膜切開*

または下記のいずれかを3日間点滴静注
・ABPC 150mg/kg/日，分3
・CTRX 60mg/kg/日，分2または分1
（新生児は50mg/kg/日以下）
```

(注)
・抗菌薬投与3〜4日目の観察が望ましい.
・耳痛，発熱(38.5℃以上)に対して acetaminophen 10〜15mg/kg(頓用)が選択肢となる（ガイドライン CQ3-2 参照）.
・鼻所見がある場合には鼻処置も併用する（ガイドライン CQ3-8 参照）.
・上咽頭(鼻咽腔)あるいは，中耳貯留液か耳漏の細菌検査を行う（ガイドライン第3章4参照）.細菌検査や肺炎球菌迅速診断の結果も参考の上，適確な抗菌薬を選択する.
・抗菌薬投与時の下痢の予防として，耐性乳酸菌や酪酸菌製剤の併用を選択する.
・抗菌薬投与後に臨床症状が悪化する場合，抗菌薬の変更を考慮する.
・ピボキシル基を有する抗菌薬については，二次性低カルニチン血症の発症に十分注意する.
・*鼓膜切開が可能な環境では実施を考慮する.
・**TBPM-PI の投与期間は7日以内を目安とする.
・抗菌薬投与量は下記の用量を超えない.

AMPC	1回45mg/kg，1日90mg/kg
CDTR-PI	1回200mg，1日600mg
TBPM-PI	1回300mg，1日600mg
TFLX	1回180mg，1日360mg

・経過観察は初診時より3週までとする.

（文献1より転載）

P

薬物治療

●標準的な薬物治療計画

【内服薬】

AMPC 分3以上（腎）常用量40mg/kg/日，高用量90mg/kg/日

CVA/AMPC 分2（中間/腎）6.4/90mg/kg/日

CDTR-PI 分3以上（胆汁）常用量9mg/kg/日，高用量18mg/kg/日

TFLX 分2（中間）12mg/kg/日

TBPM-PI 分2（腎）8〜12mg/kg/日

【注射用抗菌薬】

ABPC 分3点滴（腎）150mg/kg/日

CTRX 分2点滴（中間型）60mg/kg/日

・CTRXは半減期が長いため，1日1回注射の外来治療が可能（OPAT）

【反復性中耳炎】

・培養結果を参考にして抗菌薬を選択

・IgG低値：免疫グロブリン製剤

【滲出性中耳炎】

・アレルギー性鼻炎を伴う場合には治療が遅れるため，抗アレルギー薬を併用
・点鼻薬の局所投与も併用される

【支持療法】

・非薬物治療：鼓膜切開（重症度に応じて）
・耳痛，発熱時（38.5℃以上）

アセトアミノフェン 10mg/kg

・鼻所見あり：鼻処置
・内服薬投与時にはビフィズス菌製剤，耐性乳酸菌製剤を加える
・反復性中耳炎：十全大補湯

●注意すべき副作用

・アレルギー，腎機能障害，肝機能障害，消化器症状

●注意すべき相互作用

・CTRX：カルシウムを含有する注射剤または輸液（配合変化）

治療目的/治療モニタリング/患者教育

●治療のゴール

・発症から3週間の時点における鼓膜所見の改善
・治癒の判定は症状・所見のスコアが0点（年齢以外）

●治療のモニタリング項目

・治療開始3〜5日間程度で治療効果を判定
・抗菌薬の投与期間
・鼓膜症状
・臨床症状

●副作用のモニタリング項目

・発赤の有無，検査所見（肝機能，腎機能，血液など）
・消化器症状（悪心・嘔吐，下痢）など

●患者教育

・効果・副作用のモニタリング項目について
・肺炎球菌結合型ワクチン（PCV）接種（発症予防，反復化予防目的）

81

41 アレルギー性鼻炎（通年性，花粉症）

S/O

● **症状**[1]
- 三主徴（発作性反復性のくしゃみ，鼻漏，鼻閉），眼や鼻のかゆみ
- 症状の好発時期により分類
  1) 通年性アレルギー性鼻炎
  2) 季節性アレルギー性鼻炎

● **検査所見**
- 鼻腔内所見，下鼻甲介粘膜の腫脹，水溶性分泌量↑

● **診断基準**[1]
- 三主徴＋鼻汁好酸球，皮膚テスト（または血清特異的IgE抗体），誘発テスト（ハウスダスト，ブタクサ）が2つ以上陽性

【**鑑別**】[1]
- 感染症：鼻かぜ，急性・慢性副鼻腔炎
- 非アレルギー性：好酸球増多性鼻炎，血管運動性鼻炎，薬剤性鼻炎，ホルモン性鼻炎，萎縮性鼻炎，鼻ポリープ

【**合併症**】[1]
- 慢性副鼻腔炎，好酸球性副鼻腔炎，気管支喘息，アレルギー性結膜炎，口腔アレルギー症候群

A

病因

● **病因**
- 鼻粘膜のI型アレルギー性疾患

【**病因抗原**】
- 通年性：ハウスダスト，ヒョウヒダニ，ペット
- 季節性：花粉-スギ，ヒノキ，ハンノキ，シラカンバ，イネ科，ブタクサ，ヨモギ，カナムグラ
- 複数の花粉やハウスダストも抗原の場合通年性となることもある

● **危険因子**

【**改善可能**】
- 抗原曝露[1]

【**薬剤性鼻炎**】[1]
- 降圧薬（α遮断薬，β遮断薬，血管拡張薬），気管支拡張薬，抗うつ薬，避妊用ビル，点鼻用血管収縮薬

● **疫学**[1]
- 1998〜2019年の20年間で：
  アレルギー性鼻炎全体は30→49%
  スギ花粉症 16→39%
  スギ以外の花粉症 11→25%
  通年性 19→25%

治療評価

● **重症度分類**[1] 表1

【**病型**】
- くしゃみ・鼻漏型（症状が強い方をとる）
- 鼻閉型
- 充全型（くしゃみ・鼻漏と鼻閉の重症度が同じ）

● **治療の必要性**[1]
- 症状の苦痛の強さは患者により異なる，自然治癒率は低い

● **治療方針** 表2，表3
- 重症・最重症の鼻閉型で鼻腔形態異常を伴う症例では手術
- 抗原の除去・回避は必ず行う
- 対症療法or予防として薬物療法
- 抗IgE抗体製剤：①〜⑥で効果不十分の重症季節性アレルギー性鼻炎

表1　重症度[1]

	くしゃみ	鼻汁	鼻閉	日常生活の支障度
最重症	21回以上	21回以上	1日中完全につまっている	全くできない
重症	11〜20回	11〜20回	鼻閉が非常に強く口呼吸が1日のうちかなりの時間あり	手につかないほど苦しい
中等症	6〜10回	6〜10回	鼻閉が強く口呼吸が1日のうちときどきあり	重症と軽症の中間
軽症	1〜5回	1〜5回	口呼吸は全くないが鼻閉あり	あまり差し支えない

表2　通年性：病型・重症度にあわせた選択

軽症		①，②，⑤，⑥のいずれか1つ
中等症	くしゃみ・鼻漏型	①，②，⑥のいずれか1つ，必要に応じて①または②に⑥を併用
	鼻閉・充全型	③，④，⑤，⑥，⑫のいずれか1つ，必要に応じて③，④，⑤に⑥を併用
重症	くしゃみ・鼻漏型	⑥＋①
	鼻閉・充全型	⑥＋③or④　もしくは⑫　必要に応じて⑧を治療開始1〜2週間に限って用いる

表3　花粉症：予測花粉飛散量と最も症状が強い時期の病型・重症度より選択

初期療法		くしゃみ・鼻漏型には①，②，⑥，鼻閉・充全型には③〜⑥いずれか1つ	
軽症		①〜⑥のいずれか1つ．①〜⑤で開始したときは必要に応じて⑥	⑨または⑩
中等症	くしゃみ・鼻漏型	①＋⑥	
	鼻閉・充全型	④ or ⑤＋⑥＋①もしくは⑥＋⑫	
重症・最重症	くしゃみ・鼻漏型	⑥＋①	⑨，⑩または⑪
	鼻閉・充全型	⑥＋④ or ⑤＋①もしくは⑥＋⑫．必要に応じて⑧を治療開始1〜2週間に限って用いる．症状が特に強い症例では⑦を4〜7日間処方	

①経口第二世代抗ヒスタミン薬
②経口遊離抑制薬
③経口抗LTs薬
④経口抗PGD₂・TXA₂薬
⑤経口Th2サイトカイン阻害薬
⑥鼻噴霧用ステロイド薬
⑦経口ステロイド薬
⑧点鼻用血管収縮薬
⑨点眼用抗ヒスタミン薬
⑩点眼用遊離抑制薬
⑪点眼用ステロイド薬
⑫第二世代抗ヒスタミン薬・血管収縮薬配合剤

【**花粉症に対する初期療法**】 表3
- 開始時期：第二世代抗ヒスタミン薬→花粉飛散予測日or症状が少しでも現れた時点，その他の薬→飛散予測日1週間前
- 症状増悪時：早めに鼻噴霧用ステロイド薬を追加→表3に従いステップアップする

表4 第二世代抗ヒスタミン薬[1,2]

製品名	代謝・排泄
アゼラスチン[軽]，メキタジン[軽]，ケトチフェン[鎮]，エメダスチン[鎮]，デスロラタジン[非]	肝代謝
エバスチン[非]，ロラタジン[非]，オキサトミド[鎮]	活性代謝物，肝代謝
オロパタジン[非]，ベポタスチン[非]，セチリジン[軽(20mg軽)]，レボセチリジン[軽]，ビラスチン[非]	腎排泄
エピナスチン[非]，フェキソフェナジン[非]	代謝わずか，腎・肝排泄

非：非鎮静性，軽：軽度鎮静性，鎮：鎮静性

P

薬物治療

●標準的な薬物治療計画[1]

- 通年性：症状が改善したら数ヵ月の安定を確かめてステップダウン 🞂☞**表2**
- 花粉症：症状と花粉飛散量によりステップアップ・ダウン．例年強い花粉症症状を示す場合，初期療法を勧める 🞂☞**表3**
- 原因アレルゲンが確定しており対症療法が奏効しない患者：アレルゲン免疫療法（皮下注，舌下）
- 妊婦：4ヵ月半ばまで非薬物療法（鼻閉に対し温熱療法，入浴，蒸しタオル，マスクなど），5ヵ月以降鼻噴霧薬を少量
- 授乳婦：局所用薬
- 小児：成人に準じる

【経口第二世代抗ヒスタミン薬】

フェキソフェナジン塩酸塩　1回60mg　1日2回
〔小児：6ヵ月〜2歳未満（ドライシロップ）：1回15mg，1日2回，2〜7歳未満（ドライシロップ）：1回30mg，1日2回，7〜12歳未満：1回30mg，1日2回〕

【経口遊離抑制薬】

トラニラスト　1回100mg　1日3回
（小児：1日量5mg/kgを3回に分ける）

【経口抗LTs薬】

プランルカスト水和物　1日量450mgを朝夕食後の2回に分ける
（小児：1日量7mg/kgを朝夕食後の2回に分ける）

【経口抗PGD₂・TXA₂薬】

ラマトロバン　1回75mg　1日2回

【経口Th2サイトカイン阻害薬】

スプラタスト　1回100mgを1日3回

【鼻噴霧用ステロイド薬】

モメタゾンフランカルボン酸エステル
成人・12歳以上小児：鼻腔に2噴霧ずつ1日1回投与，（12歳未満小児：各鼻腔に1噴霧ずつ1日1回投与）

【点鼻用血管収縮薬】

ナファゾリン硝酸塩点鼻液　鼻腔に，1回2〜4滴を1日数回

【点眼用抗ヒスタミン薬】

オロパタジン点眼液　1回1〜2滴，1日4回（朝，昼，夕方，就寝前）

【点眼用遊離抑制薬】

トラニラスト点眼液　1回1〜2滴を1日4回（朝，昼，夕方，就寝前）

【アレルゲン免疫療法】

皮下注：各種抽出物（品名：治療用アレルゲンエキス皮下注各種）
舌下錠：ダニアレルゲン（品名：アシテア®・ミティキュア®）
スギ花粉（品名：シダトレン®・シダキュア®）

●注意すべき副作用[1]

- 第一世代抗ヒスタミン薬：眠気，抗コリン作用
- 第二世代抗ヒスタミン薬：肝障害，錐体外路症状，血小板減少，眠気
- 遊離抑制薬：膀胱炎，肝障害，腎障害，白血球減少，血小板減少
- Th2サイトカイン阻害薬：肝障害，ネフローゼ
- 抗LTs薬：肝障害，血管浮腫，白血球減少，血小板減少，肺炎，横紋筋融解
- 抗PGD₂・TXA₂薬：肝障害，出血傾向
- 鼻噴霧用ステロイド薬：眼圧亢進，緑内障
- 経口ステロイド薬：副腎萎縮，骨折，緑内障，白内障，感染症増悪，糖尿病，消化性潰瘍，小児発育抑制
- 点鼻用血管収縮薬：習慣性，耐性，リバウンド鼻閉悪化・難治性鼻炎，過量→昇圧，不規則呼吸，頻脈，反射性徐脈，狭心症

●注意すべき相互作用[1,2]

- 抗ヒスタミン薬：アルコール・中枢作用薬：中枢抑制⬆
- エバスチン・フェキソフェナジン・ロラタジン⇔エリスロマイシン併用：⬆
- フェキソフェナジン⇔制酸剤：⬇
- トラニラスト⇔ワルファリン：肝代謝阻害
- プランルカスト⇔CYP3A4阻害薬：⬆
- モンテルカスト⇔フェノバルビタール：肝代謝酵素誘導で⬇
- ラマトロバン⇔抗血栓薬：血小板凝集抑制作用，アスピリンの血漿蛋白結合率⬇による遊離型血中濃度⬆，テオフィリン併用で⬆
- 点鼻用血管収縮薬⇔MAO阻害薬：α作用⬆→高血圧，脳出血のため併用禁忌

治療目的/治療モニタリング/患者教育

●治療のゴール[1]

- 症状はない，または軽度で日常生活に支障のない，薬もあまり必要ない
- 症状は持続的に安定．急性増悪があっても頻度は低く，遷延なし
- 抗原誘発反応がないか，または軽度

●治療のモニタリング項目

- 症状の程度，生活支障度，行った治療法・セルフケア（アレルギー日記[1]）

●副作用のモニタリング項目

- 自覚症状，臨床検査データ

●患者教育[1]

【抗原除去・回避法の指導】

- 通年性：室内ダニの除去，ペット抗原の回避
- 花粉症：花粉情報の利用，飛散が多い時は外出を控える・窓戸を開けない
- 洗濯物の外干しを避ける
- 外出時はメガネ・マスク着用，帰宅時に衣服や髪を払う・洗顔・うがい・鼻をかむ，掃除励行

【正常免疫，鼻粘膜を維持】

- 十分な睡眠，規則正しい生活，バランスのとれた食事，酒・たばこを控える

【市販薬利用の注意】

- 点鼻用血管収縮薬の濫用，抗ヒスタミン薬による眠気

42 アトピー性皮膚炎

S/O

- **症状**[1]
  - かゆみ，湿疹
- **検査所見**[1]

【診断・重症度の参考】
- 総IgE：診断，長期的重症度
- 末梢血好酸球数，LDH：短期的重症度，TARC，SCCA2

【アレルゲン検査】
- 皮膚反応（プリックテスト），特異的IgE抗体

- **診断基準**[1]
  1. 瘙痒
  2. 特徴的皮疹と分布

① 皮疹は湿疹病変
- 急性病変：紅斑，湿潤性紅斑，丘疹，漿液性丘疹，鱗屑，痂皮
- 慢性病変：湿潤性紅斑・苔癬化病変，痒疹，鱗屑，痂皮

② 分布：左右対側性
- 好発部位：前額，眼囲，口囲・口唇，耳介周囲，頸部，四肢関節部，体幹
- 年齢による特徴
  - 乳児期：頭・顔にはじまりしばしば体幹・四肢に下降
  - 乳小児期：頸部，四肢関節部の病変
  - 思春期・成人期：上半身（顔，頸，胸，背）に皮疹が強い傾向

3. 慢性・反復性経過
- 6ヵ月以上，乳児は2ヵ月以上

- **鑑別診断**[1]
  - 接触皮膚炎，脂漏性皮膚炎，単純性痒疹，疥癬，汗疹，魚鱗癬，皮脂欠乏性湿疹，手湿疹，皮膚リンパ腫，乾癬，免疫不全による疾患，膠原病，ネザートン症候群

【アトピー素因】
- 家族歴・既往歴：気管支喘息，アレルギー性鼻炎・結膜炎，アトピー性皮膚炎
- IgE抗体を産生しやすい素因

A

病因
- **病因**[1]
  - 多病因性（アトピー素因+環境要因）
- **危険因子**

【改善可能（悪化因子[1]）】
- 食物，汗，ストレス
- 吸入アレルゲン（ダニ，ほこり，花粉，ペット）
- 接触抗原（外用薬，化粧品，香料，金属，石けん）
- 刺激（唾液，髪の毛，衣類，搔破）
- 細菌・真菌・ウイルス感染
- アドヒアランス低下

【改善不可能】
- アトピー素因

疫学
- 有症率（国内健診）：加齢とともに↓
  - 4ヵ月 12.8%，3歳 13.2%，小学6年 10.6%，大学 8.2%，50〜60代 2.5%

治療評価
- **重症度分類**[1]
  - 軽症：面積に関わらず，軽度の皮疹*のみみられる
  - 中等症：強い炎症を伴う皮疹**が体表面積の10%未満にみられる
  - 重症：強い炎症を伴う皮疹**が体表面積の10%以上，30%未満にみられる
  - 最重症：強い炎症を伴う皮疹**が体表面積の30%以上にみられる

*：軽度の紅斑，乾燥，落屑主体の病変
**：紅斑，丘疹，びらん，浸潤，苔癬化などを伴う病変

- **治療の必要性**[1]
  - コントロールされた状態の維持による自然寛解が期待できうる
  - 薬物療法で炎症を制御することは悪化因子を減らすことにもなる
- **治療方針** ☞図1
  - 治療の基本は①薬物療法，②皮膚の生理学的異常に対する外用療法・スキンケア，③悪化要因の検索と対策[1]
  - 抗炎症外用薬（ステロイド外用薬とタクロリムス軟膏，デルゴシチニブ軟膏）を組み合わせる

【第一選択】
ステロイド外用薬 ☞表1
- 各皮疹の重症度と部位，各年齢により選択[1]
- 軽微：乾燥症状主体→ステロイドを含まない外用薬
- 軽症：乾燥・軽度の紅斑，鱗屑→ミディアム以下を第一選択
- 中等症：中等度紅斑，鱗屑，少数の丘疹，搔破痕→ストロング，ミディアムを第一選択
- 重症：高度の腫脹／浮腫／浸潤ないし

表1 ステロイド外用薬の分類[1]

分類	例（一般名と製品名）
ストロンゲスト	0.05%クロベタゾールプロピオン酸エステル（デルモベート®）
ベリーストロング	0.05%ベタメタゾン酪酸エステルプロピオン酸エステル（アンテベート®）
ストロング	0.12%ベタメタゾン吉草酸エステル（リンデロン®V）
ミディアム	0.1%ヒドロコルチゾン酪酸エステル（ロコイド®）
ウィーク	0.5%プレドニゾロン（プレドニゾロン®）

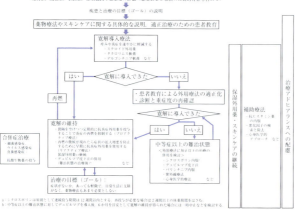

図1 アトピー性皮膚炎の診断治療アルゴリズム （文献1より転載）

苔癬化を伴う紅斑，丘疹の多発，高度の鱗屑，痂皮，小水疱，びらん，多数の掻破痕，痒疹結節→ベリーストロングまたはストロンゲスト
- 剤形：軟膏が基本，病変の性状，部位，使用感より剤形考慮
- 乳幼児・小児の重症，中等度：原則1ランク下げる[1]
- 顔面：ミディアムクラス以下[1]
- 他剤との混合は避ける[1]
- 使用量：finger tip unit；FTU（第2指の先端から第1関節部まで径5mmチューブから押し出した量（0.5g）は成人両手掌分（体表面積の2%）[1]，ローションは1円玉大

【その他の治療薬】
タクロリムス軟膏[1,2) 注] **表2**
- ステロイド外用剤で効果不十分，副作用で使用不可の場合，重症皮疹にはベリーストロング以上のステロイド外用

薬で改善後に使用．顔面・頸部にはステロイド外用薬からタクロリムスに変更考慮

デルゴシチニブ軟膏
- 重症皮疹にはステロイド外用薬で改善後に使用

保湿剤／保護剤[1]
- 保湿：ヘパリン類似物質含有製剤，尿素製剤
- 保護：ワセリン，亜鉛華軟膏，ジメチルイソプロピルアズレン含有軟膏

抗ヒスタミン内服薬
- 「41．アレルギー性鼻炎（→p.82）」**表4**を参照
- 非鎮静性第二世代（外用薬との併用）[1]

シクロスポリン内服（肝代謝）
- 既存治療で効果不十分，重症[1,2)
- 成人（16歳以上）1日量3mg/kgを1日2回に分けて経口，最大量1日量5mg/kg[2]，治療期間は12週以内

デュピルマブ皮下注射
- 既存治療で効果不十分な重症例
- 成人：初回のみ600mg，以降300mg／2週間

ステロイド内服薬[1]
- 重症・最重症の寛解導入目的，短期間使用

経口バリシチニブ（腎排泄）
- 外用療法で寛解導入や維持が困難，中等重症
- 中等度腎機能障害では減量

漢方薬（低いエビデンスレベル，弱い推奨）[1]
- 補中益気湯，消風散

● **非薬物治療**[1]
- 難治例に対し
①心身医学的療法（ストレスによる疾患の悪化，疾患に起因する不適応，疾患の治療・管理への不適応）
②紫外線療法（nUVB療法）

P

薬物治療
● **標準的な薬物治療計画**[1]
【寛解導入療法】
- ステロイド外用薬・タクロリムス軟膏・デルゴシチニブ軟膏：皮疹の重症度に応じて使用
- 保湿剤：継続使用
【寛解維持　Proactive 療法】
①寛解導入後

> ステロイド外用薬・タクロリムス外用薬：軽症状でも薄く塗る（1～3回／週）徐々に減らす
> 保湿剤：毎日塗る

②急性増悪時

> ステロイド外用薬・タクロリムス外用薬：1日2回（朝，夕：入浴後）[1]

【中等症以上の難治状態】
- ステロイド外用薬（ランク高），シクロスポリン内服，デュピルマブ皮下注，紫外線療法，心身医学的療法を併用
【補助療法】
- 抗ヒスタミン薬の内服，悪化因子の除去，心身医学的療法，保湿剤の継続
【合併症治療】
- 細菌・ウイルス感染症治療
● **注意すべき副作用**[1]
- ステロイド外用薬：皮膚感染症，ざ瘡，酒さ様皮膚炎，皮膚萎縮，多毛，緑内障（眼周囲時），副腎機能抑制
- タクロリムス軟膏：ざ瘡，皮膚感染症
- デルゴシチニブ軟膏：毛包炎，ざ瘡，ヘルペスウイルス感染症
- 保湿剤・保護剤：接触皮膚炎
- 抗ヒスタミン薬：眠気，消化器症状
- シクロスポリン：腎障害，振戦，高血圧，

感染症[1,2)
- デュピルマブ：結膜炎
- バリシチニブ：感染症，心血管系，血栓症

● **注意すべき相互作用**[2]
- シクロスポリン⇔CYP3A4，P-gpの基質・阻害薬，グレープフルーツジュース：血中濃度↑
- 抗ヒスタミン薬⇔中枢抑制薬，アルコール：鎮静作用↑
- 抗ヒスタミン薬⇔三環系抗うつ薬・抗コリン薬：抗コリン作用↑
- エバスチン・フェキソフェナジン・ロラタジン⇔エリスロマイシン：血中濃度↑

治療目的/治療モニタリング/患者教育
● **治療のゴール**[1]
- 症状がないか，あっても軽微で，日常生活に支障がなく，薬物療法もあまり必要としない状態に到達し，その状態を維持する
- 症状が軽微ないし軽度で，日常生活に支障をきたすような急な悪化が起こらない状態を維持する

● **治療のモニタリング項目**[2]
- かゆみ（日中・夜間），湿疹
- 1～2週間後：薬剤の使用量・各皮疹の重症度・副作用評価→ステロイド外用薬のステップアップ／ダウンorタクロリムス軟膏，間歇投与で再燃ないことを確認しステップダウン
- 1ヵ月で皮疹の改善がない場合：専門医の紹介
- タクロリムス軟膏：2週間以内に皮疹改善なし→中止
- デルゴシチニブ軟膏：4週間以内に改善なし→中止
- 抗ヒスタミン薬：2週間後効果なし→

他剤へ
- シクロスポリン：1回血中濃度測定／月
● **副作用のモニタリング項目**
- 「注意すべき副作用」を参照
- タクロリムス軟膏：重症皮疹時では，2～4週毎に腎機能評価[2]
- シクロスポリン：血中トラフ値[1]

● **患者教育**
- 疾患と治療ゴールの理解，外用剤の使用法と使用量，コンプライアンスの重要性，生活指導，スキンケア，皮膚感染予防，顔面症状高度の場合，合併症・副作用診断のため眼科受診奨める，アレルゲンの除去[2]
- 多職種による複数回の患者集団教育[1]
【ステロイド外用薬】[1]
- 誤解・曲解の是正
- 自己判断での突然中止を避ける
【タクロリムス軟膏】[1,2)
- 塗布部位に一過性（数日）のほてり感
- びらん・潰瘍面に使用しない
- ステロイド外用薬と併用する場合は混合や重層を避ける
- 過度の日光や不要な紫外線を避ける

表2　タクロリムス軟膏の用法・用量[2]

対象	含有量	用法	上限
2～5歳 （20kg未満）	0.03% 軟膏	1日 1～2回 12時間 空ける	1回1g
6～12歳 （20～50kg）			1回 2～4g
13～15歳 （50kg以上）			1回5g
16歳以上	0.1% 軟膏		1回5g

43 市中肺炎

S/O

◉定義
- 基礎疾患を有しない、あるいは有していても軽微な基礎疾患の人に起こる肺炎

◉症状
- 発熱、咳、痰、呼吸困難、胸痛
- 食欲低下、活動性低下

◉検査所見
- 胸部X線
- 酸素飽和度
- 炎症所見（CRP、WBC、PCT）

◉診断基準
- 胸部X線での新しい浸潤影
- 聴診で水泡性ラ音
- 肺雑音
- 痰の性状変化
- 微生物学的検査

◉鑑別診断

1)	年齢60歳未満
2)	基礎疾患がない、あるいは軽微
3)	頑固な咳がある
4)	胸部聴診上所見が乏しい
5)	痰がない、あるいは迅速診断法で原因菌が証明されない
6)	末梢白血球数が10,000/μL未満である

6項目中4項目以上合致：非定型肺炎疑い
6項目中3項目以下の合致：細菌性肺炎疑い
（感度78%、特異度93%）
1-5の5項目中3項目以上合致：非定型肺炎疑い
2項目以下合致：細菌性肺炎疑い（感度84%、特異度87%）

（文献1より改変）

◉問診
- 基礎疾患：COPD、アルコール依存、脳血管障害
- 咳／痰の性状
- 家族や地域の感染症の流行状況
- 入院歴、抗菌薬曝露歴
- 温泉歴（レジオネラ）
- 動物曝露歴
- 流行地域、渡航歴
- 使用薬剤（免疫抑制薬）
- 飲酒歴（肺炎球菌・クレブシエラ）、喫煙歴（緑膿菌）

A

病因

◉病因
- 上気道分泌物には、常在菌が多く定着。免疫力の低下した時に気道分泌物が気道に流入し起こる
- 各種病原微生物の侵入により引き起こされる

◉危険因子
- 高齢者
- 免疫抑制状態（免疫抑制薬、抗がん薬）
- 慢性呼吸器疾患（喘息、COPD）
- 基礎疾患（DM、AIDS、CHF、CKD、脳血管疾患、悪性腫瘍）
- 生活習慣（喫煙、飲酒）
- 栄養状態

◉起因菌
- 肺炎球菌、インフルエンザ菌、肺炎マイコプラズマ、レジオネラ・ニューモフィラ、黄色ブドウ球菌、肺炎クラミジア、モラキセラ・カタラーシス
- アルコール依存症患者：肺炎桿菌
- 呼吸器疾患（COPD、気管支拡張症等）：まれに緑膿菌
- その他：口腔内菌、嫌気性菌

◉疫学
- 受療率：34.6人/10万人（2014）
- 死亡率：肺炎63.6人/10万人（2020年、5位）、誤嚥性肺炎34.7人/10万人（2020年、6位）
- 全体の96%以上が65歳以上の高齢者

治療評価

◉重症度分類
【A-DROPシステム】

A	age（年齢）	男性70歳以上、女性75歳以上
D	dehydration（脱水）	BUN 21mg/dL以上または脱水所見あり
R	respiration（呼吸）	SpO_2 90%以下
O	orientation（意識）	意識障害あり
P	pressure（血圧）	収縮期血圧 90mmHg以下

軽症	該当項目0	外来
中等症	該当項目1 or 2	外来 or 入院
重症	該当項目3	入院
超重症	該当項目4 or 5	集中治療室

ショックがあれば1項目でも超重症とする
SOFAスコアがベースラインから2点以上増加すれば敗血症として診断。詳細は「50. 敗血症（→p.100）」を参照。

（文献1より改変）

◉治療の必要性
- 重症例は予後不良へつながるため、早期の積極的な治療の介入が必要

◉治療方針
- 内服可能な場合→経口剤へ変更（Oral switch）
- ガイドラインの推奨レジメンに準拠した初期広域治療（Empirical broad spectrum antibiotic treatment）
- 個別情報（先行投薬への反応性、ローカルファクター、患者の過去の分離菌動向や地域の感染症流行情報など）や、グラム染色や各種迅速検査結果等をもとに標的をある程度絞った初期治療（Pathogen directed antibiotic treatment）
  ※副作用や耐性化の問題等を考慮する起因菌・感受性試験の結果が判明したらDe-escalation（Definitive Therapy）
- PK/PDを意識した投与方法

◉全身管理の必要性評価
- 呼吸（酸素投与、人工呼吸器）
- 循環動態の安定
- 脱水改善、電解質補正
- 栄養管理
- 基礎疾患の治療
- 環境面（安静、清潔、室温/湿度）
- 感染対策（標準予防策、接触感染対策）
- サージカルマスク、同室者との距離を2mあける

◉薬物治療のための評価
【治療開始前】
- 喀痰グラム染色*、抗酸菌染色*
- 喀痰培養*
- 血液培養（2セット以上）*

- 抗原検出（レジオネラ，肺炎球菌，インフルエンザなど）
- 遺伝子検出（PCR，LAMP）
- 血清診断
- 病理学的検査
- ローカルファクター（耐性菌分離状況）

- 全身状態，基礎疾患
- 90日以内の抗菌薬投与歴
- 90日以内の入院歴
- 併用薬の有無
- ＊：抗菌薬投与前に施行

●補助療法の必要性評価
【ステロイド薬】
- 軽症〜中等症：併用しないことを弱く推奨
- 重症：併用することを弱く推奨

P

薬物治療
●標準的な薬物治療計画
【外来患者】

第一選択
CVA/AMPC（125mg/250mg）1回1錠1日3回+ABPC（250mg）1回1錠1日3回経口
非定型肺炎を疑う場合（上記に併用）
CAM 400〜500mgを1日2回経口あるいはAZM 500mgを1日1回合計3日間経口
第二選択
LVFX 500mg1日1回経口を併用

【一般病棟/ICU入院患者】

ABPC/SBT 3g 6時間毎　静注，CTRX 2g 24時間毎　静注，CTX 2g 8時間毎　静注
非定型肺炎を疑う場合，リスクのある患者＊＊
AZM 500mg 24時間　静注もしくは経口
LVFX 500mg 24時間毎　静注
TAZ/PIPC 4.5g 6時間毎　静注，MEPM 1g 8時間毎　静注
VCM 1回20mg/kg 12時間毎　静注
重症例は「50. 敗血症（→p.100）」を参照
＊＊：過去にMRSAや緑膿菌の感染歴がある，直近90日以内に抗菌薬曝露歴がある，依存疾患（心臓，肺，肝臓，腎臓疾患，糖尿病，アルコール依存症，悪性腫瘍）のある患者

●注意すべき副作用
- アレルギー症状
- 消化器症状（下痢，CDI）
- 菌交代症
- 不整脈（QTc延長）

- キノロン系薬：光線過敏症，低血糖，痙攣
- アミノグリコシド系薬：腎障害，聴覚障害
- VCM：Vancomycin infusion reaction
- CFPM：脳症
- PCG：高K血症，血管痛

●注意すべき相互作用
- カルバペネム系薬⇔バルプロ酸：濃度⇩
- キノロン系薬⇔NSAIDs：痙攣，制酸薬：吸収⇩
- マクロライド系薬：CYP3A4阻害作用
- テトラサイクリン系薬⇔制酸薬：吸収⇩
- ワルファリン：ビタミンK生成⇩によりINR⇧
- ST合剤⇔ACE阻害薬：突然死のリスク⇧

●薬物投与計画 De-escalation
- 起因菌や感受性試験結果に従い抗菌薬変更

●治療期間（目安）
- 肺炎球菌：菌血症がなければ解熱後3日程度（最低5日間），菌血症併発で10〜14日間
- 黄色ブドウ球菌や嫌気性菌による壊死性肺炎：14日間以上
- レジオネラ・ニューモフィラ：7〜14日間
- 緑膿菌：10〜14日間
- その他のCAP：最低5日間かつ2〜3日間平熱が持続
- 肺化膿症，胸膜炎，膿胸を併発：上記より長期間投与すべき

治療目的/治療モニタリング/患者教育
●治療のゴール
【短期】
- 自覚症状の改善
- 効果判定項目の改善

- 抗菌薬の完遂
- 肝臓障害/腎障害の予防
【長期】
- 肺炎での死亡回避
- 耐性菌の出現抑制
- 再発予防

●治療のモニタリング項目
- 薬剤投与3日後：早期の効果判定を実施（体温，咳嗽，喀痰量）
- 治療終了時：咳嗽，喀痰量，呼吸困難，胸痛，喀痰症状，胸部ラ音
注意：胸部陰影の改善に時間を要する症例がある。また，CRPは感染症以外の因子で軽快しない症例がある

●副作用のモニタリング項目
- アレルギー症状：皮膚発赤，腫脹，掻痒感，バイタル，呼吸状態
- 消化器症状：排便回数，便性状
- 不整脈：心電図
- キノロン系薬：皮膚発赤，腫脹，掻痒感（光線過敏症），血糖（低血糖），痙攣
- アミノグリコシド系薬：腎機能，尿量（腎障害），聴覚（聴覚障害）
- バンコマイシン：上半身の紅斑，バイタル，呼吸状態（Vancomycin infusion reaction）
- セフェピム：意識レベル，脳波（脳症）
- ペニシリンG：カリウム値（高K血症），血管痛

●患者教育
- 禁煙
- 口腔ケア
- 嚥下障害予防
- 栄養の保持
- インフルエンザワクチン
- 肺炎球菌ワクチン（高齢者，慢性呼吸器疾患）
- コンプライアンス向上のための指導

87

44 院内肺炎

S/O

●症状
- 発熱
- 咳嗽
- 喀痰
- 息切れ
- 胸痛
- 倦怠感
- 食欲↓

●検査所見
- SpO$_2$↓
- WBC↑（好中球優位）

- 炎症反応（CRP↑, 赤沈亢進, プロカルシトニン↑）

●診断基準
- 胸部異常陰影の出現に加えて, 以下の2項目以上を満たす
  - ①発熱（38℃以上）
  - ②WBC異常（↑あるいは↓）
  - ③膿性分泌物

●鑑別診断
- 心不全
- 肺塞栓

- 急性間質性肺炎
- ARDS
- 好酸球性肺炎
- 器質化肺炎
- 過敏性肺臓炎
- 薬剤性肺障害
- 放射線肺臓炎
- 肺胞出血
- 肺癌
- リンパ増殖性疾患

A

病因

●病因
【易感染宿主の存在】
- 高齢者（65歳以上）, 気管支拡張症, 肺気腫, 肺結核後遺症障害, 細胞性免疫不全, 好中球減少

【病原体の過剰進入】
- 誤嚥, 人工呼吸器, ネブライザー

【環境要因】
- 交差感染（患者, 医療従事者）, 給湯系からの感染

●危険因子
【耐性菌のリスク因子】
- 90日以内の抗菌薬投与歴
- 90日以内に2日間以上の入院歴
- 免疫抑制状態
- 活動性の低下：PS≧3, バーゼル指数＜50, 歩行不能, 経管栄養または中心静脈栄養法
⇒2項目以上で耐性菌の高リスク群

【MRSA保菌リスク】
- 2週間以上の広域抗菌薬投与歴
- 長期入院の既往
- MRSA感染や定着の既往

●起因菌
- MRSA
- 緑膿菌
- 肺炎球菌
- MSSA
- 肺炎桿菌, インフルエンザ菌, ステノトロフォモナス・マルトフィリアなど

●疫学[1]
【1日あたりの肺炎受療率】
- 10万人対42.8（外来8.2・入院34.6）

【死亡率】
- 院内肺炎：30.4%
- 医療介護関連肺炎：15.5%

治療評価

●重症度分類
【敗血症の評価】
- qSOFAスコアでスクリーニングを行い, SOFAスコアで敗血症の有無を評価

【重症度評価[1]】
I.生命予後予測因子（I-ROAD）

I	（Immunodeficiency）	悪性腫瘍または免疫不全状態
R	（Respiration）	SpO$_2$>90%のためFiO$_2$>35%を要する
O	（Orientation）	意識レベルの低下
A	（Age）	男性70歳以上, 女性75歳以上
D	（Dehydration）	乏尿または脱水

II.肺炎重症度規定因子
①CRP≧20mg/dL
②胸部X線写真で陰影の拡がりが1側肺の2/3以上

軽症群	Iの該当項目が2項目以下, IIの該当なし
中等症群	Iの該当項目が2項目以下, IIの該当あり
重症群	Iの該当項目が3項目以上

●治療の必要性
- 積極的な肺炎治療を考慮することが必ずしも生命予後やQOLを改善するとは限らないため, 易反復性の誤嚥性肺炎のリスクがある, または疾患末期や老衰などの終末期状態の場合は患者個人・家族の意思やQOLを考慮した治療・ケアを行う

●治療方針[1, 2]
- 耐性菌リスクと重症度を参考に抗菌薬を選択する（図1）
- 原因菌検索：下気道検体の培養, グラム染色, 尿中抗原（肺炎球菌, レジオネラ）, 血液培養

- Empiric therapyは耐性菌リスク, 重症度, 各施設のローカルファクター, アンチバイオグラムを考慮する
- 原因菌が判明すれば, definitive therapyに移行
- グラム染色が利用できれば, empiric therapyの抗菌薬選択の情報として用いる

●非薬物治療
- 酸素療法（人工呼吸器, NPPV, ECMOを含む）
- 分泌物が保持されている場合は体位ドレナージ

88

敗血症	I-ROAD	重症度	耐性菌リスク	治療方針	
なし	軽症群	高くない	なし	escalation治療	臨床症状
			あり	de-escalation 単剤治療	
なし	中等症群以上	高い	なし	de-escalation 単剤治療	
			あり	de-escalation 多剤治療	細菌培養
あり	軽症群	高い	なし	de-escalation 単剤治療	
			あり	de-escalation 多剤治療	
あり	中等症群以上	高い	なし	de-escalation 単剤治療	
			あり	de-escalation 多剤治療	

→ 2～3日後評価

	培養陽性	培養陰性
症状改善	de-escalationを考慮	抗菌薬中止を考慮
症状増悪	抗菌薬追加・変更 and/or 培養不能病原体 他の部位の感染症 感染症以外の病態	培養不能病原体 他の部位の感染症 感染症以外の病態

図1　抗菌薬の選択[1, 3]

P

薬物治療

●標準的な薬物治療計画

【Escalation治療】

- 標的とするのは肺炎球菌, MSSA, インフルエンザ菌, 口腔内レンサ球菌, クレブシエラ属（非ESBL産生菌）, モラクセラ属などである

SBT/ABPC（腎）　3g/回, 3～4回/日
CTX（中間）　1～2g/回, 3回/日（添付文書最大4g/日）
CTRX（中間）　2g/回, 1回/日
※非定型肺炎が疑われる場合はLVFX 500mg/回（使用に際しては結核の有無を慎重に判断する）

【De-escalation治療】

- Escalation治療群の原因微生物に加え, MRSA, 緑膿菌, ESBL産生腸内細菌をカバーする

単剤治療

TAZ/PIPC（腎）　4.5g/回, 3～4回/日
MEPM（腎）　1g/回, 3回/日
DRPM（腎）　0.5～1g/回, 3回/日
CFPM（腎）　1～2g/回, 3～4回/日*
TAZ/CTLZ（腎）　3g/回, 3回/日
LVFX（腎）　500mg/回, 1回/日*
CPFX（中間）　300mg/回, 2回/日*
PZFX（腎）　500～1000mg/回, 2回/日*

※嫌気性菌感染を疑う際には第四世代セフェム系薬, キノロン系薬は使用を避けるか, CLDMまたはMNZを併用する

CLDM（肝）　600mg/回, 2～4回/日
MNZ（肝）　500mg/回, 3～4回/日

多剤治療

- 抗緑膿菌作用があるβラクタム系薬にキノロン系薬またはアミノグリコシド系薬を併用する

AMK（腎）　20mg/kg, 1回/日
（ピーク値≧50～60μg/mL　トラフ値＜4μg/mL）
GM（腎）/TOB（腎）　7mg/kg, 1回/日
（ピーク値≧15～20μg/mL　トラフ値＜1μg/mL）

- MRSA感染を疑う場合

LZD（中間）　600mg/回, 2回/日　静脈or経口投与
VCM（腎）　目標AUC 400～600μg・h/mL
TEIC（腎）　トラフ値15～30μg/mL（複雑性感染症や重症感染例では20～40μg/mL）
ABK（腎）　ピーク≧15μg/mL　トラフ値＜1～2μg/mL
※DAPは肺サーファクタントで不活化されるため, MRSA肺炎には用いてはならない

●注意すべき副作用

- アナフィラキシー, 薬疹, 汎血球減少,

血小板減少（LZD）, 薬剤熱, 肝障害, 腎機能障害（アミノ配糖体系薬, VCM, VCM+TAZ/PIPCの場合は特に注意）, 抗菌薬関連下痢症（C. difficile感染症）

●注意すべき相互作用

- カルバペネム系薬とバルプロ酸ナトリウム⇔バルプロ酸の血中濃度⇩
- CPFXとケトプロフェン⇔痙攣誘発
- CPFXとチザニジン⇔血圧⇩, 傾眠

治療目的/治療モニタリング/患者教育

●治療のゴール

- 短期目標：臨床症状の改善
- 長期目標：予後改善

●治療のモニタリング項目

- 咳嗽, 喀痰量, 呼吸困難, 胸痛, 喀痰性状, 胸部ラ音→臨床効果判定
- 呼吸数, 酸素化（SpO₂）, 体温, 細菌学的所見, 胸部X線所見, 炎症パラメータ（WBC, CRP）

●副作用のモニタリング項目

- WBC, RBC, PLT, AST/ALT, γ-GT, ALP, TB, UN/CRE, 尿量, 排便回数・便の性状（下痢の場合にはCDtoxin, GDH）

●患者教育

- 副作用（特にアナフィラキシー, アレルギー症状）について説明
- 肺炎の予防（65歳以上の高齢者や基礎疾患を有する場合に肺炎球菌ワクチンの接種, インフルエンザワクチンの接種, 口腔ケア）の必要性について説明

45 細菌性髄膜炎

S/O

- **症状**[1]
  - 三徴：発熱, 後部硬直, 意識障害
  - 四徴：三徴に頭痛を加える
  - 成人で三徴を示すのは44～51%, 四徴を示すのは44%
  - 四徴のうち2つの症状は高率に認める
- **検査所見**[1-3]
  - 髄液検査：初圧, 細胞数と分画, 糖, 蛋白, グラム染色, 培養, 肺炎球菌抗原（脳ヘルニアが疑われる場合は禁忌）（起因菌や年齢層にもよるが, グラム染色：50～90%で起因菌を特定, 髄液培養：抗菌薬治療前の患者で80%陽性）
  - 血液培養2セット：血液から髄腔内への感染経路があること, また髄液検査ができない場合には起因菌の同定検査として重要（起因菌にもよるが, 抗菌薬治療前の患者では50～90%陽性, 抗菌薬治療後の患者では20%低下）
  - 頭部CT：全例で行う必要はなく, 意識障害, 神経巣症状, 痙攣発作, 乳頭浮腫, 免疫不全者, 60歳以上の患者で推奨される
- **診断基準**[4]
  【疾病管理予防センター/米国医療安全ネットワーク（CDC/NHSN）サーベイランスの髄膜炎または脳室炎の定義】
  - 以下の基準を1つ以上満たす
  A. 髄液から培養もしくはその他の検査法で微生物が同定される
  B. 以下の基準の両方を満たす
  a. 他に原因がなく以下のうち2つ以上認める
     - 発熱（>38℃）または頭痛〔1歳以下では, 発熱（>38℃）, 低体温（<36.0℃）, 無呼吸, 徐脈, または不機嫌〕
     - 髄膜刺激症状
     - 脳神経症状
  b. 以下のうち1つ以上認める
     - 髄液中の白血球増加, 蛋白上昇, 糖減少
     - 髄液のグラム染色による微生物の確認
     - 血液から培養もしくはその他の検査法で微生物が同定される
     - 抗体検査による微生物の確認

A

病因
- **病因**[5]
  - くも膜下腔の急性化膿性感染症と定義される
- **危険因子**[1]
  - 慢性副鼻腔炎, 中耳炎, 肺疾患, 心疾患, 慢性尿路感染症, 慢性消化性疾患（アルコール依存症, 糖尿病, 血液疾患, 悪性腫瘍）, 免疫抑制状態, 外傷, 髄液漏のような因子が約半数に存在
- **主な起因菌**[1]

1ヵ月未満	B群レンサ球菌（GBS）, 大腸菌
1～3ヵ月	GBS
4ヵ月～5歳	インフルエンザ菌, 肺炎球菌, リステリア菌, 髄膜炎レンサ球菌
6～49歳	肺炎球菌, インフルエンザ菌
50歳以上	肺炎球菌, インフルエンザ菌, GBS, 腸内細菌, 緑膿菌
免疫不全者	どのような細菌によっても発症する

【本邦の耐性菌】[1]
- ペニシリン高度耐性肺炎球菌（PRSP）：21～26%
- ペニシリン中等度耐性肺炎球菌（PISP）：50～60%
- β-lactamase non-producing ampicillin-resistantインフルエンザ菌（BLNAR）：60%以上
- β-lactamase producing amoxicillin/clavlanic acid-resistantインフルエンザ菌（BLPACR）：約10%
- ペニシリン軽度耐性B群レンサ球菌（PRGBS）が出現している

- **疫学**[1]
治療評価
- **重症度分類**[1]
  - 未治療では致死的
- **治療の必要性**[1]
  - 菌の培養結果を待たず経験的治療を早急に開始
- 致死率：約20%
- 後遺症：生存者の約30%

治療方針[1]→図1
- **非薬物治療**
  - 人工物の挿入がある場合は, 可能であれば除去する

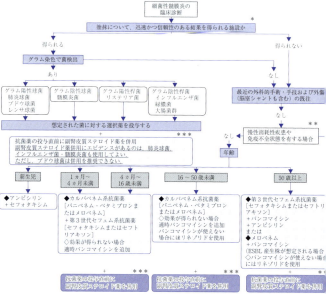

図1 治療方針

薬物治療

●標準的な薬物治療計画
- 年齢・基礎疾患・発症状況などから起因菌を想定し、empiric therapy をできるだけ早く開始
- グラム染色結果が得られた時点、起因菌が同定された時点や薬剤感受性結果が得られた時点で、ガイドラインに基づいた抗菌薬投与への変更を検討

【成人[1]】
- PAPM/BP：1g 6時間毎
- MEPM：2g 8時間毎
- CTX：2g 4～6時間毎
- CTRX：2g 12時間毎
- VCM：30～60mg/kg/日 8～12時間毎（TDM）
- ABPC：2g 4時間毎
- CAZ：2g 8時間毎
- LZD：600mg 12時間毎

【新生児を除く小児[1]】
- PAPM/BP：100～160mg/kg/日 分3～4
- MEPM、DRPM：120mg/kg/日 分3
- CTX：200～300mg/kg/日 分3～4
- CTRX：80～120mg/kg/日 分2
- VCM：40～60mg/kg/日 分3～4（TDM）
- ABPC：300～400mg/kg/日 分3～4
- LZD：1,200mg/日（12歳未満30mg/kg/日分3、最高600mg/回）

【投与量調節[6,7]】
- 腎機能障害時：MEPM、DRPM、VCM、CTX、CAZ、AMPC
- 肝機能障害時：CTRX
- PAPM/BPは、PAPMの尿中未変化体排泄率は低いがBPは高い

【ステロイド薬[1]】
- デキサメタゾン：0.15mg/kg 6時間毎
- 抗菌薬投与10～20分前
- 成人4日間・小児2～4日間

- 成人では肺炎球菌による髄膜炎の死亡率を低下させる
- 乳幼児以降の小児ではインフルエンザ菌による髄膜炎の後遺症（高度難聴）を低下させる
- 新生児・頭部外傷・外科的侵襲に伴発した細菌性髄膜炎では推奨されない
- 抗菌薬投与後の有効性は不確実

【抗菌薬投与期間の目安[1]】
- 髄膜炎菌：7日
- インフルエンザ菌：7日
- 肺炎球菌：10～14日
- GBS：14～21日
- 嫌気性グラム陰性桿菌：21日
- リステリア：21日以上

●注意すべき副作用
- アナフィラキシー、皮疹、下痢、*Clostridioides difficile*（CD）感染症、腎肝機能障害など
- カルバペネム系：痙攣
- CTRX：胆泥、胆石
- VCM：レッドネック症候群、第8脳神経障害
- LZD：骨髄抑制、乳酸アシドーシス、末梢神経障害、視神経障害

●注意すべき相互作用
- 抗菌薬⇔ワーファリン：INR↑
- カルバペネム系⇔バルプロ酸：バルプロ酸血中濃度↓
- AMPC⇔アロプリノール：皮疹↑
- LZD⇔アドレナリン作動薬、チラミン含有食品：血圧上昇、動悸のリスク↑
- LZD⇔RFP：LZD血中濃度↓
- LZD⇔SSRI：セロトニン症候群のリスク↑

治療目的／治療モニタリング／患者教育

●治療のゴール
- 生命予後および症状の改善

●治療のモニタリング項目
- 発熱、頭痛、意識レベル、バイタル、髄液検査、血液培養など

●副作用のモニタリング項目
- バイタル、皮膚所見、便性状、CD Toxin検査、AST、ALT、BUN、Scrなど

●患者教育
- 治療の目的、副作用、ワクチン接種など

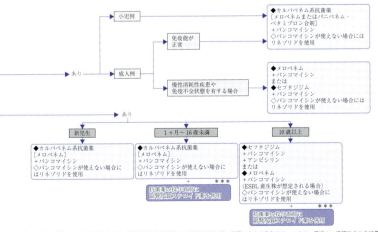

*：グラム染色の結果は、それを判定する者の経験や手技的な要因および検体の取り扱い状況に大きく依存する。つまり、迅速かつ信頼性のある結果が十分に確立できない場合には、「塗抹について、迅速かつ信頼性のある結果を得られない施設の場合」を選択する。なお、グラム染色の結果に基づいて治療を開始する時、臨床症状および髄液所見から効果不十分と判断された場合には、「塗抹について、迅速かつ信頼性のある結果を得られない施設の場合」を選択し直し、治療を変更する（培養および感受性結果が得られるまで）。

**：慢性消耗性疾患や免疫不全状態を有する患者：糖尿病、アルコール症、摘脾後、悪性腫瘍術後、担癌状態、慢性腎不全、重篤な肝障害、心血管疾患、抗癌剤や免疫抑制剤の服用中、放射線療法中、先天性および後天性免疫不全症候群の患者。

***：副腎皮質ステロイド薬の併用の投与方法：新生児を除く乳幼児・学童および成人の副腎皮質ステロイド薬の併用を推奨する。基本的には、抗菌薬の投与の10～20分前に、デキサメタゾンを0.15mg/kg・6時間毎（体重60kgの場合、デキサメタゾン36mg/日）、小児では2～4日間、成人では4日間投与する。ただし、新生児および頭部外傷や外科的侵襲に伴発した細菌性髄膜炎では、副腎皮質ステロイド薬の併用は推奨しない（「細菌性髄膜炎診療ガイドライン2014」第7章-2「副腎皮質ステロイド薬の併用」の項を参照）。

（「『細菌性髄膜炎診療ガイドライン』作成委員会編集：細菌性髄膜炎診療ガイドライン2014（日本神経学会、日本神経治療学会、日本神経感染症学会監修）、p.xii-xiii、2014、南江堂」より許諾を得て転載）

46 尿路感染症

S/O

●分類[1-3]
- 解剖学的分類：下部（尿道，膀胱）と上部（腎盂，腎実質，腎周囲）
- 基礎疾患の有無による分類：単純性，複雑性（前立腺肥大，悪性腫瘍，結石，狭窄，先天性異常，神経因性膀胱，糖尿病，薬剤，人工物留置など）
- その他：無症候性細菌尿，カテーテル関連尿路感染症，ウロセプシス
- 通常，男性は複雑性として扱う

●症状[1-3]
- 膀胱炎：排尿時痛，頻尿，残尿感，尿意切迫感，膣分泌物低下
- 腎盂腎炎：膀胱炎の症状に加え，発熱，嘔気，嘔吐，肋骨・脊椎角部叩打痛，循環動態低下
- 無症候性細菌尿：症状なし
- カテーテル関連尿路感染症：無症状であることが多いが，有症状の場合，発熱，悪寒，意識の変容，倦怠感，腰痛，肋骨・脊椎角部叩打痛，急性の血尿，骨盤部不快感（カテーテル抜去後の場合：排尿痛，頻尿，恥骨部の圧痛）
- ウロセプシス：先行して膀胱炎，腎盂腎炎，前立腺炎，精巣上体炎の症状を認め，ショック症状を伴うことがある

●検査所見[1-3]
- 尿検査：細菌尿，膿尿，血尿，亜硝酸塩
- 尿培養：起因菌，薬剤感受性
- 血液培養：菌血症，起因菌，薬剤感受性
- 血液検査：白血球数，左方移動，CRP，プロカルシトニンなど
- 画像検査：器質的異常

●診断基準[1-3]
- 他の疾患を除外しつつ診断
- 単純性膀胱炎：症状，尿検査，尿培養（再発性，難治性，妊婦，腎盂腎炎の疑い例などで推奨）に基づき診断
- 単純性腎盂腎炎：症状，尿検査，尿培養検査（中間尿で10⁵CFU/mL以上な

どが目安とされることがあるが，尿路結石や腫瘍などで閉塞がある場合は菌量が低下するため，それ以下であっても除外はできない），血液培養（菌血症，敗血症が疑われるとき）に基づき診断
- 複雑性：単純性に加え，基礎疾患の存在
- 無症候性細菌尿：症状はないが，女性は2回連続，男性は1回でも10⁵CFU/mL以上，もしくはカテーテル尿で10²CFU/mL以上の細菌を認めた場合
- カテーテル関連尿路感染症：カテーテル尿もしくはカテーテル抜去後48時間以内の尿培養で10³CFU/mL以上の細菌を認め症状がある場合
- ウロセプシス：尿検査，尿培養検査，血液培養2セットは必須で，qSOFAスコアなどより敗血症を疑い，SOFAスコアを用いて診断

A

病因
●病因
- 尿道，膀胱，腎盂，腎実質への上行性細菌感染

●危険因子[1-3]
- 単純性：性交，殺精子剤の使用，新しいパートナー
- 複雑性：前述の基礎疾患

●起因菌[1-3]
- 単純性：ほとんどが大腸菌（第3世代セファロスポリン耐性，キノロン耐性，ESBLsが増加しており地域の薬剤感受性率の把握が重要）
- 複雑性：大腸菌に加え，他の腸内細菌科の細菌，緑膿菌，グラム陽性球菌，耐性菌

- カテーテル関連尿路感染症：グラム陰性桿菌の頻度が高い
- ウロセプシス：大腸菌に加え，他の腸内細菌科の細菌，緑膿菌，グラム陽性球菌，耐性菌

治療評価
●重症度分類[1-3]
- 腎盂腎炎の重症度の目安は，外来治療可能な症例が軽症・中等症，入院を要する症例が重症とされる

●治療の必要性[1-3]
- 有症状：治療対象（高齢，神経障害，カテーテル挿入がある患者は，症状が乏しいことがある）
- 無症候性細菌尿：治療対象外（妊婦は治療対象）

●治療方針
- 重症度，病歴，抗菌薬投与歴，微生物検査歴，薬物動態，経済性などを考慮し，大腸菌に占めるESBLsやキノロン耐性の割合や，緑膿菌の薬剤感受性パターンなどのLocal factorに基づきEmpiric Therapyを検討する

●非薬物療法[1-3]
- 外科的治療，カテーテルやステント挿入などによる尿流の確保
- カテーテル関連尿路感染症では，可能であればカテーテル抜去もしくはカテーテルの入れ替えを検討
- クランベリー製品の摂取により，特定の集団の尿路感染症を予防する可能性が示唆されている

P

●標準的な薬物治療計画[1-4]
〈処方例〉
【単純性膀胱炎】

CVA/AMPC　1回125mg/250mg
　1日3回　7日間
CCL　1回250mg　1日3回　7日間
LVFX経口　1回500mg　1日1回
　3日間

【複雑性膀胱炎】

CVA/AMPC　1回125mg/250mg
　1日3回　7～14日間
LVFX経口　1回500mg　1日1回
　7～14日間

【妊婦の無症候性細菌尿】
- 妊婦では，ST合剤，テトラサイクリン，キノロン系の使用を避ける

CVA/AMPC　1回125mg/250mg
　1日3回　7日間
CCL　1回250mg　1日3回　7日間

【単純性腎盂腎炎】
外来（軽症・中等症）

LVFX経口　1回500mg　1日1回
　7～14日間
CPDX-PR　1回200mg　1日2回

14日間
（治療開始時に注射薬単回投与として
CTRX，AMK，PZFX，LVFXの併
用を考慮する）

入院（重症）*

CTM　1回1〜2g　1日3〜4回
（添付文書：最大4g/日）
CTRX　1回1〜2g　1日1〜2回

【複雑性腎盂腎炎】
・治療期間は基礎疾患も考慮し決定する
外来（軽症・中等症）

LVFX経口　1回500mg　1日1回
7〜14日間
CPDX-PR　1回200mg　1日2回
14日間
（治療開始時に注射薬単回投与として
CTRX，AMK，PZFX，LVFXの併
用を考慮する）

入院（重症）*

CAZ　1回1〜2g　1日3回（添付
文書：最大4g/日）
CTRX　1回1〜2g　1日1〜2回
TAZ/PIPC　1回4.5g　1日3回

【妊婦の腎盂腎炎】
外来（軽症・中等症）

CPDX-PR　1回100〜200mg　1日2
回　14日間
（治療開始時に注射薬単回投与として
CTRXの併用を考慮する）

入院（重症）*

CTM　1回1〜2g　1日3〜4回
（添付文書：最大4g/日）
CTRX　1回1〜2g　1日1〜2回

【妊婦の無症候性細菌尿】

CVA/AMPC　1回125mg/500mg

1日2〜3回　3〜7日間
（2つの製品を組み合わせて使用する：
CVA/AMPC 125mg/250mg＋
AMPC 250mg）
CCL　1回250〜500mg　1日3回
3〜7日間

【カテーテル関連尿路感染症*】
・施設の感受性パターンを参考にESBLs
や緑膿菌に活性を持つ広域抗菌薬の投
与を考慮する

CAZ　1回1〜2g　1日3回（添付
文書：最大4g/日）
TAZ/PIPC　1回4.5g　1日3回

【ウロセプシス】
・救命かつ耐性菌カバーのため広域抗菌
薬にて治療を開始し，薬剤感受性結果
よりdefinitive therapyへ移行する
・感染源，循環動態および生命維持装置
の適切な管理を行う

CFPM　1回2g　1日2回
MEPM　1回1g　1日3回
TAZ/PIPC　1回4.5g　1日3回
CPFX　1回400mg　1日2〜3回

【ESBLsの場合】

MEPM　1回1g　1日3回

・抗緑膿菌作用を有さないセファマイシ
ン系のCMZやFMOXが，非重篤な尿
路感染症患者でカルバペネム系の代替
療法となる可能性が示唆されている
＊：可能であればグラム染色より起因菌
の推定を行ったうえで抗菌薬を開始
し，3日を目安に効果判定を行い，
さらに薬剤感受性結果よりdefinitive
therapyへ移行する

◉**注意すべき副作用**
・アナフィラキシー，皮疹，下痢，
Clostridioides difficile（CD）感染症，

腎肝機能障害など

◉**注意すべき相互作用**
・抗菌薬⇔ワーファリン：INR⬆
・ST合剤⇔メトトレキセート：血液毒
性⬆
・カルバペネム系⇔バルプロ酸：バルプ
ロ酸血中濃度⬇
・キノロン系⇔金属カチオン：キレート
形成　など

◉**投与量調節**[5,6]
・腎機能障害：ST合剤，TAZ/PIPC，
CVA/AMPC，CCL，CPDX-PR，
CTM，CAZ，CFPM，MEPM，
LVFX，CPFX
・肝機能障害：CTRX

治療目的／治療モニタリング／患者教育

◉**治療のゴール**
・膀胱炎：症状の改善
・腎盂腎炎：生命予後，症状の改善
・複雑性：基礎疾患の管理を継続し再発
予防
・妊婦の無症候性細菌尿：腎盂腎炎の発
症予防
・カテーテル関連尿路感染症：生命予後
および症状の改善，再発予防
・ウロセプシス：生命予後および症状の
改善

◉**治療のモニタリング項目**
・症状，バイタル，尿検査，尿培養，血
液培養，血液検査，画像検査など

◉**副作用のモニタリング項目**
・バイタル，皮膚所見，便性状，CD
Toxin検査，AST，ALT，BUN，Scr
など

◉**患者教育**
・治療の目的，副作用
・抗菌薬内服治療の場合は，コンプライ
アンス維持の必要性
・基礎疾患の管理
・生活習慣の改善点

93

47 肺結核

S/O

●症状
- 2週間以上持続する咳嗽
- 非特異的臨床症状

【全身症状】
- 発熱，盗汗（寝汗），全身倦怠感，体重減少，食欲不振

【呼吸症状】
- 咳嗽，喀痰，血痰，喀血，胸痛，呼吸困難

●検査所見[1]
- 結核菌検査：塗抹法，PCR法，分離培養法，薬剤感受性検査
  1. 塗抹法（表1）：Ziehl-Neelsen法で染色．喀痰を用いて連続3日間，必要に応じて，胃液，気管支肺胞洗浄液，血液・骨髄液
  2. PCR法：結核菌と非結核性抗酸菌の同定が可能
  3. 分離培養法：生菌の存在を確認．薬剤感受性検査を実施するためにも必須
  4. 薬剤感受性検査：小川培地や液体培地（MGIT薬剤感受性検査）

表1 塗抹染色の記載法

記載法	蛍光法(200倍)	Ziehl-Neelsen法(1,000倍)	備考(ガフキー号数)
−	0/30視野	0/300視野	G0
±	1〜2/30視野	1〜2/300視野	G1
1+	1〜19/10視野	1〜9/100視野	G2
2+	≥20/10視野	≥10/100視野	G5
3+	≥100/1視野	≥10/1視野	G9

（文献1より転載）

- 感染の検査：ツベルクリン反応，インターフェロンγ放出試験（IGRA）
  1. ツベルクリン反応：BCG接種者で偽陽性の可能性
  2. IGRA：クォンティフェロン（QTF），T-SPOT
- 胸部X線検査：多彩な所見．初期：気道に沿った小結節散布像，進行：濃厚影内部に空洞
- 胸部CT検査：必要に応じて実施

●診断基準
- 症状，胸部画像検査で結核が疑われた患者のうち，結核菌検査で結核菌が検出

【潜在性結核感染症】
- 活動性結核を発病している臨床症状はないが，結核菌特異的抗原による刺激に対して持続的免疫応答を示している状態

【届出】
- 感染症法：二類感染症．診断後直ちに

●鑑別診断
- 急性気管支炎／気管支拡張症／気管支喘息
- 細菌性肺炎／異型肺炎／肺真菌症／好酸球性肺炎
- 肺がん／サルコイドーシス／肺化膿症／肺梗塞

A

病因
●病因
- 肺結核患者の咳嗽による飛沫中の結核菌が他の人に吸い込まれて起こる空気感染（飛沫核感染）

●危険因子
- 環境：密閉空間
- 体質：やせ型
- 生活習慣：睡眠・栄養不足，過剰なストレス
- 背景疾患：HIV感染／AIDS，糖尿病，肝硬変，出血性胃潰瘍，慢性腎臓病，血液透析，臓器移植，珪肺
- 薬剤：副腎皮質ホルモン，生物学的製剤（TNF-α阻害薬），免疫抑制薬，抗がん薬

●起因菌
- 結核菌（*Mycobacterium tuberculosis*）

●疫学（2021年）[3]
- 新規登録患者数：11,519人（9.2人/10万人），中まん延国から低まん延国へ
- 死亡数：1,844人（1.5人/10万人）
- 結核菌に曝露した約半数が感染．そのうちの約10%が生涯の間に発病．そのうち50%が1年以内に発症

- 結核の約80%が肺結核

●治療評価
●治療の必要性[2]
- 体内で増殖するM.tuberculosisを急速に減らし，重症度を下げ死亡を防ぎ，周囲への結核菌感染・伝播を防止する
- 治療完遂後に再発させないために，体内に残存する結核菌を根絶する
- 治療によって誘導される薬剤耐性化を予防する

【入院基準（入院勧告：感染症法第37条）】[4, 5]
① 肺結核，咽頭結核，喉頭結核，気管・気管支結核の患者で喀痰塗抹検査陽性
② ①の喀痰塗抹検査が陰性で，喀痰，胃液または気管支鏡検体を用いた塗抹検査，培養検査またはPCRのいずれかの検査が陽性，かつ以下のア，イまたはウに該当
  ア．感染防止のために入院が必要と判断される呼吸器等の症状がある
  イ．外来治療中に排菌量の増加がみられている
  ウ．不規則治療や治療中断により再発している

●治療方針[1, 2, 6]

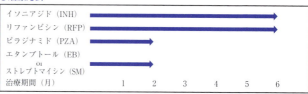

【潜在性結核感染症[7, 8]】
- INH 6 or 9ヵ月間

- INH＋RFP 3〜4ヵ月間
- INH不耐性：RFP 4ヵ月間

◉病型分類[1]

【病巣の性状】

- 0型：病変が全く認められないもの
- Ⅰ型（広汎空洞型）：空洞面積の合計が「1」（後記）を超し，肺病変の拡がりの合計が一側肺に達するもの
- Ⅱ型（非広汎空洞型）：空洞を伴う病変があって，上記Ⅰ型に相当しないもの
- Ⅲ型（不安定非空洞型）：空洞は認められないが，不安定な肺病変があるもの

- Ⅳ型（安定非空洞型）：安定していると考えられる肺病変のみがあるもの
- Ⅴ型（治癒型）：治癒所見のあるもの
- 以上のほかに次の3種の病変があるときは，特殊型として次の符号を用いて記載する
  - H：肺門リンパ節腫脹
  - Pl：滲出性胸膜炎
  - Op：手術のあと

【病巣の拡がり】

- 1：第2肋骨前端上縁を通る水平線以上の肺野の面積を超えない範囲

- 2：1と3の中間
- 3：一側肺野面積を超えるもの

【病側】

- r：右側のみに病変のあるもの
- l：左側のみに病変のあるもの
- b：両側に病変のあるもの

◉非薬物治療[2]

- 直視監視下短期化学療法（DOTS）の適応
- 外科的療法：化学療法のみによって治療の目的を十分に達することができない場合

P

薬物治療

◉標準的な薬物治療計画[2,6]

INH 5 mg/kg/日　最大量 300mg/body/日　1日1回：肝代謝

RFP 10mg/kg/日　最大量 600mg/body/日　1日1回：肝代謝

PZA 25mg/kg/日　最大量 1,500mg/body/日　1日1回：肝代謝（腎機能低下時は用量調節）

EB 20mg/kg/日　最大量 1,000mg/body/日　1日1回：腎排泄

SM 15mg/kg/日　最大量 750mg/body/日　1日1回，週3回投与の場合は最大量1,000mg/body/日：腎排泄

◉注意すべき副作用

- INH：胃腸障害，皮疹，末梢神経傷害[*1]，肝機能障害[*2]
- RFP：皮疹，肝機能障害[*2]，胃腸障害，腎機能障害，顆粒球減少，体液着色
- PZA：肝機能障害[*2]，胃腸障害，高尿酸血症，関節痛
- EB：視神経障害，脱髄性末梢神経炎，肝機能障害，腎機能障害
- SM：第8脳神経障害，腎機能障害
- ＊1：VB₆で予防，低栄養，糖尿病，アルコール中毒，尿毒症などがリスク因子
- ＊2：ALT値が基準値上限の5倍以内かつ無症状であれば治療継続

◉注意すべき相互作用

- RFP：薬物代謝酵素（CYP）誘導
- INH⇔フェニトイン，カルバマゼピン，ワルファリン：血中濃度↑
- INH⇔ジアゼパム，トリアゾラム：血中濃度↑

- INH⇔アセトアミノフェン：肝代謝↑
- INH⇔チーズ，ワインなどチラミン含有食品：頻脈，紅潮など
- INH⇔海産物：ヒスタミン中毒（Scombroid fish poisoning）↑

治療目的/治療モニタリング/患者教育

◉治療のゴール

【短期目標】

- 抗結核薬の導入
- 治療2ヵ月時点の塗抹，培養陰性化

【長期目標】

- アドヒアランス遵守
- 治療完遂
- 治療6ヵ月時点の塗抹，培養陰性化
- 再発防止
- 薬剤耐性化の予防

◉治療のモニタリング項目

【自覚症状】

- 全身倦怠感，疲労感，食欲不振
- 咳嗽，喀痰，血痰，呼吸困難

【他覚所見】

- 体重
- 喀痰塗抹検査（死菌排泄あり），喀痰培養検査，薬剤感受性試験
- 胸部X線検査

◉副作用用のモニタリング項目

【自覚症状】

- 末梢神経傷害：手指しびれ
- 肝機能障害：全身倦怠感
- 胃腸障害：悪心，嘔吐，食欲不振
- 視神経障害：中心暗点，傍中心暗点，視野狭窄，眼痛
- 第8脳神経障害：耳鳴り，難聴，平衡覚障害

【他覚所見】

- 皮膚症状：皮疹，発赤，掻痒感

- 肝機能障害：AST，ALT，ALP，黄疸
- 腎障害：CRE，尿量
- 顆粒球減少：WBC，RBC，PLT
- 体液着色：尿，汗，涙など体液色調
- 高尿酸血症：UA
- 視神経障害：視力検査，視野検査，色覚検査
- 第8脳神経障害：聴覚検査

◉患者教育

- マスク着用と咳エチケット
- アドヒアランスの徹底（場合によってDOTS）
- 副作用初期症状の指導
- 基礎疾患の管理
- 禁煙指導

◉院内感染予防策

- 患者：サージカルマスク
- 医療従事者：N95マスク（フィットテスト必須）
- 環境：換気／HEPAフィルター設置，紫外線殺菌灯，陰圧個室（大量排菌者）

◉治療効果判定

【退院基準[4,5]】

退院させなければならない基準

- 咳嗽，喀痰，発熱などの症状消失
- 異なった日の喀痰培養検査（PCR）で3回の陰性確認

退院させることができる基準

- 2週間以上の標準薬物療法が実施され，咳嗽，喀痰，発熱などの症状消失
- 2週間以上の標準薬物療法が実施された後の，異なった日の喀痰培養検査（PCR）が連続して3回陰性確認
- 退院後の治療継続および他者への感染防止が可能

〈略語〉

MGIT：Mycobacteria Growth Indicator Tube

HEPA：high efficiency particulate air

DOTS：direct observed treatment, short-course

48 HIV感染症/AIDS

S/O

●症状 [1-4]
- 急性感染期：発熱，発疹，リンパ節腫脹など
- 無症候期：易疲労感を訴える場合もあるがほぼ無症状
- AIDS期：免疫不全の進行による易感染性に伴うAIDS指標疾患の発症
- 参照 表1

●検査所見 [1-4]
- HIV-1または2抗体検査陽性
- HIV-RNAの検出
- CD4陽性リンパ球の減少

●診断基準 [1-3]
- スクリーニング検査（PA法・ELISA法）
- 抗体確認検査（IC法）
- HIV-RNA量測定（リアルタイムPCR法）

●鑑別疾患 [1-3]
- 免疫不全を示唆：結核，口腔カンジダ症，帯状疱疹，伝染性軟属腫（水いぼ），脂漏性皮膚炎，乾癬，掻痒性丘疹，無菌性髄膜炎，長期に続く原因不明の発熱や下痢
- 性行為に関連：アメーバ感染症（腸炎，肝膿瘍），梅毒，A型肝炎，B型肝炎，C型肝炎，淋病，クラミジア感染症，尖主コンジローマ，単純ヘルペス感染症（肛門部，陰部）

●問診 [1-4]
- 一般的事項（既往，服用薬，アレルギー・副作用歴，嗜好など）
- 生活リズム，習慣（平日・休日）
- 仕事：運転，夜勤，危険作業など
- サポート状況：同居者の有無，周囲への告知状況
- 挙児希望の有無

表1 エイズ指標疾患（概要）

1．カンジダ症	9．化膿性細菌感染症	17．原発性脳リンパ腫
2．クリプトコッカス症	10．サルモネラ菌血症	18．非ホジキンリンパ腫
3．コクシジオイデス症	11．活動性結核	19．浸潤性子宮頸癌
4．ヒストプラズマ症	12．非結核性抗酸菌症	20．反復性肺炎
5．ニューモシスチス肺炎（PCP）	13．サイトメガロウイルス感染症	21．リンパ性間質性肺炎／肺リンパ過形成
6．トキソプラズマ脳症	14．単純ヘルペスウイルス感染症	22．HIV脳症
7．クリプトスポリジウム症	15．進行性多巣性白質脳症	23．HIV消耗性症候群
8．イソスポラ症	16．カポジ肉腫	

（文献1より改変）

A

病因
●病因
- ①性交渉（同性間・異性間）②注射器具の共用（IDU）③母子感染の3つの感染経路により，ヒト免疫不全ウイルス（HIV）が免疫担当細胞（主としてCD4陽性リンパ球）に感染し，免疫系が徐々に破壊されるため

●危険因子
- コンドームを使用しない性交渉，注射器具の共用，母子感染予防措置を行わない出産，頻回の輸血，カミソリ・歯ブラシなどの共用

●疫学（HIV+AIDS）
【世界】（2021年）[5]
- 抗HIV治療中：2,870万人 ↑（世界中で早期治療の流れへ）
- 生存感染者：3,840万人
- 新規報告者：150万人で減少傾向
- 結核との重複感染が深刻で死因の3割

【日本】（2021年）[6]
- 報告累計：33,537件
- 新規報告者：1,057件
- ※COVID-19に伴い検査件数が減少しており，無症状感染者が十分に把握できていない可能性に注意
- 男性同性間性的接触（MSM）が最多

●感染予防
- 標準予防策

治療評価
●重症度分類 [1]
- CD4陽性リンパ球数が200/μLを下回れば，AIDS発症の可能性が出現
- 抗HIV療法（ART）が行われない場合，AIDS発症後死亡に至るまでの期間は約2年程度

●治療の必要性 [1]
- HIV感染症は自然治癒しない進行性の感染症であるため治療を要する

●治療方針 [1-3]
- CD4陽性リンパ球数に関わらず，すべてのHIV感染者に抗HIV療法を開始

●非薬物治療
- CD4＜200では生食・生水を避ける
- 挙児希望者は，専門医のもとで行う

●治療に注意すべき患者層
- 肝炎ウイルス重複感染（HBV，HCV）
- 結核合併例・悪性腫瘍合併例
- 思春期，青年期
- 妊産婦とその出生児
- 日和見感染合併：急性の場合，合併症治療を優先
- CD4低値：16週程度までは免疫再構築症候群の危険高

P

薬物治療

●標準的な薬物治療計画

【初回治療に推奨される組合せ[1-3]】

- Key-Drug（1剤）とBackBone（2剤もしくは1剤）の組合せ

表2　初回治療に推奨される組合せ[1-3]

Key-Drug		BackBone (NRTI)	商品名		投与回数 (剤　数)	食事の有無
			Key-Drug	BackBone		
INSTI	BIC	TAF/FTC	ビクタルビ®（BVY）：合剤		1日1回(1錠)	なし
	DTG	ABC/3TC	トリーメク®（TRI）[※1]：合剤		1日1回(1錠)	なし
		TAF/FTC	テビケイ®	デシコビ®HT（DVY）	1日1回(2錠)	なし
		3TC	ドウベイト®[※2]：合剤		1日1回(1錠)	なし

INSTI：インテグラーゼ阻害薬，NRTI：核酸系逆転写酵素阻害薬，DTG：ドルテグラビル，RAL：ラルテグラビル，BIC：ビクテグラビル，DOR：ドラビリン，cobi：コビシスタット，rtv：リトナビル，ABC：アバカビル，3TC：ラミブジン，TAF：テノホビル アラフェナミド，TDF：テノホビル ジソプロキシルフマル酸塩，FTC：エムトリシタビン，TVD：TDF/FTC合剤
※1：HLA-B*5701を有する患者（日本人では稀）ではABC過敏症に注意
※2：DTG/3TCはB型肝炎の合併がなく，血中HIV-RNA量が50万コピー/mL未満，薬剤耐性検査で3TC，DTGに耐性のない患者にのみ推奨

【日和見感染症の予防投与[1-3]】

- PCP：ST合剤・ペンタミジン吸入・アトバコン
- MAC（Mycobacterium avium complex）感染症：アジスロマイシン
- トキソプラズマ脳症：ST合剤

【開始時】

- 薬剤耐性検査の実施
- 社会資源の申請状況を確認：ソーシャルワーカー，医事課等と連携
- 本人の服薬意思を確認して治療開始

【継続時】

- 現状では生涯にわたる治療（服薬または注射）が必要
- 効果や有害事象，相互作用に注意
- ウイルス抑制不良時は，服薬状況を確認し，用時，血中濃度測定や，耐性検査を行い治療メニューの変更を検討
- 服薬アドヒアランス不良時には，本人と面談のうえ，服薬時間・メニューの再検討，心理職への依頼を考慮

【HIV＋HBV重複感染[1-3]】

- 抗HIV活性＋抗HBV活性を併せ持つ薬剤2剤を選択⇒（TAFまたはTDF）＋（3TCまたはFTC）の組合せを選択
- TAFまたはTDFを使用できない場合は，完全なARTにエンテカビル（ETV）を追加

【HIV＋HCV重複感染[1-3]】

- DAAと相互作用の少ないART（RAL・DTG，BIC，DOR）を考慮
- DAAによるHCV排除後の再感染に注意

【HIV＋結核重複感染[1-3]】

- 結核を重複感染している場合は，治療期間が3ヵ月延長される
- 相互作用を考慮し可能な限りリファブチン（RFB）（CYP3A4誘導作用がリファンピシン（RFP）より少ない）を選択
- 可能な限り相互作用の少ないART（RAL・DTG）を考慮

【血液曝露後の感染予防[1]】

- 可及的に速やかに内服開始
- 推奨レジメン：RAL/DVY-HT（ただし，妊娠14週未満ではTVDを使用）

●注意すべき副作用[1-3]

- TAF・FTC・3TC：中止によるB型慢性肝炎の悪化
- ABC：発疹，過敏症（「標準的な薬物治療計画」※1の患者には使用しないこと）
- DTG：悪心，下痢，頭痛，不眠
- BIC：悪心，下痢，頭痛

●注意すべき相互作用[1-3]

- rtv・cobi：CYP3A4阻害薬⇒CYP3A4代謝薬と併用禁忌・注意多数
- アタザナビル・リルピビリン：胃内pH↑で吸収↑⇔PPIは禁忌，H₂受容体拮抗薬・制酸剤注意
- INSTI⇒多価陽イオン（Mg・Al・Fe・Ca）含有製剤・サプリメント：キレート形成し，INSTIの吸収↓⇒胃滞留時間ずらして服用
- TAF：P糖蛋白（P-gp）基質⇒P-gp阻害薬であるrtv・cobiと併用する場合はDVY-LTを使用する
- TAF⇔P-gp誘導薬であるRFP・RFB・カルバマゼピン・フェノバルビタール・フェニトインと併用はしない⇒TDFを使用

治療目的/治療モニタリング/患者教育

●治療のゴール

- ウイルス量を検出感度未満に持続的抑制→慢性疾患の位置づけ
- 免疫力低下に伴う日和見感染症・HIV関連死亡を回避→HIV感染以外の合併症がない場合，HIV非感染者と同じ寿命を全うできるようになる

●治療のモニタリング項目

- HIV-RNAコピー数：20copies/mL未満に持続的抑制
- CD4陽性リンパ球数：回復に伴い日和見疾患予防薬の終了
- 薬剤耐性検査：抗HIV治療（ART）開始前，服薬状況不良時，治療中のウイルス抑制不良時
- 免疫再構築候補（IRIS）の監視
- 薬物血中濃度（必要時，研究班に依頼[7]）

●副作用のモニタリング項目

【自覚症状を伴うもの】

- 消化器症状：下痢，腹満，嘔気
- 頭痛，眠気，不眠，倦怠感
- 中枢神経症状：めまい，ふらつき
- 精神症状：うつ，パニックなど
- 過敏症状：発疹・高熱など

【検査値異常等】

- 腎機能：sCr，尿β2M
- 骨代謝異常：ALP，P，Ca，DXA
- 肝機能異常，黄疸，T-Bill
- 体形変化（リポジストロフィー）
- 脂質代謝・糖代謝異常
- 骨髄抑制・貧血
- 尿路結石
- 乳酸アシドーシス
- 不整脈

●患者教育

- 一般的服薬指導
- 生活習慣病予防指導
- 服薬目的（効果），副作用説明
- 高い服薬率の維持と耐性教育
- 相互作用確認の必要性：他院，OTC薬，サプリメント，個人輸入薬（ED系・AGA薬など），違法薬物
- 服薬忘れ対策教育（忘れた際の対処，忘れないための工夫）：ピルケース，アプリなどの活用
- 不測時の対処方法の確認
- 再感染・性感染症予防教育（自他への曝露防御）
- 病識の確認，治療効果の指標
- 日常生活での注意（食事など）
- 定期受診の継続
- 禁煙指導

【代表的な相互作用関連サイト（海外）】

- HIV Medication Guide（http://www.hivmedicationguide.com/）
- Liverpool University（https://www.hiv-druginteractions.org/）

49 帯状疱疹

S/O

●症状
- 発疹，疼痛，病変は1週間以上継続
- 皮疹は1ヵ月，疼痛はかなり長く続く

●診断[1]
【臨床症状】
- 疼痛・感覚異常
- 皮疹の分布
- 丘疹→小水疱形成

- 皮膚疾患の既往なし
- 発疹部の疼痛
- 水痘・帯状疱疹ウイルス（VZV）特異的グロブリン：初期には低いことが多い
- WBC・PLT：減少している場合あり
- 水痘・帯状疱疹ウイルス抗原キット：皮疹の内容物又はびらん

- 潰瘍のぬぐい液中の水痘・帯状疱疹ウイルス抗原の検出

●徴候
- 片側性の神経痛様疼痛（前駆痛）
- 片側性に浮腫性の紅斑として初発
- 皮膚節（デルマトーム）に一致して発症
- 紅暈を伴う小水疱形成[2]

A

病因
●病因
- 水痘罹患後に潜伏したVZVが加齢または免疫低下により再活性化し，皮膚病変と疼痛を生じる[2, 3]

●危険因子[4]
- 高齢（>50歳）
- 免疫不全：HIV感染，骨髄移植，臓器移植，白血病

●疫学
- 国内発症頻度：4.6人/1,000人
- 生涯罹患率：1人/6～7人
- 高齢化により増加が予測される[2]
- 複数回罹患者↑

●合併症
【急性期】
- 皮膚・粘膜：出血・壊疽
- 神経：脳・髄膜炎，麻痺，Hunt症候群（三主徴：耳介帯状疱疹，顔面神経麻痺，難聴または眩暈）
- 眼：結膜・角膜・強膜炎
- 臓器：肺炎・心筋炎

【慢性期】
- 神経：帯状疱疹後神経痛（PHN）→皮疹消失後3ヵ月以上継続する疼痛であり，出現率は10～20%（若年者は少ない，50歳以上にみられ，高齢になるほど発症が多い）
- 皮膚：瘢痕形成，リンパ腫，知覚低下
- 眼：角膜炎

治療評価
●重症度分類
- 以下の場合は入院加療が必要

【高リスク患者】
- 高齢者
- 免疫不全者
- 白血病
- 免疫抑制薬投与の患者
- ステロイド薬投与の患者
- 抗がん剤による治療中の患者
- 運動神経麻痺を伴う患者，高度の神経痛を伴う患者[2]

【重症】
- 広域病変（汎発性帯状疱疹），出血・壊死性変化を伴う皮疹
- 末梢神経障害が高度な場合
- 肺炎・心筋炎
- 血小板減少，紫斑病[5]

※高齢，重篤な急性疼痛，眼（三叉神経第1枝領域）に病変あり→発疹から72時間以内に治療開始

●治療の必要性
- 全経過2～3週間で自然治癒する予後良好な疾患（若年者の場合）であるが，合併症を生じる場合がある（50歳以上）[2]
- PHNや他の合併症（皮膚・神経・眼）のリスクを軽減するために薬物治療が推奨される．抗ウイルス療法により疼痛の持続期間を短縮させる[1]

※60歳以上では予防としてワクチン接種

も考慮[6]
- 急性疼痛の治療に関し明確なエビデンスに乏しいが，急性疼痛はPHNのリスク因子であり，治療による緩和が推奨される

●非薬物治療
- 神経ブロック：急性期の鎮痛効果[4]

●第一選択薬
【抗ウイルス療法】[4]
- 免疫低下なし：アシクロビル，バラシクロビル，ファムシクロビル，アメナメビルp.o.
- 免疫低下あり：アシクロビルi.v.投与推奨，バラシクロビル，ファムシクロビルでは根拠となる臨床試験結果乏しい

【疼痛管理】[7, 8, 9]
- 三環系抗うつ薬およびプレガバリン，ミロガバリンはPHNに対する有効性のエビデンスが高い．下記に神経ブロックを併用
- アセトアミノフェン，プレガバリン，ミロガバリン，三環系抗うつ薬，ステロイド薬を単剤or複数

※オピオイドは有用性の報告があるが，長期使用の安全性が確立していない

【その他の治療薬】
- プレドニゾロン：抗ウイルス薬と併用，急性疼痛の緩和，眼瞼等に生じた腫脹の改善

薬物治療

●標準的な薬物治療計画

【抗ウイルス療法】

免疫低下なし

- アシクロビル（ACV） 800mg×5/日 p.o. 7日間
- バラシクロビル（VACV） 1,000mg×3/日 p.o. 7日間
- ファムシクロビル（FCV） 500mg×3/日 p.o. 7日間
- アメナメビル 400mg×1/日 食後 p.o. 7日間

- 朝食後が推奨される

免疫低下あり

- アシクロビル（ACV） 5mg/kg×3/日 i.v. 7〜10日間[10, 11]

【疼痛管理】

- アセトアミノフェン
- NSAIDs
- プレガバリン：50〜150mg/日を1日2回に分けて服用．その後1週間以上かけて50mgずつ増量．1日最高用量は600mgを超えない
- ミロガバリン：5mg/日を1日2回に分けて服用．その後1週間以上かけて5mgずつ増量し1回15mgを1日2回経口投与する．
- 高齢者は上記投与量の半量程度から開始
- アミトリプチリン：10〜30mg/日

●用法・用量の調節[10, 12]

【抗ウイルス薬】

ACV，VACV

- 腎排泄型：痩せて栄養状態の悪い患者を除き，体表面積当たりのeGFR（mL/min/BSA）により調節．ACV ivではeGFR/1.73m^{2}を使用

	eGFR<10	10〜25	25〜30	30〜50
ACV p.o. 800mg/回	2回/日	3回/日		5回/日
ACV i.v.	2.5mg/kg 24時間毎	5mg/kg 24時間毎		5mg/kg 12時間毎
VACV	500mg 24時間毎	1,000mg 24時間毎		1,000mg 12時間毎

FCV（腎排泄型）

- eGFR<20：250mg×1/日
- 20<eGFR<40：500mg×1/日
- 40<eGFR<60：500mg×2/日

【鎮痛薬[12]】

プレガバリン（腎排泄型）

- 腎機能により調節（以下の投与量から開始）
  - eGFR<15：25mg/日
  - 15<eGFR<30：50mg/日
  - 30<eGFR<60：75mg/日
- ミロガバリンもプレガバリンに準じて調節

●注意すべき副作用[12]

- ACV：精神症状，腎障害，骨髄抑制，肝障害
- NSAIDs：胃腸障害，腎障害
- プレガバリン，ミロガバリン：眠気，めまい，浮腫など
- アミトリプチリン（肝代謝）：血圧変動，心筋梗塞，抗コリン薬（尿閉：特に男性の場合）

●注意すべき相互作用[12]

- 抗ウイルス薬⇔プロベネシド：尿細管分泌阻害による抗ウイルス薬作用↑
- ACV・VACV⇔テオフィリン：テオフィリンの作用↑
- アメナメビル⇔CYP3Aの阻害薬・グレープフルーツ：アメナメビルの作用↑，アメナメビル⇔CYP3A誘導薬：アメナメビルの作用↓，アメナメビル⇔シクロスポリン：アメナメビルの作用↑
- 三環系抗うつ薬⇔リファンピシン：抗うつ薬の作用↓
- 三環系抗うつ薬⇔ワルファリン：ワルファリンの作用↑
- 三環系抗うつ薬⇔CYP2D6阻害薬，CYP3A4阻害薬：抗うつ薬の作用↑

●治療目的/治療モニタリング/患者教育

●治療のゴール

- 疼痛の緩和
- 早期に皮疹の再上皮化の促進，皮疹部の瘢痕形成の予防
- 早期治療によるPHNおよび他の合併症の予防

●治療のモニタリング項目[12]

- 皮膚症状，知覚障害の程度，疼痛

●副作用のモニタリング項目[12]

- 抗ウイルス薬：精神症状，肝機能，腎機能，血球数
- プレガバリン：眠気，倦怠感，めまい，視力
- 三環系：口渇，便秘，血圧，脈拍，心機能（ECG）

●患者教育[1]

【初期】

- 潜伏感染していたウイルスが再活性化するような免疫低下状態にある
- 疼痛改善，合併症のために治療が必要
- 初期に痛みが少なくても，発症2週間頃から強い痛みを生じることがある[2]
- 抗ウイルス薬の効果が観察されるまで2〜3日かかる[2]
- 水分補給の励行（腎障害患者や高齢者，水痘患者等）[12]
- 効果・副作用のモニタリング項目について説明
- 疼痛が高度，遷延の場合はペインクリニックを紹介[13]

50 敗血症

S/O

●定義[1)]
- 敗血症：感染症によって重篤な臓器障害が引き起こされる状態
- 敗血症性ショック：急性循環不全により細胞障害および代謝異常が重度となり，ショックを伴わない敗血症と比べて死亡の危険性が高まる状態

●症状・検査所見
- 全身所見：発熱（>38℃），低体温（<36℃），心拍数（>90bpm），頻呼吸（>20回/分），精神状態の変化，浮腫or体液量増加（>20mL/kg/日），高血糖（>120mg/dL）
- 炎症所見：WBC>12,000/μL or <4,000/μL，CRP↑，PCT↑，プレセプシン，IL-6
- 循環変動：低血圧（SBP<100mmHg or MAP<70mmHg or 正常値よりSBP40mmHg以上の低下）
- 臓器障害：低酸素血症（PaO$_2$/FiO$_2$<300），尿量減少（0.5mL/kg/時が少なくとも2時間持続），Cre上昇（>0.5mg/dL），凝固異常（PT-INR>1.5 or APTT>60s），イレウス，血小板減少（<10万/μL），高ビリルビン血症（TB>4mg/dL）
- 組織還流：高乳酸血症（>1mmol/L），毛細血管の再灌流減少or斑状皮膚所見

●診断基準
- 敗血症：感染症が疑われ，SOFA総スコア2点以上の急上昇を認める
- 敗血症性ショック：適切な輸液負荷にもかかわらず，平均動脈血圧（MAP）65mmHg以上を維持するために血管収縮薬を必要とし，かつ乳酸値>2mmol/L（18mg/dL）を認める

●SOFA スコア[1, 2)]（$\gamma:\mu$g/kg/分）

スコア		0	1	2	3	4
意識	GCS	15	13～14	10～12	6～9	<6
呼吸	PaO$_2$/FiO$_2$	≧400	<400	<300	<200 and 呼吸補助	<100 and 呼吸補助
循環		MAP≧70mmHg	MAP<70mmHg	DOA≦5γ or DOB併用	DOA>5γ or Adr≦0.1γ or NAD≦0.1γ	DOA>15γ or Adr>0.1γ or NAD>0.1γ
肝臓	ビリルビン（mg/dL）	<1.2	1.2～1.9	2.0～5.9	6.0～11.9	>12.0
腎臓	クレアチニン（mg/dL）(or尿量)	<1.2	1.2～1.9	2.0～3.4	3.5～4.9 (or <500mL/日)	≧5.0 (or <200mL/日)
凝固	血小板数（×10³/μL）	≧150	<150	<100	<50	<20

A

病因
●危険因子[3)]
- 65歳以上，1歳未満，免疫不全状態，慢性疾患（糖尿病，肺疾患，癌，腎臓病等），直近の重症疾患への罹患や入院，敗血症生存者

●感染部位
- 腹腔内，呼吸器，血流（カテーテル関連含む），皮膚・軟部組織，尿路など

●起因菌
- 黄色ブドウ球菌（MRSA，MSSA），大腸菌，肺炎桿菌，緑膿菌，エンテロバクター属などが多い

●感染症の診断
- 抗菌薬投与開始前に血液培養を2～3セット採取し，必要に応じて血液培養以外の各種培養検体を採取する
- 感染巣検索のために画像検査を行う

治療評価
●重症度分類[1)]
- 敗血症性ショックは，敗血症の中に含まれる重症度の高い1区分であり，「敗血症の中でも急性循環不全により死亡率が高い重症な状態」として区別する

●治療の必要性
- 内科的緊急事態であり，直ちに治療開始

●治療方針
【Surviving Sepsis Campaign Bundleの実施[4)]】
1時間以内の到達目標
①乳酸値測定．初回乳酸値>2mmol/Lであれば再測定
②抗菌薬投与前に血液培養採取
③広域抗菌薬投与
④低血圧 or 乳酸値≧4mmol/Lに対する晶質液30mL/kgの急速投与開始
⑤蘇生輸液投与中or投与後に低血圧であれば血管収縮薬を適応し，MAP≧65mmHgを維持する

●非薬物治療
【感染源のコントロール】
- 感染巣を同定し，ソースコントロール（ドレナージ，感染した壊死組織の除去等）が必要な場合は，可及的速やかに実施
- 血管内デバイスが感染源の可能性がある場合，他の血管アクセスを確立後，速やかに抜去

P

薬物治療
●標準的な薬物治療計画
【感染源管理】
抗菌薬治療
- 敗血症性ショック，または敗血症の可能性が高い場合は，速やかに（理想は1時間以内）抗菌薬を投与
- 敗血症の可能性があるがショックでない場合，一定の時間を区切って評価し，感染巣の可能性が継続する場合は3時間以内に抗菌薬を投与
- 経験的抗菌薬は，疑わしい感染巣ごとに患者背景，疫学，迅速微生物診断法（グラム染色等）に基づいて起因菌を推定し，臓器移行性と耐性菌の可能性を考慮して選択
- MRSAのリスクが高い患者では，経験的抗菌薬治療として抗MRSA薬を考慮
- 多剤耐性菌のリスクが高い患者では，グラム陰性桿菌を含めた経験的抗菌薬の併用を考慮

- 真菌感染症のリスクが高い患者では，経験的抗真菌薬の投与を考慮
- 一般的なPK/PD理論と薬剤の特性に基づいて，抗菌薬の投与戦略を最適化
- βラクタム系抗菌薬は（従来のボーラス注入よりも）持続投与や投与時間の延長を考慮
- 原因菌の同定・抗菌薬の感受性判明後は，速やかに狭域・単剤の抗菌薬へ変更（De-escalation）
- 十分に感染源がコントロールされているが最適な治療期間が確立していない感染症の場合，PCTと臨床所見をあわせて抗菌薬の中止時期を決定してもよい

免疫グロブリン
- 標準治療としてIVIGは投与しない

【初期蘇生・循環管理】
輸液療法
- 敗血症による低灌流や敗血症性ショックの患者に対し，蘇生開始後3時間以内に，30mL/kg以上の晶質液を投与
- 初期蘇生輸液は晶質液を使用
- 大量の晶質液を投与された患者には，晶質液のみよりアルブミン使用を考慮
- 初期蘇生輸液として，膠質液（HES）は使用しない

循環作動薬
- NADを第一選択薬として使用
- NAD（目安として0.25〜0.5γ）投与下でMAPが維持できない場合，バソプレシン（通常0.03単位/min）の追加を考慮（保険適用外使用）
- NADとバソプレシンの併用でMAPが維持できない場合，Adrの追加を考慮
- 心機能障害を呈する敗血症性ショックの患者で低灌流が持続する場合，NADにDOBを追加するか，Adrの単独投与を考慮
- 標準治療で制御できない頻脈に対して，短時間作用型β_1受容体遮断薬（ランジオロール）の投与を考慮（モニター監視下で投与）
- 敗血症性ショックの場合は，速やかにMAPを回復させるために中心静脈路が確保されるまで血管作動薬の開始を

待つのではなく，末梢静脈路からの投与を考慮（ただし短期間の投与に限定）

ステロイド療法
- 初期輸液と循環作動薬に反応しない敗血症性ショックの場合に考慮
- ヒドロコルチゾン200mg/日を静脈内投与（50mgを6時間毎 or 持続静注）
- NAD or Adrが≧0.25γに達してから4時間以内に投与開始
- ヒドロコルチゾンにフルドロコルチゾンを併用してもよい

【合併症管理】
呼吸管理
- 「ARDS診療ガイドライン2016」[5] 参照

痛み・不穏・せん妄の管理
- 「J-PADガイドライン」[6] 参照

急性腎障害（AKI）
- 敗血症性AKIの予防や治療としてフロセミド，心房性ナトリウム利尿ペプチド（カルペリチド），DOAを投与しない

栄養療法
- 経腸栄養が可能な場合，早期（SSCG2021では72時間以内，J-SSCG2020では重症病態への治療開始後24〜48時間以内）に経腸栄養を開始
- 「日本版重症患者の栄養療法ガイドライン」[7] 参照

血糖管理
- 血糖値180mg/dL以上の場合にインスリン治療を開始し，開始後は目標血糖値144〜180mg/dLで管理

体温管理
- 臨床症状を伴わない発熱に対するルーチンの解熱療法は行わない

DIC
- 敗血症性DIC患者に対してアンチトロンビンの補充療法を行う（ただし保険上アンチトロンビン＞70%の症例への投与は認められていない）
- ヘパリン・ヘパリン類，タンパク分解酵素阻害薬を標準治療として用いない
- リコンビナント・トロンボモジュリン製剤の投与を考慮

静脈血栓塞栓症対策
- 「肺血栓塞栓症および深部静脈血栓症の診断，治療，予防に関するガイドライン」[8]（2017年改訂版）」参照

ストレス潰瘍予防
- 消化管出血予防に抗潰瘍薬を投与する

重炭酸療法
- 低灌流性乳酸アシドーシスには投与しない
- 敗血症性ショック，重度の代謝性アシドーシス（pH≦7.2），AKI〔AKIN基準[9] のステージ2 or 3〕がある場合に投与を考慮

◉注意すべき相互作用
- 多種多様な薬剤が投与されるため，点滴の配合変化を含めてあらゆる薬剤の相互作用を想定する

治療目的/治療モニタリング/患者教育
◉治療のゴール
- 生存率の向上，臓器障害の進展阻止，循環動態の安定化，感染源のコントロール，PICSやPICS-F，ICU-AWの予防

◉治療のモニタリング項目
【自覚症状】
- 意識レベル（GCS）
- 鎮痛：NRS，VAS，BPS，CPOT
- 鎮静：RASS，SAS
- せん妄：CAM-ICU，ICDSC

【他覚症状】
- 呼吸：呼吸数，SpO_2，PaO_2/F_1O_2等
- 循環：BP，MAP，HR，乳酸値等
- 腎臓：CRE，UN，尿量，HCO_3^-等
- 肝臓：TB，AST，ALT等
- 血液：血算，凝固能等
- 感染症：培養結果，薬剤感受性試験等
- 血糖：少なくとも4時間毎に測定

◉副作用のモニタリング項目
- 患者状態が不安定なため，あらゆる薬剤・非薬剤の副作用を想定する

◉患者教育
- 感染症予防[3]：慢性疾患の良好なコントロール，ワクチン（インフルエンザワクチン，肺炎球菌ワクチン等）の接種，手指衛生，創部の清潔
- 早期受診：敗血症の症状を理解し，疑われる場合は早急に医療機関を受診

〈略語〉
Adr：Adrenaline
ARDS：acute respiratory distress syndrome（急性呼吸窮迫症候群）
BPS：behavioral pain scale
CAM-ICU：confusion assessment method for the ICU
CPOT：critical-care pain observation tool
DOA：dopamine
DOB：dobutamine
GCS：glasgow coma scale
HES：hydroxyethyl starch
ICDSC：intensive care delirium screening checklist
ICU-AW：ICU-acquired weakness
IVIG：Intravenous immunoglobulin

J-SSCG2020：The Japanese Clinical Practice Guidelines for Management of Sepsis and Septic Shock 2020
NAD：noradrenaline
NRS：numerical rating scale
PCT：procalcitonin
PICS：post-intensive care syndrome
PICS-F：post intensive care syndrome-family
RASS：richmond agitation-sedation scale
SAS：sedation-agitation scale
SOFA：sequential organ failure assessment
SSCG2021：Surviving sepsis campaign: international guidelines for management of sepsis and septic shock 2021
VAS：visual analogue scale

51 胃癌

S/O

●症状[1]
- 症状は非特異的無症状もあり
- 体重減少
- 食欲不振
- 腹部腫瘤
- 全身倦怠感
- 嘔吐，吐血

- 嚥下困難
- 上腹部不快感

●検査所見[1, 2]
- 腫瘍マーカー：CEA，CA19-9
- 遺伝子検査：HER2，UGT1A1，MSI，PD-L1

●診断基準[2]
- 病変組織の病理検査により診断

●有症状時検査[1, 2]
- 胃内視鏡検査，胃X線検査

●病期診断[1, 2]
- 内視鏡検査，CT，X線造影検査，超音波検査，MRI，PETなど

A

病因

●病因・危険因子[1]
- *H. pylori*感染，食塩過多，野菜・果物の低摂取，喫煙

●疫学[3]
- 癌全体に占める死亡数（2020年）：男性2位，女性5位，全体3位

●肉眼的分類[4]

基本分類		
	0型	表在型
	1型	腫瘤型
	2型	潰瘍限局型
	3型	潰瘍浸潤型
	4型	びまん浸潤型
	5型	分類不能

0型（表在型）亜分類		
	0-Ⅰ型	隆起型
	0-Ⅱ型	表面型
	0-Ⅱa型	表面隆起型
	0-Ⅱb型	表面平坦型
	0-Ⅱc型	表面凹陥型
	0-Ⅲ型	陥凹型

●組織学的分類[4]

【一般型】
- 乳頭腺癌（pap）┐分化型
- 管状腺癌（tub）：
   高分化（tub1），中分化（tub2）┘
- 低分化腺癌（por）：┐
   充実型（por1），非充実型（por2）│未分化型
- 粘液癌（muc）│
- 印環細胞癌（sig）┘

【特殊型】
- カルチノイド腫瘍，内分泌細胞癌，リンパ球浸潤癌，肝様腺癌，腺扁平上皮癌，未分化癌，扁平上皮癌，その他の癌

●予後[2]（5年生存率）
- Ⅰ期：97.3%
- Ⅱ期：65.7%
- Ⅲ期：47.2%
- Ⅳ期：7.3%
- 全症例：73.1%

治療評価

●重症度分類（Stage）と治療方針

【臨床分類（cTNM，cStage：画像診断，審査腹腔鏡または開腹所見による総合診断）】

	M0		M1
	N0	N(+)	Any N
T1(M, SM)/T2(MP)	Ⅰ	ⅡA	
T3(SS)/T4a(SE)	ⅡB	Ⅲ	ⅣB
T4b(SI)	ⅣA		

【病理分類（pTNM，pStage：胃切除後の病理所見による診断）】

	M0					M1
	N0	N1	N2	N3a	N3b	Any N
T1a(M)／T1b(SM)	ⅠA	ⅠB	ⅡA	ⅡB	ⅢB	
T2(MP)	ⅠB	ⅡA	ⅡB	ⅢA	ⅢB	
T3(SS)	ⅡA	ⅡB	ⅢA	ⅢB	ⅢC	Ⅳ
T4a(SE)	ⅡB	ⅢA	ⅢA	ⅢB	ⅢC	
T4b(SI)	ⅢA	ⅢB	ⅢB	ⅢC	ⅢC	

（文献5より転載）

●治療の必要性
- 癌の治癒や再発防止，延命，臨床症状の改善

●切除不能進行・再発時の化学療法の選択[5, 6]

	一次化学療法	二次化学療法	三次化学療法
推奨されるレジメン	HER2（−）の場合 S-1+CDDP Cape+CDDP SOX（+nivolumab） CapeOX（+nivolumab） FOLFOX（+nivolumab） HER2（+）の場合 Cape+CDDP+T-mab S-1+CDDP+T-mab CapeOX+T-mab SOX+T-mab	MSI-Highの場合 pembrolizumab* weekly PTX+RAM MSI-High以外の場合 weekly PTX+RAM	HER2（−）の場合 nivolumab* FTD/TPI IRI HER2（+）の場合 T-DXd
条件付きで推奨されるレジメン	HER2（−）の場合 5-FU+CDDP 5-FU/l-LV 5-FU/l-LV+PTX S-1 S-1+DTX HER2（+）の場合 5-FU+CDDP+T-mab FOLFOX+T-mab	MSI-Highの場合 weekly PTX weekly nab-PTX DTX IRI RAM RAM+IRI RAM+nab-PTX MSI-High以外の場合 一次治療でT-mabの使用歴がない場合には，上記化学療法との併用を考慮可能である。	・可能であれば，フッ化ピリミジン系薬剤，プラチナ系薬剤，タキサン系薬剤，IRI，RAM，nivolumab，FTD/TPIを適切なタイミングで治療を切り替えて使っていく

＊：先行治療においてnivolumabまたはpembrolizumabを用いた場合には，後治療においていずれの薬剤の投与は推奨されない

102

P

薬物治療

●標準的な薬物治療計画

【補助化学療法】

S-1単独（6週毎/8回）

S-1　80mg/m²/day　経口・分2　1〜28日目

Cape+L-OHP（3週間毎）

カペシタビン　2,000mg/m²/day　経口・分2　1〜14日目
L-OHP　130mg/m²　2時間　1日目

S-1+DTX（3週毎）→S1（6週毎）

TS-1　80mg/m²/day　経口・分2　1〜14日目（Cycle 1〜7），1〜28日目（Cycle 8〜手術後1年）
DTX　40mg/m²　1時間　1日目（Cycle 2〜7）

【主な切除不能進行・再発時の化学療法】

S-1+CDDP（5週毎）

S-1　80mg/m²/day　経口・分2　1〜21日目
CDDP　60mg/m²　2時間　1日目

Cape+CDDP（3週毎）

カペシタビン　2,000mg/m²/day　経口・分2　1〜14日目
CDDP　80mg/m²　2時間　1日目

sox（+nivolumab）（3週毎）

S-1　80mg/m²/day　経口・分2　1〜14日目
L-OHP　130 or 100mg/m²　2時間　1日目
（ニボルマブ　360mg　30分　1日目）

5-FU+CDDP（4週毎）

5-FU　800mg/m²/day　24時間　1〜5日目
CDDP　80mg/m²　2時間　1日目

FOLFOX（+nivolumab）（2週毎）

5-FU　400mg/m²　bolus　1日目　　5-FU　2,400mg/m²　46時間　1日目〜
l-LV　200mg/m²　2時間　1日目　　L-OHP　85mg/m²　2時間　1日目
（ニボルマブ　240mg　30分　1日目）

PTX単独治療
- weekly PTX / weekly nab-PTX：4週間毎

PTX　80mg/m²　1時間　1, 8, 15日目
nab-PTX　100mg/m²　30分　1, 8, 15日目

DTX（3週毎）

DTX　60〜70mg/m²　1時間　1日目

IRI

IRI　100mg/m²　1.5時間　毎週
IRI　150mg/m²　1.5時間　隔週

Tmab（3週毎）

トラスツズマブ　6（初回8）mg/kg　0.5〜1.5時間　1日目

nivolumab

ニボルマブ　240mg　30分　1日目　2週毎
ニボルマブ　480mg　30分　4週毎

weekly PTX+RAMC（4週毎）

PTX　80mg/m²　1時間　1, 8, 15日目
ラムシルマブ　8mg/kg　1時間　1, 15日目

●注意すべき相互作用

- タキサン系⇔CYA3A4阻害薬, 誘導薬：クリアランス変動
- タキサン系⇔ワルファリン：CYP2C9阻害によりINR⬆
- FU系⇔ワルファリン：CYP2C9阻害によりINR⬆
- シスプラチン⇔VCM, AGs, AMPH-B, フロセミド：腎障害⬆
- シスプラチン⇔AGs, フロセミド：聴器毒性⬆
- CPT-11⇔CYP3A4阻害薬・誘導：CL変動に伴いSN-38生成量変化

治療目的/治療モニタリング/患者教育

●治療のゴール
- 早期癌：治癒, 再発防止
- 進行癌：症状改善, QOL確保, 延命

●治療のモニタリング項目
- 症状の変化, 新規症状の出現
- 検査：画像, 腫瘍マーカー

●副作用のモニタリング項目
- 悪心・嘔吐→「69.抗がん薬による悪心・嘔吐（→p.138）」参照
- 下痢→水分補給, 電解質是正
  早発性→抗コリン薬投与
  遅発性→ロペラミド等で対応
- 発熱性好中球減少（FN）→リスク分類（MASCC）を基に抗菌薬を選択
- 口内炎→口内清潔保持, 歯科受診

【CDDP】
- 腎障害→輸液
- 聴器障害：総投与量≧300mg/m²で⬆

【IRI】
- 下痢→ロペラミド等で対応
- 好中球減少：UGT1A1変異症例で⬆

【PTX・nabPTX】
- 末梢神経障害（休薬, 減量を考慮）
- アナフィラキシー→ステロイド薬, 抗H₁・H₂薬, 予防投与

【DTX】
- 浮腫→ステロイド薬予防投与

【FU系】
- 手足症候群→保清, 保護, 保湿
- 肝障害, 色素沈着→直射日光の回避

【トラスツズマブ】
- 心毒性→投与前と定期的な心機能検査
- 発熱→初回のみNSAIDsなどで対応

【RAM】
- 高血圧→降圧薬
- 消化管穿孔, 血栓塞栓症

【ニボルマブ, ペンブロリズマブ】
- irAE

【L-OHP】
- 末梢神経障害, アナフィラキシー

●患者教育（化学療法施行時）
- 感染予防対策と副作用発現時の対応
- 継続的な治療の必要性
- 副作用セルフモニタリング

52 大腸癌

S/O

●症状
- 右側：貧血，腫瘤触知
- 左側：直腸診，便柱狭小化，便秘，下痢，下血，血便（便潜血陽性反応）
- 結腸癌，直腸癌では症状が出やすいため，わかりやすい．腹部膨満感，体重減少などもみられる
- 症状が進行すると，腹痛・腸閉塞が出

現

●検査所見
- 腫瘍マーカー（CEA，CA19-9）の増加，CTコロノグラフィ検査，大腸内視鏡・カプセル内視鏡検査（CT・MRI検査，注腸造影検査（apple core signを認める），転移巣（肝，肺等）での画像所見（肝での多発性低吸収域など），腹

部超音波検査，PET検査

●診断基準
- 確定診断は内視鏡検査所見や生検などを参考にする．内視鏡（EUSなど），注腸造影検査，CTで病変の深達度や転移の有無を確認しStageや治療方針を決定する

A

病因
●危険因子
- 加工肉の大量摂取，アルコール多飲，成人期の高身長，喫煙，炎症性腸疾患，Lynch症候群，家族性大腸腺腫症

治療評価
●病期分類

遠隔転移		M0				M1		
						M1a	M1b	M1c
リンパ節転移	N0	N1 (N1a/N1b)	N2a	N2b, N3		Nに関係なく		
壁深達度 Tis	0							
T1a・T1b	I	Ⅲa						
T2		Ⅲa						
T3	Ⅱa		Ⅲb			IVa	IVb	IVc
T4a	Ⅱb							
T4b	Ⅱc	Ⅲc						

（文献2より転載）

●疫学[1]
- 罹患数：155,625例（男性87,872例，女性67,753例：2019年）
- 死亡数：51,788人（男性27,718人，女性24,070人：2020年）

●治療の必要性
- 切除不能症例の予後は不良であり，薬物療法を実施しない場合の生存期間は8ヵ月である．また，切除可能遠隔転移例では肝や肺の転移切除後の5年生存率は約30～70％，生存期間中央値は30ヵ月を超えることもある
- このことから，可能な限り薬物療法による原発巣または転移巣の縮小とその後の外科的切除を目指すことが重要となる

●非薬物治療
- 運動療法：身体活動
- 食事療法：全粒穀類，食物繊維含む食品，乳製品，カルシウムサプリメント
- 外科的治療：早期は内視鏡治療（EMR，ESD），開腹または腹腔鏡補助下，ロボット支援下切除術等，大腸ステント留置など
- 放射線療法（化学放射線併用療法など）

P

薬物治療
●標準的な薬物治療計画
【術前補助化学療法（neo-Adjuvant）】
- Cape，FOLFOXなど，無病生存期間が延長する傾向があるがエビデンスは乏しい

【術後補助化学療法（Adjuvant）】
- 治療期間：6ヵ月間
- 薬物療法：フッ化ピリミジン系（S1，5-FU，UFT+l-LV，Cape）単独，XELOX/FOLFOX
- Stage Ⅱ：再発高リスク群（T4，消化管閉塞・穿孔・穿通，郭清リンパ節＜12個，低分化腺癌，印環細胞癌，未分化癌，脈管侵襲）ではAdjuvant実施
- Stage Ⅲ：Adjuvantにおいて治療期間3ヵ月間と6ヵ月間との比較において，非劣性が示されているわけではない．ただし，オキサリプラチンによる末梢

神経障害の発症頻度において3ヵ月間の方が有意に低い．XELOX療法の再発低リスクの結腸癌に用いる場合は，3ヵ月行うことも弱い推奨がなされている

【切除不能・進行再発】
- Fit（薬物療法の適応となる）/Vulnerable（Vul．薬物療法の適応に問題がある）/Frail（薬物療法の適応とならない）のいずれかに大別される．Frailは薬物療法の適応とならないため対症療法となる
- 遺伝子検査〔MSI，RAS（KRAS/NRAS）変異，BRAF^{V600E}，HER2〕による変異の有無で治療方針が決定される．できるだけ分子標的治療薬を併用することを検討する．ただし，フッ化ピリミジン系単独，FOLFOXIRIの場合にはBmabを併用

- MSI-High：殺細胞性抗がん薬レジメンから選択し，二次治療以降でペンブロリズマブ検討
- non-MSI-High：RAS，BRAFを確認

RAS/BRAF 野生型
- 腫瘍占居部位を確認
- 左側（下行結腸，S字結腸，直腸）
  →Fit：Doublet／Cmab／Pmab
- 右側（盲腸，上行結腸，横行結腸）
  →Fit：Doublet／Triplet＋Bmab，Vul：フッ化ピリミジン系＋Bmab
- 右側：Fit：Doublet/Triplet＋Bmab，Vul：フッ化ピリミジン系＋Bmab
- 左側：Fit：Doublet/Triplet＋Cmab/Pmab

RAS変異型
- Fit：Doublet/Triplet＋Bmab，Vul：フッ化ピリミジン系＋Bmab

104

BRAF変異型

- Fit：Doublet/Triplet＋Bmab，Vul：フッ化ピリミジン系＋Bmab．
- 2nd Line：Ipi＋Nivo（治癒切除不能，がん化学療法後に増悪したMSI-Highの大腸癌）
- HER2陽性：PER＋HER（治癒切除不能，がん化学療法後に増悪したHER2陽性大腸癌）

【二次治療以降】

- 一次治療で選択されなかった併用療法を選択
- 一次治療でのFOLFIRIとFOLFOXの選択の順番は効果としてはほぼ同等である
- 副作用プロファイルと患者の状態に応じて治療レジメン選択を検討する
- 分子標的薬の選択では，一次治療でBmabを使用した場合に，継続して二次治療で使用しても予後が延長することが知られている．また，FOLFIRI選択時には，RAMやAFLが候補となる
- 三次治療以降では，使用していない薬剤があればそれを選択する．レゴラフェニブやFTD/TPIも選択肢となっていくがレゴラフェニブは手足症候群等の副作用が患者のQOL低下につながりやすく，実臨床ではFTD/TPIが選択されることが多い

◉注意すべき副作用

【フッ化ピリミジン系】

- 下痢，口内炎，手足症候群など（CapeはS-1と比較し悪心が軽度ではあるが手足症候群の出現頻度が高い）
- 骨髄抑制は急速静注による影響を受けることがあり，骨髄抑制がみられた場合には急速静注を行わないことがある
- S-1やCapeが治療のの中心となるが腎機能低下症例では投与量調節が必要となる．S-1，Cape以外は肝代謝型

【オキサリプラチン】

- 末梢神経障害（急性・慢性）がある．冷感刺激による末梢神経障害が特徴的であるとともに，蓄積性であることから投与量の把握が重要
- 初回ならびに5コース以上や累積投与量（400mg/m²以上）以上で頻度が増すアレルギー反応も注意が必要

【イリノテカン（肝代謝型）】

- 下痢（早発型・遅発型）がある．骨髄抑制や下痢は*UGT1A1*の変異の有無が程度に影響するため添付文書では*UGT1A1*の変異の確認について記載されている
- 大量の腹水や胸水，イレウス，間質性肺炎などは禁忌となっており，その確認も忘れてはならない

【分子標的薬】

- BmabとRamとAFL，PmabとCmabで副作用プロファイルが分かれる

Bmap, Ram, AFL

- 血圧上昇，蛋白尿，出血などに注意が必要である．また，創傷治癒遅延が起こるため手術前後の休薬期間を確認する必要がある
- 消化管穿孔，臓器からの出血，DVTなどの血栓症等の副作用に注意が必要

Pmab, Cmab

- 皮膚障害（皮膚乾燥，ざ瘡様皮疹，爪囲炎など）が有名である．その他に，下痢，Mg血症などに注意が必要
- Cmabはアレルギー反応を起こしやすく抗ヒスタミン薬等の前投与薬必須

【FTD/TPI】

- フッ化ピリミジン系に副作用は類似しているが，骨髄抑制の頻度が高い

【レゴラフェニブ】

- 下痢，手足症候群，血圧上昇，肝機能障害，発声障害，創傷治癒遅延，甲状腺機能障害等が有名
- 添付文書で報告された投与量では有害事象が高頻度で起こることがあるため80mgから開始し，経過に応じて増量していくことで治療効果が改善するという報告がある

【ビニメチニブ，エンコラフェニブ（肝代謝型）】

- 皮疹，下痢，倦怠感，視覚障害がある
- Cmabと併用するため，皮膚障害も注意

◉注意すべき相互作用

- CapeとS-1のお互いの投与期間と休薬期間の確認は必須である．また，フッ化ピリミジンとフェニトインやワルファリンとの相互作用の報告もあるため注意が必要である（死亡例やINRの上昇報告例あり）
- イリノテカン，レゴラフェニブはCYP3A4による阻害・誘導薬との併用は注意が必要．イリノテカンはグレープフルーツとの併用に注意
- レゴラフェニブは，食後投与ではあるが空腹時摂取，高脂肪食摂取時にAUC，Cmaxが変化するので注意が必要

治療目的／治療モニタリング／患者教育

◉治療のゴール

- 短期的ゴール：自覚症状の改善やQOLの向上
- 中期的ゴール：腫瘍（原発巣・転移巣）縮小
- 長期的ゴール：無病生存期間の延長や全生存期間の延長

◉治療のモニタリング項目

- CTによるRECISTでの評価．腫瘍マーカーはあくまで補助的

◉副作用のモニタリング項目

- 薬物療法全般：骨髄抑制（特にBmab，Ram，AFLの追加時，FOLFOXIRI，*UGT1A1*変異があるとき）
- フッ化ピリミジン：下痢，悪心，口内炎，手足症候群
- オキサリプラチン：末梢神経障害，アレルギー症状
- イリノテカン：下痢（即発性と遅発性では対応が異なるので，発現時期や症状を確認）
- 分子標的薬：血圧測定値，尿蛋白（定性・定量），出血，皮膚障害（出現する時期により外用剤の選択が異なる）

◉患者教育

- 経口抗がん薬は服用期間や休薬期間，投与量が体表面積等により異なる場合があるので，その指導が重要となる
- 骨髄抑制，下痢，悪心・嘔吐，口内炎などの殺細胞性抗がん薬による副作用全般についての教育が必要である．下痢や口内炎は止痢薬やうがい薬などを使用することで対処が可能である
- 分子標的薬では血圧測定（高血圧ガイドライン参照）によるモニタリングや皮膚障害への外用薬の指導や生活上の指導（皮膚の保湿や洗浄やテーピング等）が重要である

53 初期乳癌

S/O

◆症状
- 乳房腫瘤（しこり）
- 乳房のえくぼ症状
- 発赤
- 乳頭異常分泌
- 腋下リンパ節の腫瘤
- 疼痛

◆検査所見
- 症状の自覚あるいは検診
- 画像診断：MMG，超音波
- 確定診断：穿刺吸引細胞診，針生検
- 吸引式乳房組織生検，切開生検
- 臨床病期の診断：乳腺MRI・CT，StageⅢ以上で胸腹部CT，胸部単純X線，骨シンチグラフィ，PET-CTを適宜追加

A

病因
◆危険因子
【改善可能】
- アルコール摂取
- 喫煙
- 運動不足
- 肥満

治療評価
◆TNM分類[1]

		T0	T1	T2	T3	T4
N0			Ⅰ	ⅡA	ⅡB	
N1	M0	ⅡA	ⅡA	ⅡB	ⅢA	ⅢB
N2		ⅢA		ⅢA		
N3			ⅢC			
M1			Ⅳ			

- ホルモン補充療法

【改善不可能】
- 乳癌の家族歴
- 乳癌の既往
- 家族性乳癌（BRCA遺伝子変異）
- 早い初潮
- 遅い閉経

- 高い初産年齢
- 良性増殖性乳房疾患
- 糖尿病の既往

◆疫学
- 好発年齢：40代～50代
- 罹患：10.5万人（2018年）
- 死亡：1.4万人（2019年）

◆病型分類と治療戦略[2]

病型分類	病理診断				治療戦略
	ER	PgR	HER2	Ki67	
Lumina A	陽性	陽性	−	低値	ET
Lumina B（HER2陰性）	陽性	低値～陰性	−	高値	ET±CT
Lumina B（HER2陽性）	陽性	問わず	+	低値～高値	CT+抗HER2+ET
HER2陽性	−	−	+	低値～高値	CT+抗HER2
Triple negative	−	−	−	低値～高値	CT＋ICI

ET：内分泌療法，CT：化学療法，抗HER2：抗HER2療法，ICI：免疫チェックポイント阻害薬

◆閉経状態の判定
- 両側卵巣摘出
- 1年以上の無月経
- E2の低値，FSHの高値，LHの高値

◆術前薬物療法
【術前化学療法】
- 手術可能で乳房温存を希望
- 術後化学療法と同じレジメン
- 治療効果は術後化学療法と同じ
- 薬剤の抗腫瘍効果が判断可能
- 乳房温存率向上

【術前内分泌療法】
閉経後
- 術前化学療法と乳房温存率は同じ
- 至適投与期間不明
- 予後不明

閉経前
- 薦められない

◆手術
- 乳房：胸筋温存乳房切除術 or 乳房温存術
- リンパ節：センチネルリンパ節生検（SNB）±腋窩リンパ節郭清（SLN陰性では追加郭清しない）
- 乳房再建：一期or二期，一次or二次

◆放射線治療
- 照射方法：50Gy/25回or42.56Gy/16回
- 乳房温存術：残存乳房照射
- リンパ節転移4個以上：鎖骨上下窩リンパ節
- 断端陽性：ブースト照射（10～16Gy）or 追加切除
- 照射時期：化学療法と同時は避ける

P

薬物治療
◆標準的な薬物治療計画：内分泌療法
- 閉経前：①タモキシフェン（TAM）5～10年，再発リスクで投与期間検討．②TAM±LH-RHアナログ（LH-RHa）若年，再発高リスクで併用検討．5年（晩期再発リスクでTAM5年追加）．③アロマターゼ阻害薬（AI）+LH-RHa：再発高リスクで検討．5年
- 閉経後：①AI5～10年，再発リスクで投与期間検討．②TAM→AI計5年（再発高リスクで5年以上），③AI→TAM計5年（再発高リスクで5年以上）．④TAM or トレミフェン（AIが投与できない場合）5～10年
- リンパ節転移4個以上／1～3個で腫瘍の大きさ≧5cmまたは組織学的グレード3：上記の内分泌療法にアベマシクリブを2年間併用

【内分泌療法薬】

薬剤	投与量	間隔	期間
LH-RHアナログ（LH-RHa）			
リュープロレリン	22.5mg/11.25mg/3.75mg	24週/12週/4週	
ゴセレリン	10.8mg/3.6mg	12週/4週	

タモキシフェン（TAM）

タモキシフェン	20mg	毎日	5～10年

アロマターゼ阻害薬（AI）

アナストロゾール	1mg	毎日	
レトロゾール	2.5mg	毎日	5～10年
エキセメスタン	25mg	毎日	

トレミフェン

トレミフェン	40mg	毎日	5～10年

アベマシクリブ

アベマシクリブ	300mg 1日2回	毎日	2年間内分泌療法と同時併用

S-1

S-1	80～120mg 1日2回	2週投薬 1週休薬	1年間内分泌療法と同時併用

オラパリブ

オラパリブ	600mg 1日2回	毎日	1年間

【標準的な化学療法，抗HER2療法レジメン】

薬剤	投与量	間隔	期間
AC			
ドキソルビシン	60mg/m²	1	3週/4回
シクロホスファミド	600mg/m²	1	
パクリタキセル			
パクリタキセル	80mg/m²	1	1週/12回
ドセタキセル			
ドセタキセル	75mg/m²	1	3週/4回
dose-dence AC			
ドキソルビシン	60mg/m²	1	
シクロホスファミド	600mg/m²	1	2週/4回
ペグフィルグラスチム	3.6mg	2～	
dose-dence PTX			
パクリタキセル	175mg/m²	1	
ペグフィルグラスチム	3.6mg	2～	2週/4回

抗HER2療法（毎週あるいは3週毎に1年間投与）

トラスツズマブ	6mg/kg	1	3週/18回	初回は8mg/kg
ペルツズマブ	420mg	1	3週/18回	初回は840mg

再発リスクでトラスツズマブと併用を検討

トラスツズマブ エムタンシン	3.6mg/kg		3週/14回

トラスツズマブを含む術前薬物療法により病理学的完全寛解が認められなかった患者

免疫チェックポイント阻害薬

ペムブロリズマブ	200mg		
パクリタキセル	80mg/m²	1，8，15	
カルボプラチン	AUC=1.5	1，8，15	3週/4回
	or AUC=5	1	
ペムブロリズマブ	200mg	1	
ドキソルビシン	60mg/m²	1	3週/4回
シクロホスファミド	600mg/m²	1	
術後に			
ペムブロリズマブ	200mg	1	3週/9回

Dose Intenseを保つために可能な限り減量・延期しない

●注意すべき相互作用
【内分泌療法】
- TAM⇔CYP2D6阻害薬：エンドキシフェン濃度⇩，⇔CYP2C9基質：酵素阻害により血中濃度⬆
- TAM⇔ワルファリン：CYP2C9阻害によりINR⬆
- AI⇔TAM，SERM：効果⇩，副作用⬆

【化学療法，抗HER2療法】
- タキサン系⇔CYP3A4阻害薬・誘導薬：CL変動
- 5FU系⇔CYP2C9基質：酵素量低下により血中濃度⬆

治療目的/治療モニタリング/患者教育

●治療のゴール
- 術前：腫瘍縮小，乳房温存率向上，微小転移撲滅
- 術後：微小転移撲滅，再発予防，治癒

●副作用のモニタリング項目
【内分泌療法】

	LH-RH	TAM	AI
注射部位硬結	○		
ホットフラッシュ	○	○	○
脂質異常		○	○
不正出血		○	○
血栓症		○	○
関節の痛み			○
骨粗鬆症	○		○

- 不正出血：婦人科受診を勧告
- 関節痛，関節のこわばり：NSAIDs，他のAIやTAMへの変更
- 骨粗鬆症：定期的な骨密度の測定．「38. 骨粗鬆症（→p.76）」
- アベマシクリブ：下痢，血液毒性，悪心，倦怠感，間質性肺炎

【化学療法，抗HER2療法】

	A	T	HP	T-DM1
脱毛	○	○		
悪心嘔吐	○			
心毒性	○		○	○
FN	○			
末梢神経障害		○		
浮腫		○		
発熱（初回のみ）			○	
口内炎				○
血小板減少				○

A：アントラサイクリン，T：タキサン，HP：トラスツズマブ＋ペルツズマブ
T-DM1：トラスツズマブ エムタンシン

- 悪心・嘔吐：「69. 抗がん薬による悪心・嘔吐（→p.138）」を参照
- 心毒性：投与前と定期的な心機能検査，BNP，ADR（500mg/m²以下）とEPI（900mg/m²以下）の総投与量確認
- 発熱性好中球減少：「68. 発熱性好中球減少症（→p.136）」を参照
- 末梢神経障害：休薬，減量を考慮
- 浮腫：デキサメタゾンの予防投与
- ニューモシスチス肺炎：dose-denceレジメンで発症リスク上昇．初期症状の教育，ST合剤の予防投与

【免疫チェックポイント阻害薬】
- irAE：「54. 転移・再発乳癌（→p.108）」を参照

●患者教育
- 副作用は早期に医療者に伝える
- 内服薬の服用忘れがないよう指導

54 転移・再発乳癌

S/O

- **症状**
  - 局所；体表のしこり
  - リンパ節；腋下や鎖骨上のしこり
  - 肺；継続する咳，息切れ，胸痛
  - 骨；疼痛，骨折
  - 肝；肝機能障害
  - 脳；眩暈，頭痛
- **検査所見**
  - 腫瘍マーカー
  - 画像検査（CT，MRI，PET-CT，骨シンチグラフィ）
- **病理学的評価**
  - （可能な限り転移病巣）
  - ER
  - PgR
  - HER2
- **初期治療経過**
  - 術式
  - 放射線治療
  - 術後薬物治療歴と副作用歴
- DFI（無再発期間）
- **既往歴の確認**
  - 深部静脈血栓症
  - 子宮体癌
  - 骨粗鬆症
  - 心不全
  - 糖尿病
  - 慢性閉塞性肺疾患
  - 真菌感染症

A

- **治療評価**
- **重症度分類**
  - visceral crisis：内臓転移があり差し迫った命の危険がある状態
- **治療方針**

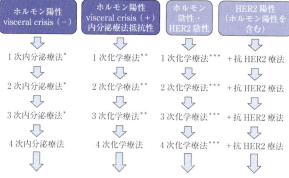

* ：mTOR阻害薬やCDK4/6阻害薬など分子標的薬の併用を含む
** ：ベバシズマブの併用を含む
*** ：ベバシズマブや免疫チェックポイント阻害薬の併用を含む　　　（文献1より改変）

- **内分泌療法**
  - 内分泌療法感受性があり，かつ軟部組織や骨転移，あるいは内臓転移であっても差し迫った生命の危険などがない場合，再発までの期間が長い症例などは，原則，内分泌療法から開始する
- **化学療法**
  - アントラサイクリン系，タキサン系，カペシタビン，ビノレルビン，ゲムシタビンなどを効果と副作用を見極めながら1剤ずつ使用
- **抗HER2療法**
  - HER2陽性の場合，抗HER2療法と内分泌療法あるいは化学療法との併用療法は1次治療から考慮

P

- **薬物治療**
- **標準的な薬物治療計画**

【内分泌療法】

	閉経前	閉経後
1次内分泌療法	LH-RHa＋TAM，LH-RHa＋閉経後の1次療法と同様の治療	AI＋CDK4/6阻害薬，AI，FUL
2次内分泌療法	LH-RHa＋FUL＋CDK4/6阻害薬，LH-RHa＋閉経後に用いる内分泌治療薬との併用療法	FUL＋CDK4/6阻害薬，FUL，EXE，TAM，TOR，AI
3次内分泌療法	1次および2次で使用していない内分泌治療薬	FUL，EXE＋EVE，未使用AI，TAM，MPA，エストロゲン製剤など

LH-RH：LH-RHアナログ，TAM：タモキシフェン，FUL：フルベストラント，AI：アロマターゼ阻害薬，EXE：エキセメスタン，EVE：エベロリムス，MPA：medroxyprogesterone acetate

MPA　1,200mg　分3で適宜減量
フルベストラント　500mgを2，4週後に投与，その後は4週毎　筋注
エベロリムス　1回10mg　1日1回　エキセメスタンと併用
パルボシクリブ（CDK4/6阻害薬）　1回125mg　1日1回　3週投薬1週休薬
　内分泌療法薬と同時併用
アベマシクリブ（CDK4/6阻害薬）　1回150mg　1日2回　内分泌療法薬と併用

【化学療法レジメン，抗HER2療法レジメン】
AC療法

ドキソルビシン　40〜60mg/m²　1日目
シクロホスファミド　600mg/m²　1日目　｝3週

Bev+PTX

ベバシズマブ　10mg/kg　1，15
パクリタキセル　80mg/m²　1，8，15　｝4週
　下記のうち，いずれかを投与

パクリタキセル　80mg/m²　1，8，15日目　4週
ドセタキセル　60mg/m²　1日目　3週
エリブリン　1.4mg/m²　1，8日目　3週
S-1　80〜120mg　1〜28日　6週
カペシタビンA法　2,400mg　1〜21日　4週
カペシタビンB法　3,600mg　1〜14日　4週
ビノレルビン　25mg/m²　1，8日目　3週
ゲムシタビン　1,250mg/m²　1，8日目　3週
nab-PTX　260mg/m²　1日目　3週

トラスツズマブ　2mg/kg（初回4mg/kg）　1日目　1週　内分泌療法あるい
　は化学療法と併用
ラパチニブ　1,250mg　毎日　カペシタビンと併用
ペルツズマブ　420mg（初回840mg）　1日目　3週　トラスツズマブ，ドセタキ
　セル／パクリタキセルと併用
トラスツズマブ　デルクステカン　5.4mg/kg　3週
T-DM1　3.6mg/kg　1日目　3週

オラパリブ　1回300mg　1日2回　BRCA遺伝子変異陽性かつHER2陰性

アテゾリズマブ　840mg（2週毎）+nab-PTX　100mg/m²　1，8，15日目
ペムブロリズマブ　200mg（3週毎）+ゲムシタビン　1,000mg/m²+カルボプラ
　チン（AUC=2）　1，8日目
ペムブロリズマブ　200mg（3週毎）+パクリタキセル　90mg/m²　1，8，15
　日目
ペムブロリズマブ　200mg（3週毎）+nab-PTX　100mg/m²　1，8，15日目

- 投与量はQOLを重視して，減量しても差し支えない
- 腫瘍の病理学的評価，副作用や患者の意向を考慮して決定

【骨転移に対する薬物治療】

ゾレドロン酸　4mg　1日目　3〜4週
デノスマブ　120mg　1日目　4週

- ゾレドロン酸：腎機能に応じて減量

●注意すべき相互作用（「53．初期乳癌（→p.106）」記載事項以外）
- ビノレルビン，ラパチニブ，エベロリムス，パルボシクリブ，アベマシクリブ⇔CYP3A4阻害薬・誘導薬：CL

変動
- ラパチニブ⇔食事：食後服用でAUC↑

治療目的/治療モニタリング/患者教育
●治療のゴール
- 症状緩和，症状発現の先送り，延命（治

癒は目指せないが，結果的に治癒することはある）

●治療のモニタリング項目
- 腫瘍マーカー（CEA，CA15-3，ST439）
- 画像検査

●副作用のモニタリング項目（「53．初期乳癌（→p.106）」記載事項以外）
【内分泌療法】
- MPA：微熱，寝汗，血栓症，耐糖能異常，食欲増加（→体重コントロール）
- フルベストラント：注射部位反応
- エベロリムス：間質性肺炎，高血糖，口内炎
- パルボシクリブ：骨髄抑制（FNの頻度は低い），悪心，口内炎

【化学療法，抗HER2療法】
- ベバシズマブ：高血圧（→降圧薬の投与），創傷治癒遅延，蛋白尿，鼻出血
- カペシタビン：手足症候群（→保清，保護，保湿）
- ビノレルビン：血管炎〔デカドロンの前投与（注射），点滴時間の短縮〕，発熱性好中球減少（→次回以降の投与量減量を検討）
- ゲムシタビン：皮疹（→ステロイド外用薬）
- nab-パクリタキセル：末梢神経障害
- エリブリン：発熱性好中球減少
- ラパチニブ：下痢（→ロペラミド，減量，手足症候群（→保清，保護，保湿；日常生活の指導と保湿薬の使用），発疹，爪囲炎（→ステロイド外用薬，ミノサイクリンの使用）
- T-DM1：血小板減少（8日目がNadir）

【免疫チェックポイント阻害薬】
- アテゾリズマブ，ペムブロリズマブ共通：間質性肺炎，甲状腺機能障害，皮膚障害，肝障害，胃腸障害（下痢，大腸炎），腎障害，神経障害，糖尿病，下垂体機能障害，副腎機能障害，眼障害など全身多岐にわたる

【骨転移に対する薬物療法】
- ゾレドロン酸，デノスマブ：顎骨壊死（→歯科治療推奨），腎障害〔腎機能低下時は減量投与（ゾレドロン酸のみ）〕，低Ca血症（→Ca値モニタリング，Ca製剤とビタミンDの予防投与），補正血清Ca値=実測血清Ca値+4−血清Alb値（4≧血清Alb値時のみ）

●患者教育
- 副作用と思われる症状は早期に医療者に伝える

●疼痛治療
- 「70．がん疼痛（→p.140）」を参照

109

55 小細胞肺癌（SCLC）

S/O

- **症状**[1,2]
  - 咳嗽，喀痰，血痰，発熱，呼吸困難，胸痛，転移巣に伴う症状
- **検査所見**[1]
  - 胸部X線，胸部CT，喀痰細胞診
  - 腫瘍マーカー（診断・治療効果判定補助）：NSE，ProGPR
- **診断基準**[3]
  - 症状，検診等で肺癌が疑われる場合は，病理検査で診断を確定

- 肺癌と診断された場合，病期診断，分子診断を行う
- **確定診断**[1]
  - 生検：経気管支生検，経皮針生検，外科的生検（胸腔鏡，開胸による生検）
  - 細胞診：洗浄細胞診，ブラシ細胞診
- **病期診断**[1]
  - 【T因子診断】
  - 胸部造影CT，FDG-PET/CT，胸部MRI

- 【N因子診断】
  - 胸部造影CT，FDG-PET/CT，胸部MRI，超音波内視鏡検査
- 【M因子診断】
  - FDG-PET/CT，頭部造影CT
- **分子診断**[1]
  - 遺伝子検査（NTRK），PD-L1 IHC，MSI検査

A

病因
- **病因**[3]
  - 気管支や肺胞の細胞が危険因子等の原因でがん化
- **危険因子**[1,2]
  - 喫煙開始年齢（若年），喫煙量（多い），慢性閉塞性肺疾患，間質性肺炎，アスベストなどの吸入性疾患，肺癌の家族歴，年齢（≥50歳），肺結核
- **疫学**[1,3]
  - 罹患数（NSCLC含む）（2018年）：男性2位，女性3位
  - 死亡数（NSCLC含む）（2020年）：男性1位，女性2位
  - SCLC：10〜15％，NSCLC：85〜90％

治療評価
- **TNM分類**[1]

	N0	N1	N2	N3	M1a〜b	M1c
T1a	IA1					
T1b	IA2					
T1c	IA3	ⅡB	ⅢA	ⅢB		
T2a	ⅠB					
T2b	ⅡA				ⅣA	ⅣB
T3	ⅡB	ⅢA	ⅢB	ⅢC		
T4	ⅢA					

- **病期分類**[1]
  - 【限局型（Limited disease；LD）】
    - 病変が同側胸郭内に加え，対側縦隔，対側鎖骨上窩リンパ節までに限られており，悪性胸水，心嚢水を有さない
  - 【進展型（Extensive disease；ED）】
    - LDの範囲を超えて腫瘍が進展しているもの
- **治療の必要性**[1]
  - 下記理由で治療が必要
  - Ⅰ〜ⅡA（特にcT1N0M0）は主に治癒を期待
  - 上記以外は，主に延命，症状緩和を期待

- **治療方針**[1]
  - TNM分類，病期分類を基に治療方針を決定

【初期治療】[1]

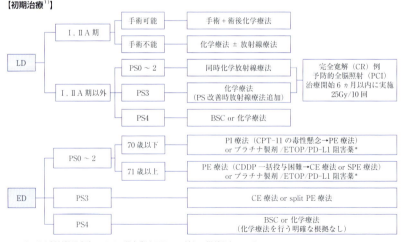

＊：プラチナ製剤併用療法＋PD-L1阻害薬はPS0-1に対して推奨されている．

【再発後[1]】

Sensitive relapse（初回治療終了から再発までの期間60〜90日以上）	標準治療：NGT，PEI療法 オプション：AMR，CE療法
Refractory relapse（初回治療中の増悪，再発までの期間が短い）	AMR

P

薬物治療

●標準的な薬物治療計画

【LDに対する術後化学療法[1]】

薬剤	投与量	投与日	間隔/回数
CDDP+ETOP（PE療法）			
CDDP	80mg/m²	1	
ETOP	100mg/m²	1〜3	3週毎/4回
CDDP+CPT-11（PI療法）			
CDDP	60mg/m²	1	
CPT-11	60mg/m²	1，8，15	4週毎/4回

【LDに対する化学放射線療法[1]】

CDDP+ETOP（PE療法）
- 化学療法と放射線は同時併用

CDDP	80mg/m²	1	
ETOP	100mg/m²	1〜3	3〜4週毎/4回 （放射線療法併用時は4週毎）

【EDに対する化学療法[1]】

CDDP+CPT-11（PI療法）

CDDP	60mg/m²	1	
CPT-11	60mg/m²	1，8，15	4週毎/4回

CDDP+ETOP（PE療法）
- 下痢，間質性肺炎が懸念される患者に検討

CDDP	80mg/m²	1	
ETOP	100mg/m²	1〜3	3週毎/4回

CBDCA+ETOP（CE療法）
- CDDPの一括投与が困難な場合に検討

CBDCA	AUC=5	1	
ETOP	100mg/m²	1〜3	3〜4週毎/4回

split CDDP+ETOP（SPE療法）
- CDDPの一括投与が困難な場合に検討

CDDP	25mg/m²	1〜3	
ETOP	80mg/m²	1〜3	3〜4週毎/4回

CBDCA+ETOP+アテゾリズマブ

CBDCA	AUC=5	1	
ETOP	100mg/m²	1〜3	
アテゾリズマブ	1,200mg/body	1	3週毎/4回

4コース終了後，SD以上でアテゾリズマブ単剤投与を3週毎で継続

CBDCA+ETOP+デュルバルマブ

CBDCA	AUC=5 or 6	1	
ETOP	80〜100mg/m²	1〜3	
デュルバルマブ	1,500mg/body	1	3週毎/4回

4コース終了後，SD以上でデュルバルマブ単剤投与を3週毎で継続

CDDP+ETOP+デュルバルマブ

CDDP	75〜80mg/m²	1	
ETOP	80〜100mg/m²	1〜3	
デュルバルマブ	1,500mg/body	1	3週毎/4回

4コース終了後，SD以上でデュルバルマブ単剤投与を3週毎で継続

●注意すべき副作用
- CDDP：腎障害，聴覚障害，末梢神経障害，悪心・嘔吐
- CBDCA：血小板低下，アレルギー反応，悪心・嘔吐

- CPT-11：骨髄抑制（特にUGT1A1変異症例），下痢，悪心・嘔吐
- NGT：骨髄抑制
- ETOP：骨髄抑制
- AMR：心毒性
- ICIs：irAE（甲状腺機能障害，下痢，間質性肺炎，心筋炎，横紋筋融解症，1型糖尿病等）

●注意すべき相互作用
- プラチナ製剤⇔VCM，AGs，AMPH-B，フロセミド：腎障害↑
- プラチナ製剤⇔AGs，フロセミド：聴器毒性↑
- CPT-11⇔CYP3A4阻害薬・誘導薬：CL変動に伴いSN-38生成量変化
- AMR⇔PgP阻害薬：Cp↑の可能性
- NGT⇔腎陰イオン輸送系阻害薬：CL↓の可能性

●PKデータ

薬剤	蛋白結合率	Ae（%）（代謝酵素）
CDDP	>90%	>90
CBDCA	0%	70
ETOP	94〜98%	45
CPT-11	30〜68%	11〜20（3A4，carboxylesterase）
SN-38	〜95%	<1（UGT1A1）
AMR	−	51
NGT	〜35%	45

治療目的/治療モニタリング/患者教育

●治療のゴール
- 早期癌：治癒，再発防止
- 進行癌：臨床症状改善，QOL確保，延命

●治療のモニタリング項目
- 有症状の改善・悪化度合い
- 画像検査
- 腫瘍マーカー
- 新規症状の有無

●副作用のモニタリング項目
- 「注意すべき副作用」を参照

●患者教育
【化学療法施行時】
- 感染予防対策の必要性
- 継続的な治療の必要性
- 患者による副作用モニタリングの必要性
- 発熱等の副作用発現時の対応

111

56 非小細胞肺癌（NSCLC）

S/O

- **症状**[1,2]
  - 「55.小細胞肺癌（→p.110）」を参照
- **検査所見**[1]
  - 胸部X線，胸部CT，喀痰細胞診
  - 腫瘍マーカー（診断・治療効果判定補助）：CYFRA21-1，CEA，SLX，CA19-9，CA125，SCC，TPA
- **診断基準・確定診断・病期診断**[1]
  - 「55.小細胞肺癌（→p.110）」を参照
- **分子診断**[1]
  - 遺伝子検査（Sqは臨床背景に応じて考慮）：EGFR，ALK，ROS1，BRAF，MET，RET，NTRK
  - PD-L1 IHC
  - MSI検査

A

病因
- **病因・疫学・危険因子**[1-3]
  - 「55.小細胞肺癌（→p.110）」を参照

治療評価
- **TNM分類・病期分類**
  - 「55.小細胞肺癌（→p.110）」を参照
- **治療の必要性**
  - TNM分類等を参考に治療方針を決定

- 治癒が目標：外科切除，放射線療法が主体
- 延命・症状緩和が目標：化学療法が主体

- **治療方針**[1]

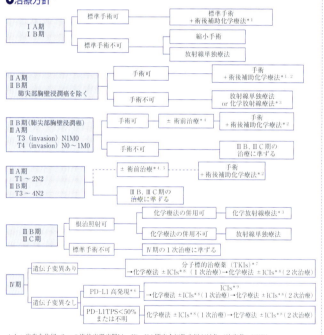

- PS2～4：EGFR-TKI（明確な推奨薬なし）
【EGFR遺伝子変異陽性（2次治療）】
※一次治療でオシメルチニブを使用した場合は*8へ
- T790M陽性PS0～4：オシメルチニブ
- T790M陰性or不明：*8へ
【ALK融合遺伝子陽性（1次治療）】
- PS0～1：アレクチニブ＞ブリグチニブ，ロルラチニブ，セリチニブ（推奨度順）
- PS2～4：アレクチニブ
【ALK融合遺伝子陽性（2次治療）】
- ALK-TKI（以下参照），または*8へ
- PS0～2：1次治療で用いたALK-TKIと異なる薬剤を選択．アレクチニブ＞ブリグチニブ，ロルラチニブ，セリチニブ（推奨度順）
- PS3～4：BSC
【ROS1融合遺伝子陽性（1次治療）】
- PS0～1：クリゾチニブ，エヌトレクチニブ
- PS2～4：ROS1-TKI（明確な推奨薬なし）
【BRAF遺伝子変異陽性（1次治療）】
- PS0～4：ダブラフェニブ＋トラメチニブ
【MET遺伝子変異陽性（1次治療）】
- PS0～1：テポチニブ，カプマチニブ
- PS2～4：MET-TKI（明確な推奨薬なし）
【RET融合遺伝子陽性（1次治療）】
- PS0～1：セルペルカチニブ
- PS2～4：RET-TKI（明確な推奨薬なし）
*8：化学療法の選択は以下参照
【1次治療】
- PS0～1（＜75歳）：プラチナ併用±PD-1/PD-L1阻害薬＞プラチナ併用＋ニボルマブ＋イピリムマブ or プラチナ併用＋Bev or プラチナ併用＋シツムマブ（sqのみ）or ペンブロリズマブ（TPS≧1%）（推奨度順）
- PS0～1（≧75歳）：PS0-1（＜75歳）のBevレジメン以外のレジメンまたは第三世代単独（CPT-11，DTX，GEM，PTX，VNR）が選択肢
- PS2：第三世代単独＞プラチナ併用（推奨度順）
- PS3～4：BSC
※Bev投与対象：Non-sqかつ75歳未満
※遺伝子変異陽性例，PD-L1高発現例で免疫チェックポイント既治療例：免疫チェックポイント阻害薬を含まないレジメンを選択
【2次治療】
免疫チェックポイント阻害薬未使用例
- PS0～2：PD-1 or PD-L1単独，殺細胞性抗がん薬（DTX±ラムシルマブ，PEM，S-1）
- PS3～4：BSC
免疫チェックポイント阻害薬使用例
- PS0～2：殺細胞性抗がん薬（DTX±ラムシルマブ，PEM，S-1）
- PS3～4：BSC
※ラムシルマブ投与対象：75歳未満
※PEM投与対象：Non-sq
*9：ICIsの選択は以下参照
- PS0～1：ペンブロリズマブ or アテゾリズマブ＞プラチナ併用＋PD-1/PD-L1阻害薬 or プラチナ併用＋PD-1/PD-L1阻害薬（推奨度順）
- PS2：第三世代単独（CPT-11，DTX，GEM，PTX，VNR）＞プラチナ併用療法 or ペンブロリズマブ or アテゾリズマブ（推奨度順）
- PS3～4：BSC

*1：病変全体径＞2cmの術後病理病期IA，IB，IIA期完全切除症例が対象（治療薬：UFT）
*2：術後病理病期II-IIIA期完全切除症例が対象（CDDP＋VNR）
 ※IIIA期での推奨度：**2＞*1
*3：PS0～1症例が対象（プラチナ併用化学放射線療法→デュルバルマブ地固め療法）
 ※化学放射線療法を2サイクル以上施行後に病勢進行のない症例が地固め療法の対象
*4：IIIA期で考慮（プラチナ併用），IIIA期（N2）は化学放射線療法も選択肢
*5：肺葉切除可能なIIIA期（N2）で考慮（化学放射線療法）
*6：PD-L1（22C3）TPS50%以上，またはPD-L1（SP142）TC3/IC3
*7：TKIsの選択は以下参照
【EGFR遺伝子変異陽性（1次治療）】
エクソン19欠失 or L858R変異陽性の場合
 ・PS0～1：オシメルチニブ＞ゲフィチニブ＋CBDCA＋PEM，エルロチニブ＋血管新生阻害薬，ダコミチニブ，第一・二世代のEGFR-TKI（推奨度順）
 ・PS2：第一世代のEGFR-TKI
 ・PS3～4：ゲフィチニブ
エクソン18-21変異（エクソン19欠失 or L858R変異陽性以外）
 ※エクソン20挿入変異はEGFR-TKIは行わない
 ・PS0～1：第一〜三世代のEGFR-TKI．ただし，T790M陽性の場合はオシメルチニブ

薬物治療

●標準的な薬物治療計画[1]
* 主なレジメンのみを示す

【術後化学療法】

| UFT | 250mg/m² | 毎日 | 1～2年間 |

CDDP+VNR

| CDDP | 80mg/m² | 1日目 | |
| VNR | 25mg/m² | 1, 8日目 | 3週/4コース |

【化学放射線療法（放射線同時併用期間は6週間）】
CBDCA+PTX

放射線併用時
| CBDCA | AUC=2 | 1, 8, 15, 22, 29, 36日目 |
| PTX | 40mg/m² | 1, 8, 15, 22, 29, 36日目 |

放射線併用後
| CBDCA | AUC=5 | 1日目 | |
| PTX | 200mg/m² | 1日目 | 3週毎/2コース |

地固め療法
| デュルバルマブ | 10mg/kg | 1日目 | 2週毎/最大1年間 |

【化学療法単独】
TKIs
* 下記のいずれか

オシメルチニブ	80mg/日	1日1回	毎日
アレクチニブ	600mg/日	1日2回	毎日
クリゾチニブ	500mg/日	1日2回	毎日
テポチニブ	500mg/日	1日1回	毎日
セルペルカチニブ	320mg/日	1日2回	毎日

CDDP+PEM±ペムブロリズマブ

CDDP	75mg/m²	1日目	
PEM	500mg/m²	1日目	3週毎
ペムブロリズマブ	200mg/body	1日目	

※非扁平上皮癌のみ適応, VB₁₂・葉酸投与
※4コース後, SD以上：
　PD or 毒性中止までPEM+ペムブロリズマブ併用
　ペムブロリズマブ非併用時は, PEM単独

CBDCA+PTX±Bev

CBDCA	AUC=6	1日目	
PTX	200mg/m²	1日目	3週毎
Bev	15mg/kg	1日目	

※4～6コース後, SD以上：PD or 毒性中止までBev単独

DTX+ラムシルマブ

| DTX | 60mg/m² | 1日目 | 3週毎 |
| ラムシルマブ | 10mg/kg | 1日目 | |

免疫チェックポイント阻害薬
* 下記のいずれか

| ペムブロリズマブ | 200mg/body | 1日目 | 3週毎 |

※PD-L1 PTS≧1％のみ適応

| アテゾリズマブ | 1,200mg/body | 1日目 | 3週毎 |

※初回治療においてはPD-L1 TC3/IC3のみ適応

単独療法
* 下記のいずれか

| DTX | 60mg/m² | 1日目 | 3週毎 |
| S-1 | 80～120mg/body | 分2 1～28日目 | 6週毎 |

●注意すべき副作用[2]
* UFT, S-1：下痢, 口内炎, 色素沈着（特にS-1）
* PEM：皮疹
* CDDP, CBDCA：小細胞肺癌の項参照
* PTX：末梢神経障害, 関節・筋肉痛, アナフィラキシー
* DTX：末梢神経障害, 浮腫, 爪の変化
* EGFR-TKI：皮膚障害, ざ瘡, 爪囲炎, 口内炎, 下痢
* クリゾチニブ：視覚障害, 下痢, 悪心・嘔吐, 下痢
* アレクチニブ：視覚障害, 下痢, 悪心, 浮腫, 筋肉痛
* セリチニブ：下痢, 悪心, 食欲不振
* テポチニブ：間質性肺炎, 肝・腎障害, 対液貯留
* ダブラフェニブ・トラメチニブ：発熱, 心機能障害, 皮膚障害
* Bev, ラムシルマブ：高血圧, 出血, 創傷治癒遅延, 蛋白尿, 消化管穿孔, 血栓・塞栓症
* ICIs：「55.小細胞肺癌（→p.110）」を参照

●注意すべき相互作用
* EGFR-TKI⇔CYP3A4阻害薬・誘導薬：CL変動
* EGFR-TKI⇔PPI, H₂受容体拮抗薬：胃内酸性化EGFR-TKI吸収↓
* ゲフィチニブ⇔CYP2D6代謝薬：併用薬のCL↓
* PTX, DTX⇔CYP3A4阻害薬・誘導薬：CL変動
* VNR⇔CYP3A4阻害薬・誘導薬：CL変動
* CPT-11⇔CYP3A4阻害薬・誘導薬：CL変動に伴うSN-38生成量変化
* PEM⇔NSAIDs：腎排泄の抑制でPEMのCp↑

治療目的/治療モニタリング/患者教育
●治療のゴール・治療のモニタリング項目
* 「55.小細胞肺癌（→p.110）」を参照

●副作用のモニタリング項目
* 「注意すべき副作用」を参照

●患者教育
* 「55.小細胞肺癌（→p.110）」を参照

57 卵巣癌・卵管癌・腹膜癌

S/O

卵巣腫瘍の種類
- 良性腫瘍・境界悪性腫瘍・悪性腫瘍

【悪性腫瘍】
- 上皮性腫瘍（卵管癌と腹膜癌も含まれる）：90%
- 性索間質腫瘍：5%
- 胚細胞腫瘍：4%

症状
- 早期：無症状
- 進行期：腹部膨満感，腹水貯留，腸閉塞による腹痛，嘔気

診断
- 触診，内診，直腸診，超音波検査，CT，MRI，細胞診
- 手術後に進行期分類を行う

検査所見（腫瘍マーカー）
- 上皮性腫瘍：CA125，CA19-9，CEA
- 性索間質性腫瘍：エストロゲン，アンドロゲン
- 胚細胞腫瘍：AFP，hCG，LDH，SCC

遺伝子検査
- BRCA1/2
- HRD（相同組換え修復欠損）

合併症
- 血栓症を合併することが多い：明細胞腺癌では特にリスクが高い

A

病因
危険因子
- 遺伝的要因，子宮内膜症，長い排卵年数，肥満や喫煙などの生活習慣

疫学
- 好発年齢：50〜60代（胚細胞腫瘍は10〜20代）

病理組織型（2017年度患者年報）
- 漿液性腺癌：約33%
- 明細胞性腺癌：約24%
- 類内膜性腺癌：約16%
- 粘液性腺癌：約9%

組織学的分類
- 類内膜癌：Grade 1〜3（高分化，中分化，低分化）
- 漿液性癌：高異型度（high grade serous carcinoma：HGSC），低異型度（low grade serous carcinoma：LGSC）
- 明細胞癌：Grade分類なし
- 卵管癌：大部分はHGSC

治療評価
進行期分類[1)]

Ⅰ期	卵巣あるいは卵管内限局
ⅠA	一側の卵巣or卵管に限局
ⅠB	両側の卵巣or卵管に限局
ⅠC	一側または両側の卵巣or卵管に限局
ⅠC1	手術操作による被膜破綻
ⅠC2	自然被膜破綻あるいは被膜表面への浸潤
ⅠC3	腹水または腹腔洗浄細胞診で悪性細胞
Ⅱ期	骨盤内への進展，あるいは原発性腹膜癌
ⅡA	進展が子宮and/or卵管and/or卵巣に及ぶ
ⅡB	他の骨盤部腹腔内臓器に進展
Ⅲ期	骨盤外の腹膜播種and/or後腹膜リンパ節転移
ⅢA1	後腹膜リンパ節転移のみ （ⅰ期）10mm以下 （ⅱ期）10mm以上
ⅢA2	骨盤外に顕微鏡的播種
ⅢB	最大径2cm以下の腹腔内播種
ⅢC	最大径2cmを超える腹腔内播種
Ⅳ期	腹膜播種を除く遠隔転移
ⅣA	胸水中に悪性細胞
ⅣB	実質転移ならびに腹腔外臓器に転移

（日産婦2014，FIGO2014）

治療の必要性
- 手術療法が基本，主に薬物療法を併用
- 手術により組織型と進行期の確定，最大限の腫瘍減量を行う
- 術後，初回化学療法（明細胞癌以外のIA期Grade 1，2症例，IB期Grade1症例では術後化学療法を省略）
- Ⅲ・Ⅳ期症例で初回化学療法の奏功が維持されている場合に維持療法

薬物療法
【初回化学療法（標準治療）】
- TC療法またはdose-denceTC療法
- Ⅲ・Ⅳ期症例ではTC療法＋Bev

【初回化学療法の維持療法】
- TC療法＋Bevを施行→Bev
- HRDあり，TC療法+Bevを施行→オラパリブ＋Bev
- BRCA1/2変異陽性→オラパリブ
- ニラパリブ

【初回化学療法のオプション】
- DC療法
- PLD-C療法
- CBDCA単剤

【術前化学療法（NAC）】
- Ⅳ期で初回完全手術が不可能と予想される症例
- 高齢，腹水，胸水貯留など全身状態不良の症例

再発卵巣癌の治療
【プラチナ製剤抵抗性[*1]】
- PTX，DTX，PLD，GEM，CPT-11単剤（＋Bev）

【プラチナ製剤感受性[*2]】
- プラチナ製剤を含むレジメン：TC療法，PLD-C療法，GC療法（＋Bev/Bev維持療法）
- プラチナ製剤で奏効維持の場合：オラパリブorニラパリブの維持療法
- 3つ以上の化学療法歴あり，かつHRDあり：ニラパリブ

【MSI-High】
- ペンブロリズマブ

※プラチナ製剤による治療終了後再発までの期間→＊1：6ヵ月未満，＊2：6ヵ月以上

胚細胞腫瘍化学療法
- 標準治療はBEP療法，再発例にはCDDPにIFM，VP16，VLB，PTXなどを併用した3剤併用療法

114

●性索間質性腫瘍化学療法

- プラチナ製剤を含むレジメン：BEP療法，TC療法，PBV療法

P

薬物治療
●標準的な薬物治療計画

治療薬	投与量	投与日など	間隔/回数など

【PTX+CBDCA（Tri-weekly TC療法）】

PTX（T）	175〜180mg/m²（3時間）	1（3時間）	3週/3〜6サイクル
CBDCA（C）	AUC 5〜6	1（1時間）	

【PTX+CBDCA（dose-dense weekly TC療法）】

PTX（T）	80mg/m²（1時間）	1, 8, 15（1時間）	3週/6〜9サイクル
CBDCA（C）	AUC 6	1（1時間）	

【TC+Bev療法】

PTX（T）	175〜180mg/m²	1（3時間）	3週/6〜8サイクル
CBDCA（C）	AUC 5〜6	1（3時間）	
Bev	15mg/kg	1（90分）*	
Bev維持			3週/18〜22サイクル

* ：2回目90分，3回目60分

【DTX+CBDCA（DC療法）】

DTX	70〜75mg/m²	1（1時間）	3週/6サイクル
CBDCA	AUC 5	1（1時間）	

【PLD+CBDCA（PLD-C療法）】

PLD	30mg/m²	1（1時間）	4週/6サイクル
CBDCA	AUC 5	1（1時間）	

【GEM+CBDCA（GC療法）】

GEM	1,000mg/m²	1, 8（30分）	3週/6コース
CBDCA	AUC 4	1（1時間）	

【維持療法】

オラパリブ	1回300mg	1日2回	経口
ニラパリブ	1回200mg	1日1回	経口

【単剤療法】

PLD	40〜50mg/m²	1	4週
GEM	1,000mg/m²	1, 8, 15	4週
CPT-11	100mg/m²	1, 8, 15	4週
PTX	180mg/m²	1	3週
PTX	80mg/m²	1	毎週
DTX	70mg/m²	1	3週
CDDP	75〜100mg/m²	1	3〜4週
CBDCA	AUC 5〜6	1	3〜4週

- CBDCA（腎排泄）：投与量にCalvertの式使用，CBDCAの投与量=目標AUC×（GFR+25），250mL以上に希釈
- PTX：過敏性反応対策のため前投薬必要（抗ヒスタミン薬＋デキサメタゾン＋ファモチジンをPTX投与30分前に投与），投与時フィルター使用，DEHP free点滴セット使用
- DTX：急性過敏反応に対して30分前にデキサメタゾンを静注

- CDDP（腎排泄）：補液やマンニトールなどで利尿を図る

●注意すべき副作用
- 重度のHSR：同一・同系統の薬剤投与中止
- 悪心・嘔吐：「69. 抗がん薬による悪心・嘔吐（→p.138）」を参照
- 発熱性好中球減少症（FN）：「68. 発熱性好中球減少症（→p.136）」を参照

●注意すべき相互作用
- CYP 3 A阻害薬・誘導薬⇔タキサン系薬剤，CPT-11活性代謝物（SN-38），オラパリブ：CL変動

治療目的/治療モニタリング/患者教育
●治療のゴール
- 再発防止，生存期間の延長
- QOLの改善，症状の緩和

●治療のモニタリング項目
- 問診，内診，直腸診，経腟超音波断層法検査，腫瘍マーカー，CT，PET-CT

●副作用のモニタリング項目
- Bev：高血圧，創傷治癒遅延，血尿，尿蛋白，消化管穿孔，血栓塞栓症
- TC：骨髄抑制，悪心・嘔吐，神経障害，関節痛，筋肉痛，脱毛
- DC：骨髄抑制，浮腫，爪の変化，流涙
- CBDCA：遅発性過敏反応（7〜10回投与後から発生頻度↑）
- CDDP：腎障害
- CPT-11：下痢
- GEM：血小板減少
- PLD：手足症候群，口内炎
- オラパリブ・ニラパリブ：血小板減少，好中球減少，貧血

●治療後の経過観察
- 1〜2年：1〜3ヵ月ごと
- 3〜5年：3〜6ヵ月ごと
- 6年目以降：1年ごと

●患者教育
- 患者による副作用モニターの必要性および副作用発現時の対応
- 腸閉塞に対する予防法・対処法：便秘の予防，腹部症状があるときは食事量を減らす，疝痛の場合は救急受診
- リンパ浮腫の保存的治療法：下肢の挙上，リンパドレナージ法，圧迫療法，圧迫下での運動療法，スキンケア

58 子宮頸癌

S/O

●症状
- 初期には症状なし
- 不正出血
- 性交後出血
- 異常膣分泌物
- 下腹部痛
- 腰背部痛
- 血尿（膀胱浸潤）
- 血便（直腸浸潤）

【好発転移部位】
- 肺，脳，骨

●検査所見
- 治療前触診
- 視診，内診
- 膣鏡診
- 細胞診
- コルポスコープ組織診
- 円錐切除
- 腹部超音波
- 腹部CT，MRI
- 肺・骨の単純X線

A

病因
●病因（危険因子）
- HPV感染：16型，18型，31型，33型など15種類

●疫学
- 好発年齢：20代後半〜40代前半，70代

●病理組織分類
- 扁平上皮癌：70%
- 腺癌：25%
- 腺扁平上皮癌：3〜5%

治療評価
●重症度分類（FIGO分類）[1, 2]

I	子宮頸部に限局
IA	組織学的にのみ診断できる浸潤癌
IA1	深さ3mm以内，広がり7mmを超えない
IA2	深さ5mm以内，広がり7mmを超えない
IB	臨床的に子宮頸部に限局
IB1	病巣が4cm以内
IB2	病巣が4cmを超える
II	頸部を越えるが骨盤壁または膣壁下1/3に達しない
IIA	膣壁浸潤があるが，子宮傍組織浸潤は認めない
IIA1	病巣が4cm以内
IIA2	病巣が4cmを超える
IIB	子宮傍組織浸潤を認める
III	骨盤壁まで達する，膣壁浸潤が下1/3に達する
IIIA	膣壁浸潤は下1/3に達するが，骨盤壁までは達しない
IIIB	子宮傍組織浸潤が骨盤壁まで達しているまたは明らかな水腎症や無機能腎を認める
IV	小骨盤腔を超えて広がるか膀胱，直腸粘膜を侵す
IVA	膀胱，直腸粘膜へ浸潤がある
IVB	小骨盤腔を超えて広がる

（日産婦2011，FIGO2008）

●FIGO分類別の治療指針

IA1	単純子宮全摘出術または円錐切除術（断端陰性時） 準広汎子宮全摘術±骨盤リンパ節郭清（脈管浸潤陽性）
IA2	準広汎もしくは広汎子宮全摘出術または放射線療法
IB1・IIA1	広汎子宮全摘出術 or 根治的放射線療法
IB2・IIA2・IIB	
	再発リスク低	広汎子宮全摘出術のみ
	再発リスク中	広汎子宮全摘出術+放射線療法±化学療法（同時併用）
	再発リスク高	広汎子宮全摘出術+放射線同時併用化学療法（CCRT）
III	放射線同時併用化学療法
IVA	放射線同時併用化学療法
IVB	緩和療法または全身化学療法
再発期	緩和療法または全身化学療法 （局所再発なら手術または放射線治療も考慮）

●IB〜II期の術後再発リスク[3] （**太字**は絶対条件）

	高	中	低
頸部腫瘍		大	小
骨盤リンパ節転移	陽性	**陰性**	**陰性**
子宮傍結合織浸	陽性	**陰性**	**陰性**
頸部間質浸潤		陽性	浅い
脈管侵襲		陽性	**陰性**

●放射線治療

		総線量	1回線量	照射方法
根治的	外部照射	50Gy	1.8〜2.0Gy/回	週/5回
	腔内照射	12〜24Gy	5〜6Gy	1〜2回/週
術後治療	全骨盤照射	50Gyを超えない	1.8〜2.0Gy/回	週/5回×5週

●転移・再発後治療
- 化学療法，化学放射線療法，緩和的放射線療法，疼痛治療

薬物治療
●標準的な薬物治療計画
【術後薬物治療】
CCRT（単一の標準治療は確立していない）

薬剤	投与量	投与日	間隔/回数
CDDP単独	40mg/m²	1, 8, 15, 22, 29, 36	

5-FU+CDDP（FP療法）

5-FU	1000mg/m²	2～5, 30～33	
CDDP	50mg/m²	1, 29	

NCCNやNCIガイドラインでは，投与量などの詳細は明示されていない．

【転移・再発後治療】
PTX+CDDP±Bev療法

PTX	175～180mg/m²/3hr	1	3週
CDDP	50mg/m²/2hr	1	
±Bev	15mg/kg	1	

CBDCA+PTX（TC療法）

CBDCA	AUC=5～6/1hr	1	3週
PTX	175～180mg/m²/3hr	1	

PTX+NGT±Bev療法

PTX	175～180mg/m²/3hr	1	3週
NGT	0.75mg/m²	1～3	
±Bev	15mg/kg	1	

NGT+CDDP療法

NGT	0.75mg/m²	1～3	3週
CDDP	50mg/m²	1	
±Bev	15mg/kg	1	

- CDDP：補液やマンニトール（必要に応じてフロセミド）などで利尿を図る
- PTX：要前投薬（抗ヒスタミン薬，デキサメタゾン，H₂ブロッカー），投与時フィルター使用，DEHP free点滴セット使用
- CBDCA：投与量算出Calvertの式使用．投与量(mg/body)＝AUC目標値×(GFR+25)．希釈250mL以上

●注意すべき副作用

CDDP	腎障害（輸液）
PTX	アナフィラキシー，末梢神経障害
CBDCA	血小板減少，アナフィラキシー（8コース以降）
5-FU	下痢，口内炎
NGT	好中球減少

●注意すべき相互作用
- 5-FU：ワルファリン

●薬物動態パラメーター

抗がん剤	Ae%	蛋白結合率（％）（代謝酵素）
CDDP	>90	>90
5-FU	5	>10
PTX	14	89～98
CBDCA	>70	0
NGT	14	36

●疼痛治療
- 「70.がん疼痛（→p.140）」を参照

治療目的/治療モニタリング/患者教育
●治療のゴール
- 早期癌：治癒，再発防止
- 進行癌：臨床症状改善，QOL確保，延命

●治療のモニタリング項目
- 触診，内診，直腸診，細胞診
- 画像検査（胸部X線検査・CT・MRI・PET/CT）

【腫瘍マーカー】
- 扁平上皮癌：SCC，CYFRA21-1
- 腺癌：CA125・CEA
- 新規症状の有無

●副作用のモニタリング項目
- 「注意すべき副作用」をモニタリングする
- 悪心・嘔吐：「69.抗がん薬による悪心・嘔吐（→p.138）」を参照
- 発熱性好中球減少：リスク分類（MASCC）をもとに抗菌薬を選択→「68.発熱性好中球減少症（→p.136）」を参照
- 末梢神経障害→休薬，減量を考慮
- 口内炎→口内清潔保持，歯科での口腔内洗浄

●抗がん薬投与量調節
- 以下の有害事象があった場合は減量を検討
  Grade 3以上の発熱性好中球減少
  Grade 4の好中球減少
  Grade 3以上の非血液学的毒性

●患者教育
- 感染予防対策の必要性
- 発熱等副作用発現時の対応
- 腸閉塞（イレウス）に対する予防法・対処法：緩下剤の使用，腹部症状があるときは食事量を調節，疝痛の場合は救急受診
- 継続的な治療の必要性
- 患者による副作用モニターの必要性
- リンパ浮腫に対する予防法・対処法：複合的理学療法（皮膚のケア，手による排液マッサージ，圧迫療法，運動療法）
- がん疼痛緩和の正しい知識

59 子宮体癌

S/O

●症状
【初期】
- 不正出血, 水様性の帯下, 過剰な月経出血, 骨盤内の腫瘤感, 腟に突出した腫瘤

【進行期】
- 膿や血性帯下, 下腹部痛, 排尿痛, 排尿困難, 性交時痛, 腰痛, 下肢の浮腫

【好発転移部位】
- 肺, 腹膜, 卵巣, 肝臓, 腸管

●検査所見
- 内診, 子宮内膜細胞診, 組織診, 腹部超音波検査, CT, MRI

●病理組織分類
- 類内膜癌：約80%
- 粘液性腺癌：約5%
- 漿液性腺癌：約5%
- 明細胞性腺癌：約2%
- その他（粘液性腺癌, 扁平上皮癌, 混合癌, 未分化癌など）

●腺癌の組織学的分化度
- Grade 1 ～ 3

●進行期分類[1]

病期	
I	子宮体部に限局
II	頸部間質に浸潤するが 子宮を超えていない
III	子宮外に広がるが, 小骨盤を超えてない, または所属リンパ節へ広がる
IV	小骨盤腔を超えているか, 膀胱, 腸の粘膜を浸す, あるいは遠隔転移がある

（日産婦2011, FIGO2008）

A

病因
●病因（危険因子）
- 遅い閉経（55歳以上）, 未経産, 多嚢胞性卵巣, 肥満, 糖尿病
- タモキシフェン内服（リスク2倍↑）
- エストロゲン単独のホルモン補充療法（HRT）

●疫学
- 好発年齢：50～60代

治療評価
●治療方針
- 術前にI～II期：手術→リスク判定
- 術前にIII～IV期（手術可能）：手術→化学療法（AP療法）±放射線治療
- 術前にIII～IV期（手術不可能）：化学療法（TC療法・AP療法・TAP療法）±放射線治療
- 不完全摘出の進行癌（III～IV期）：化学療法（TC療法・AP療法・TAP療法）
- 再発：±手術+放射線治療, 化学療法（TC療法・AP療法・単剤療法）±MPA療法（ER, PR陽性）
- 子宮摘出後に子宮体癌と判明した場合：治療
- IA期（G1 or G2）で画像検査にて子宮外病変なし, かつ脈管侵襲陰性：経過観察

- IA期（特殊組織型or G3）, IB期, II期, III期：再手術→化学療法±放射線治療

●術後再発リスク分類と術後治療

	低リスク	中リスク	高リスク
類内膜癌と筋層浸潤	G1 or G2で1/2以下	G1orG2で1/2以上あるいはG3で1/2以下	G3で1/2以上
組織型	類内膜腺癌	筋層浸潤なしの漿液性腺癌明細胞腺癌	筋層浸潤ありの漿液性腺癌明細胞腺癌
頸部間質浸潤	なし	なし	あり
脈管侵襲	なし	あり	・付属器・漿膜・基靱帯進展あり ・腟壁浸潤あり ・骨盤/傍大動脈リンパ節転移あり ・膀胱・直腸浸潤あり ・腹腔内播種あり
術後治療	経過観察	経過観察or放射線療法±化学療法	
術後化学療法	実施しない	考慮される	AP療法【プラチナ系+タキサン系】

●術後化学療法（6サイクル）
【プラチナ系+アントラサイクリン系】
- ADR+CDDP（AP療法）

【プラチナ系+タキサン系】
- PTX+CBDCA（TC療法）
- PTX+ADR+CDDP（TAP療法）
- DOC+CBDCA（DC療法）

●再発時の単剤療法
- CDDP or CBDCA or ADR or EPI or PTX or DOC

●併用療法
- ペムブロリズマブ+レンバチニブ

●疼痛治療・緩和ケア
- 「70.がん疼痛（→p.140）」参照

118

P

薬物治療
●標準的な薬物治療計画

治療薬	投与量	投与日	間隔
【ADR+CDDP（AP療法）】			
ADR	60mg/m²	1	3週
CDDP	50mg/m²	1	
【PTX+CBDCA（TC療法）】			
PTX	175mg/m²	1	3週
CBDCA	AUC=5〜7	1	
【DOC+CDDP（DP療法）】			
DOC	70mg/m²	1	3週
CDDP	60mg/m²	1	
【DOC+CBDCA（DC療法）】			
DOC	60mg/m²	1	3週
CBDCA	AUC=6	1	
【ペムブロリズマブ+レンバチニブ】			
ペムブロリズマブ	200mg/body	1	3週
レンバチニブ	20mg/日	1〜21	
【メドロキシプロゲステロン】			
MPA	200mg	毎日	

- CDDP：必要に応じて補液やマンニトール、フロセミドなどで利尿を図る
- PTX：要前投与（抗ヒスタミン薬，デキサメタゾン，H₂ブロッカー）、投与時フィルター使用、DEHP free点滴セット使用
- CBDCA：投与量算出はCalvertの式使用
  投与量(mg/body)＝AUC目標値×(GFR+25)、希釈250mL以上
- DOC：アルコール禁忌症例にはアルコールフリーで調製（アルコール含有の場合）

●注意すべき副作用
- ADR、EPI：心毒性（投与前と定期的な心機能検査、BNP）、総投与量に注意(ADR：450mg/m²以下、EPI：900mg/m²以下)
- CDDP：腎障害（→輸液）、電解質異常
- CPA：出血性膀胱炎
- PTX：アナフィラキシー、末梢神経障害
- CBDCA：血小板減少、アナフィラキシー（7コース以降）
- DOC：浮腫（→デキサメサゾンの予防投与）
- レンバチニブ：高血圧、肝障害、手足症候群、甲状腺機能低下
- MPA：微熱、寝汗、血栓症、耐糖能異常、食欲増加
- 悪心・嘔吐：「69.抗がん薬による悪心・嘔吐（→p.138）」を参照
- 発熱性好中球減少：リスク分類（MASCC）をもとに抗菌薬を選択→「68.発熱性好中球減少症（→p.136）」を参照
- 末梢神経障害→休薬、減量を考慮
- 口内炎→口内清潔保持、歯科での口腔内洗浄

●注意すべき相互作用
- タキサン系⇔CYA3A4阻害薬・誘導薬：CL変動

●薬物動態パラメーター

抗がん薬	Ae%	蛋白結合率(%)
ADR	<5〜12%	70〜76
CDDP	>90	>90
CPA	<30	10〜60
4-OHCPA	−	85〜90
PTX	14	89〜98
CBDCA	>70	0
EPI	20〜27	77
DOC	<5	94〜97
MPA	<5	86〜90
レンバチニブ	(肝代謝型)	97〜98

治療目的/治療モニタリング/患者教育
●治療のゴール
- Ⅰ〜Ⅱ期：治癒、再発防止
- Ⅲ〜Ⅳ期、再発：臨床症状改善、QOL確保、延命

●治療のモニタリング項目
- 内診、膣断端細胞診
- 画像検査：胸部X線、CT、MRI、PET/CT
- 腫瘍マーカー：CA125・CA19-9
- 新規症状の有無

●副作用のモニタリング項目
- 「注意すべき副作用」の項目をモニタリングする

●抗がん薬の投与量調節
- 以下の有害事象があった場合は減量を検討
  Grade 3以上の発熱性好中球減少
  Grade 4の好中球減少
  Grade 3以上の非血液学的毒性

●患者教育
- 感染予防対策の必要性
- 発熱等副作用発現時の対応
- 腸閉塞（イレウス）に対する予防法・対処法：緩下剤の使用、腹部症状があるときは食事量を調節、疝痛の場合は救急受診
- 継続的な治療の必要性
- 患者による副作用モニターの必要性
- リンパ浮腫に対する予防法・対処法：複合的理学療法（皮膚のケア、手による排液マッサージ、圧迫療法、運動療法）
- がん疼痛治療の正しい知識

60 前立腺癌

S/O

● 症状
- 無症状，排尿困難，頻尿，残尿感，夜間多尿，尿意切迫，下腹部不快感

【好発転移部位】
- 骨，遠隔リンパ節，肝，肺，脳，皮膚

● 鑑別診断
- 前立腺肥大症

● 診断基準
- 直腸診
- 経直腸超音波検査

- PSA（前立腺特異的）
- カットオフ値（ng/mL）[1] →50～64歳：0.0～3.0，65～69歳：0.0～3.5，70歳以上：0.0～4.0

● PSAが約50%低下する薬剤
- クロルマジノン
- アリルエストレノール
- デュタステリド
- フィナステリド

● 病理組織学的分化度（前立腺生検）[1]

グレードグループ	Gleason*
1	2～6
2	3＋4＝7
3	4＋3＝7
4	8
5	9～10

＊：優勢病変（最も多い病変）＋随伴病変（2番目に多い病変）

A

病因
● 危険因子

【改善可能】
- 喫煙（可能性），肥満（可能性）

【改善不可能】
- 加齢，前立腺癌の家族歴

治療評価

● TNM分類[2]

T1	触知不能，画像診断不可能	T3	前立腺の被膜を超える
T1a	切除組織の5%以下	T3a	被膜外へ進展する腫瘍
T1b	切除組織の5%を超える	T3b	精嚢へ浸潤する腫瘍
T1c	針生検により確認	T4	精嚢以外の隣接臓器に固定または浸潤
T2	前立腺に限局	N1	所属リンパ節転移あり
T2a	片葉の1/2以内の進展	M1	遠隔転移あり
T2b	片葉の1/2を超える進展	M1a	所属リンパ節以外のリンパ節転移
T2c	両葉の進展	M1b	骨転移
		M1c	リンパ節，骨以外の転移

● AJCC予後分類[3]

Stage	Tumor	Regional Lymph Nodes	Distant Metastasis	PSA	Gleason Grade Group
I	cT1，cT2a or pT2	N0	M0	<10	1
IIA	cT1，cT2a or pT2	N0	M0	≥10，<20	1
	cT2b or cT2c	N0	M0	<20	1
IIB	T1，T2	N0	M0	<20	2
IIC	T1，T2	N0	M0	<20	3 or 4
IIIA	T1，T2	N0	M0	≥20	1～4
IIIB	T3，T4	N0	M0	Any PSA	1～4
IIIC	Any T	N0	M0	Any PSA	5
IVA	Any T	N1	M0	Any PSA	Any Grade
IVB	Any T	Any N	M1	Any PSA	Any Grade

● 疫学
- 好発年齢：70代
- 罹患：9.2万人（2018年）
- 死亡：1.2万人（2020年）

● 治療方針
- PSA監視療法
- 手術：前立腺全摘術
- 放射線治療：外照射，小線源
- 薬物療法：内分泌療法，化学療法

【内分泌療法】
- LH-RHアゴニスト
- LH-RHアンタゴニスト
- 抗アンドロゲン薬
- ステロイド薬
- MAB（Maximum Androgen Blockade）
- CAB（Combined Androgen Blockade）→LH-RHアゴニスト＋抗アンドロゲン薬

【化学療法】
- ドセタキセル＋プレドニゾロン
- カバジタキセル＋プレドニゾロン

【限局性前立腺癌（T1-T3a N0 M0）[1]】

	低リスク	中リスク	高リスク
待機	○		
手術	○	○	○
外照射	○	○	○
小線源	○	○	
内分泌		○	○

【局所進行前立腺癌（T3b-T4 N0 M0）】
- 内分泌療法＋放射線

【転移性前立腺癌（AnyT N1 M0 or AnyT AnyN M1）】
- 内分泌治療

【内分泌不応前立腺癌】
- 化学療法

【骨転移に対する薬物治療】
- ゾレドロン酸
- デノスマブ
- ストロンチウム89
- ラジウム223

120

P

薬物治療
●標準的な薬物治療計画
【内分泌療法】
LH-RHアゴニスト（以下のいずれか投与）

> ゴセレリン　3.6mg/4週毎，10.8mg/12週毎
> リュープロレリン　3.75mg/4週毎，11.25mg/12週毎，22.5mg/24週毎

LH-RHアンタゴニスト

> デガレリクス　240mg（初回），480mg/12週毎あるいは80mg/週毎

抗アンドロゲン薬

> フルタミド　125mg　1日3回 ┐
> ビカルタミド　80mg　1日1回 ┘非ステロイド性
> 酢酸クロルマジノン　100mg　1日2回：ステロイド性
> エンザルタミド　160mg　1日1回
> アパルタミド　240mg　1日1回
> ダロルタミド　600mg　1日2回

CYP17阻害薬

> アビラテロン　1,000mg　1日1回（空腹時）
> ＋プレドニゾロン　10mg　1日2回

【化学療法】

薬剤	投与量	投与日	間隔

ドセタキセル＋プレドニゾロン

薬剤	投与量	投与日	間隔
ドセタキセル	75mg/m^2	1	3週
プレドニゾロン	10mg/日	1～21	

カバジタキセル＋プレドニゾロン

薬剤	投与量	投与日	間隔
カバジタキセル	25mg/m^2	1	3週
プレドニゾロン	10mg/日	1～21	

●骨転移に対する薬物治療（以下のいずれか投与）

薬剤	投与量	投与日	間隔
ゾレドロン酸	4mg	1	3～4週
デノスマブ	120mg	1	4週

• ゾレドロン酸：腎機能に応じて適宜減量

治療目的/治療モニタリング/患者教育
●治療のゴール
• 早期癌：治癒，再発防止
• 進行癌：臨床症状改善，QOL確保，

延命

●注意すべき相互作用
• タキサン系⇔CYP3A4阻害薬，CYP3A4誘導薬：CL変動

●注意すべき副作用とモニタリング項目
【内分泌治療】
• ホットフラッシュ，性機能障害
• フルタミド，ビカルタミド：肝障害（AST，ALT，γ-GTP，ビリルビン↑）
• エンザルタミド：痙攣，血小板減少
• アビラテロン＋プレドニゾロン：肝機能障害，体液貯留，低K血症，心血管障害

【ドセタキセル】
• アルコール不耐症・過敏症→溶解方法の変更（アルコール含有の場合）
• 浮腫→用量依存，デキサメサゾンの予防投与で症状出現と重篤化↓
• 爪変化→点滴中の手指冷却で↓
• 発熱性好中球減少→リスク分類（MASCC）をもとに抗菌薬を選択

【カバジタキセル】
• 過敏反応（H$_1$拮抗薬，H$_2$拮抗薬，副腎皮質ステロイドの前投薬が必須），好中球減少，発熱性好中球減少（G-CSF製剤の一次予防を検討），下痢，肝機能障害，間質性肺炎

【ゾレドロン酸】
• 顎骨壊死→歯科治療について確認
• 腎障害→腎機能低下時は減量投与
• 低Ca血症→Ca値モニタリング

【デノスマブ】
• 顎骨壊死→継続中の歯科治療について確認
• 低Ca血症→Ca値モニタリングCa製剤とビタミンDの予防投与
補正血清Ca値＝実測血清Ca値＋4－血清Alb値（4≧血清Alb値時のみ）

●患者教育
• 内分泌療法に伴う副作用への対応
• 継続的な治療の必要性
• 患者による副作用モニタリング
• 感染予防
• 顎骨壊死予防の為に口腔内ケアおよび定期的な状態確認の必要性（ゾレドロン酸，デノスマブ投与患者）

121

61 腎細胞癌

S/O

●症状[1]
- 無症状の場合が多い
- 古典的3徴：血尿，側腹部痛，腫瘤

●検査所見[2]
- 臨床検査：腎細胞癌に特異的な腫瘍マーカーは存在しない
- 画像診断：腹部超音波検査，CT，MRI
- 生検：画像検査で確定診断に至らないような小径腎腫瘍に対して診断目的で行われる．もしくは，進行性・転移性腎細胞癌に対して組織型を決定する目的で行われる

●診断基準[3]
- CT検査により診断を確定する

A

病因

●病因・危険因子[2]
- 生活習慣・環境因子：喫煙，肥満，高血圧，透析
- 遺伝的素因：von Hippel-Lindau病，Birt-Hogg-Dube症候群

●疫学
- 死亡数（2016年）：4,712人（男性3,160人，女性1,552人）
- 罹患数（2013年）：24,865人（男性16,610人，女性8,255人）
- 好発年齢は50代後半

治療評価

●病期分類[1]

表1 TNM分類

	N0 M0	N1 M0	N2 M0	N0～2 M1
T1	I	III	IV	IV
T2	II	III	IV	IV
T3	III	III	IV	IV
T4	IV	IV	IV	IV

●治療の必要性
- 進行・転移性腎細胞癌に対しては全身薬物療法が推奨される

●治療方針[1]
- Stage I～III：腎摘出術または腎部分切除術．術後再発リスクが高い症例はペムブロリズマブによる術後補助療法が適応となる
- StageIV：全身薬物療法．従来は遠隔転移を有する場合でも切除可能であれば腎摘出が施行されていたが，現在では手術非施行群での非劣性が示されており切除は推奨されない

【病理組織分類】[1]
- 淡明細胞型（80～85％）
- 乳頭状（10～15％）
- 嫌色素性（5～10％）
- その他

【予後因子】
- IMDC分類：転移性腎細胞癌に対する予後予測因子（表2）[3]

表2 IMDC分類

①KPS（Karnofsky PS）＜80％
②診断から治療開始まで1年未満
③補正Ca値≧10mg/dL
④Hb＜基準値下限
⑤血小板数が基準値上限以上
⑥好中球数が基準値上限以上

0個該当：低リスク，1～2個該当：中リスク，3個以上：高リスク

P

薬物療法

●標準的な薬物治療計画[2]
- IMDC分類に応じた治療選択（表3）

【ペムブロリズマブ＋アキシチニブ併用療法（3週毎）】

ペムブロリズマブ（腎外）200mg/body 静注・30分 1日目
アキシチニブ（肝代謝）10mg 経口 1日2回 1～21日目

【ニボルマブ＋カボザンチニブ併用療法（2週毎）】

ニボルマブ（腎外）240mg 静注・30分 1日目
カボザンチニブ（肝代謝）40mg 経口・1日1回（空腹時）1～14日目

【ペムブロリズマブ＋レンバチニブ併用療法（3週毎）】

ペムブロリズマブ（腎外）200mg/body 静注・30分 1日目
レンバチニブ（肝代謝）20mg 経口・1日1回 1～21日目

【アベルマブ＋アキシチニブ併用療法（2週毎）】

アベルマブ（腎外）10mg/kg 静注 60分 1日目
アキシチニブ（肝代謝）10mg 経口 1日2回 1～14日目

【イピリムマブ＋ニボルマブ併用療法（3週毎）】

イピリムマブ（腎外）1mg/kg 静注 30分 1日目
ニボルマブ（腎外）240mg 静注 30分 1日目
上記併用を4回投与したのち，ニボルマブのみ1回240mgを2週毎，または1回480mgを4週毎で繰り返す

【スニチニブ（6週毎）】

スニチニブ（肝代謝）50mg 経口 1日1回 1～28日目

【ソラフェニブ】

ソラフェニブ（肝代謝）800mg 経口 1日2回 連日

【パゾパニブ】

パゾパニブ（肝代謝）800mg　経口
1日1回（空腹時）　連日

【カボザンチニブ】

カボザンチニブ（肝代謝）60mg
経口　1日1回（空腹時）　連日

【エベロリムス】

エベロリムス（肝代謝）10mg　経口
1日1回　連日

【テムシロリムス（1週毎）】

テムシロリムス（肝代謝）25mg
静注・30〜60分　1日目

●注意すべき副作用[4]

- ペムブロリズマブ，アベルマブ，ニボルマブ，イピリムマブ（免疫チェックポイント阻害薬）：免疫関連有害事象
- アキシチニブ（VEGFR阻害薬）：高血圧，甲状腺機能障害，蛋白尿，手足症候群，下痢
- レンバチニブ（マルチキナーゼ阻害薬）：高血圧，下痢，手足症候群，甲状腺機能低下症，低Ca血症
- スニチニブ（マルチキナーゼ阻害薬）：骨髄抑制，高血圧，手足症候群，食欲不振，下痢
- ソラフェニブ（マルチキナーゼ阻害薬）：高血圧，手足症候群，脱毛，下痢
- パゾパニブ（マルチキナーゼ阻害薬）：肝機能障害，高血圧，毛髪変色，食欲不振，下痢
- カボザンチニブ（マルチキナーゼ阻害薬）：高血圧，手足症候群，下痢，疲労
- エベロリムス（mTOR阻害薬）：貧血，発疹，口内炎，下痢，間質性肺炎
- テムシロリムス（mTOR阻害薬）：貧血，発疹，口内炎，下痢，高血糖，間質性肺炎

●注意すべき相互作用[4]

- アキシチニブ⇔ケトコナゾール等：アキシチニブの血中濃度↑，リファンピシン：アキシチニブの血中濃度↓
- スニチニブ，カボザンチニブ，レンバチニブ⇔イトラコナゾール等：TKIの血中濃度↑，リファンピシン：TKIの血中濃度↓
- ソラフェニブ⇔リファンピシン：ソラフェニブの血中濃度↓，ソラフェニブ⇔ワルファリン：抗凝固作用↑
- パゾパニブ⇔ケトコナゾール等：パゾパニブの血中濃度↑，パゾパニブ⇔フェニトイン等：パゾパニブの血中濃度↓，パゾパニブ⇔エソメプラゾール：

パゾパニブの血中濃度↓
- エベロリムス，テムシロリムス⇔生ワクチン：禁忌，mTOR阻害薬⇔イトラコナゾール等：mTOR阻害薬の血中濃度↑，リファンピシン：mTOR阻害薬の血中濃度↓

治療目的/治療モニタリング/患者教育

●治療のゴール

- 早期：治癒，再発防止
- 進行期：臨床症状改善，QOL確保，延命

●治療のモニタリング項目

- 有症状の変化，新規症状の有無
- 検査：胸腹部画像検査（超音波，CT，MRI）

●副作用のモニタリング項目

- 「注意すべき副作用」を参照

●患者教育

- 免疫関連有害事象：全身に出現しうる副作用であり，少しでも異常を自覚した場合は報告するよう説明する．また，免疫チェックポイント阻害薬投与初期に発現することが多いが，治療終了後に発現する場合もあり，発現時期が明確でない点に留意する
- 手足症候群：保湿やその他スキンケアの必要性を説明する

表3　進行腎癌に対する薬物療法の選択基準

分類		推奨治療薬
一次治療	淡明細胞型腎細胞癌（低リスク）	ペムブロリズマブ＋アキシチニブ併用ニボルマブ＋カボザンチニブ併用，ペムブロリズマブ＋レンバチニブ併用 アベルマブ＋アキシチニブ併用，スニチニブ，パゾパニブ（ソラフェニブ，インターフェロンα，低用量インターロイキン2）
	淡明細胞型腎細胞癌（中リスク）	イピリムマブ＋ニボルマブ併用，ペムブロリズマブ＋アキシチニブ併用，ニボルマブ＋カボザンチニブ併用，ペムブロリズマブ＋レンバチニブ併用 アベルマブ＋アキシチニブ併用，カボザンチニブ スニチニブ，パゾパニブ （ソラフェニブ，インターフェロンα，低用量インターロイキン2）
	淡明細胞型腎細胞癌（高リスク）	イピリムマブ＋ニボルマブ併用，ペムブロリズマブ＋アキシチニブ併用，ニボルマブ＋カボザンチニブ併用，ペムブロリズマブ＋レンバチニブ併用 アベルマブ＋アキシチニブ併用，カボザンチニブ （スニチニブ，テムシロリムス）
	非淡明細胞癌	スニチニブ，テムシロリムス
二次治療	チロシンキナーゼ阻害薬使用後	ニボルマブ，カボザンチニブ，アキシチニブ （エベロリムス，ソラフェニブ）
	サイトカイン療法後	アキシチニブ，ソラフェニブ （スニチニブ，パゾパニブ）
	mTOR阻害薬使用後	臨床試験等
三次治療	チロシンキナーゼ阻害薬2剤使用後	ニボルマブ，カボザンチニブ （エベロリムス）
	チロシンキナーゼ阻害薬またはmTOR阻害薬使用後	ソラフェニブ，アキシチニブ（スニチニブ，パゾパニブ）
	その他	臨床試験等

（　）内の薬剤は推奨薬の投与が適さない場合の代替治療薬
リスク分類はIMDC分類による

（文献2より転載）

123

62 急性骨髄性白血病（AML）

S/O

- **症状**
  - 貧血，発熱，出血傾向，肝脾腫，歯肉腫脹など
- **検査所見**
  - 血液検査：白血球↑もしくは↓，末梢血中の芽球，貧血，血小板↓，LDH↑，尿酸↑
  - 骨髄検査：骨髄中の芽球↑
  - 形態学的検査：芽球のペルオキシダーゼ陽性細胞3％以上（陰性の場合もある）
  - 表面マーカー検査：CD13，CD33などが陽性
- **診断基準**
  - 骨髄における白血病細胞の存在（WHO分類：20％以上，FAB分類：30％以上）
  - 白血病細胞が骨髄系起源
  - 白血病細胞の染色体核型・遺伝子変異解析→WHO分類に従って病型分類

A

病因
- **病因**
  - 多くの白血病で原因特定不可能
- **危険因子**
  - 電離放射線被曝，ベンゼンへの曝露，喫煙，薬物治療（アルキル化薬，トポイソメラーゼⅡ阻害薬）
- **疫学**
  - がん死亡全体の2％
  - がん罹患全体の1％
  - 罹患率は0～4歳でやや高く，40歳以上で高齢ほど高い

治療評価
- **重症度分類**
  - 予後因子により，予後良好群，中間群，不良群の3種類に区別
  - 患者側要因と白血病細胞側要因の双方が関係し，治療反応性も長期予後に影響
  - 予後不良な患者側要因：年齢（60歳以上），全身状態（PS：3～4），合併症の存在（感染症など）
  - 予後不良な白血病細胞側要因：発症様式（二次性），染色体核型〔3q異常［inv(3)(q21;q26.2)，t(3;3)(q21;q26.2)など］，5番・7番染色体の欠失または長腕欠失 t(6;9)(p23;q24) 複雑核型〕，遺伝子変異（*FLT3*-ITD変異）
  - 予後不良な治療反応性：寛解までに要した治療回数（2回以上）
- **治療の必要性**
  - 標準的な化学療法→70～80％の完全寛解と40％前後の5年無再発生存
  - 適切な治療がなされない→感染症や出血により短期間で致死的
- **治療方針**
  - 治癒を目指した強力な化学療法（多剤併用療法）が基本
  - 寛解導入療法→地固め療法（寛解導入療法不応，再発→救援療法）
  - 造血幹細胞移植は，予後分類により適応を検討

【若年者AML】

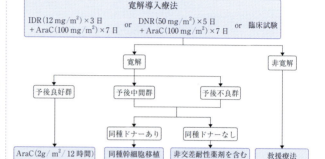

（文献1より転載）

【高齢者AML（≧65歳）】

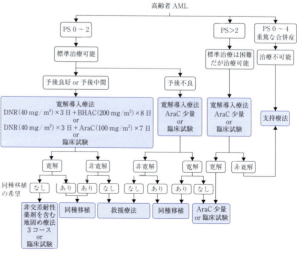

（文献1より転載）

P

薬物治療

●標準的な薬物治療計画

- 強力化学療法適応規準：年齢（65歳未満），心機能左室駆出率（50％以上），肺機能（PaO₂ 60Torr以上またはSpO₂ 90％以上），肝機能（血清ビリルビン 2.0mg/dL以下），腎機能（血清クレアチニン施設基準値の上限の1.5倍以下），感染症（制御不能な感染症の合併なし）

【寛解導入療法】
IDR＋AraC

| IDR | 12mg/m² | 3日間 |
| AraC | 100mg/m² | 7日間 |

DNR＋AraC

| DNR | 50mg*/m² | 5日間 |
| AraC | 100mg/m² | 7日間 |

＊：高齢者は40mg

DNR＋BHAC

| DNR | 40mg/m² | 3日間 |
| BHAC | 200mg/m² | 8日間 |

【地固め療法】
AraC大量療法

AraC 2,000mg/m²
12時間おき5日間3サイクル以上．

【多剤併用地固め療法（異なる4つのレジメンを1サイクルずつ）】
MIT＋AraC（第1サイクル）

| MIT | 7mg/m² | 3日間 |
| AraC | 200mg/m² | 5日間 |

DNR＋AraC（第2サイクル）

| DNR | 50mg/m² | 3日間 |
| AraC | 200mg/m² | 5日間 |

ACR＋AraC（第3サイクル）

| ACR | 20mg/m² | 5日間 |
| AraC | 200mg/m² | 5日間 |

AraC＋ETP＋VCR＋VDS（第4サイクル）

AraC	200mg/m²	5日間
ETP	100mg/m²	5日間
VCR	0.8mg/m²（最大2mg）	1日間（day8）
VDS	2mg/m²	1日間（day10）

【救援療法】
GO療法

GO 9mg/m²
少なくとも14日間の投与間隔をおいて2回投与

【FLT3遺伝子変異陽性】
FLT3阻害薬

ギルテリチニブ 1回120mg 1日1回

●注意すべき副作用

- AraC：悪心，嘔吐，下痢，粘膜障害，骨髄抑制，肝機能障害，中枢神経障害，シタラビン症候群（発熱，筋肉痛，骨痛）
- ACR，IDR，DNR，MIT：骨髄抑制，粘膜障害，脱毛，心筋障害
- BHAC：悪心，嘔吐，骨髄抑制，肝機能障害
- ETP：骨髄抑制，粘膜障害，脱毛
- VCR，VDS：骨髄抑制，末梢神経障害，脱毛，便秘
- GO：骨髄抑制，infusion reaction，肝機能障害（静脈閉塞性肝疾患），腫瘍崩壊症候群，高尿酸血症
- ギルテリチニブ：骨髄抑制，出血，QT間隔延長，肝機能障害，腎機能障害，間質性肺疾患，可逆性後白質脳症症候群

●注意すべき相互作用

- AraC⇔抗がん薬，放射線照射，他剤併用療法，フルシトシンなど：骨髄抑制などの副作用↑
- ACR，IDR，DNR，MIT⇔投与前心臓部への放射線照射：心筋障害↑
- ACR，IDR，DNR，MIT⇔抗がん薬：骨髄抑制などの副作用↑
- BHAC⇔抗がん薬：骨髄抑制などの副作用↑
- ETP⇔抗がん薬：骨髄抑制などの副作用↑，二次性白血病，静脈閉塞性肝疾患
- VCR，VDS⇔抗がん薬：骨髄抑制などの副作用↑，CYP3A4誘導／阻害薬：CL変動
- GO：CYP3A4誘導／阻害薬：CL変動
- ギルテリチニブ：CYP3A4誘導／阻害薬，P-糖蛋白質阻害薬：CL変動

治療目的／治療モニタリング／患者教育

●治療のゴール
- 完全寛解（末梢血液所見の正常化，骨髄の芽球5％未満，髄外腫瘤の消失）

●治療のモニタリング項目
- 血液検査，骨髄検査

●副作用のモニタリング項目
- 臨床検査値（肝機能，腎機能，骨髄機能，電解質）
- 悪心，嘔吐
- 脱毛
- 排便状況
- シタラビン症候群：発熱，筋肉痛，骨痛
- 腫瘍崩壊症候群：電解質，腎機能
- QT間隔延長：心電図

●患者教育
- 感染予防対策と副作用発現時の対応
- 患者による副作用モニタリングの必要性

63 急性リンパ性白血病（ALL）

S/O

- **症状**
  - 貧血，発熱，出血傾向，肝脾腫，リンパ節腫脹，縦隔腫瘤，中枢神経浸潤など
- **検査所見**
  - 血液検査：白血球↑もしくは↓，末梢血中の芽球，貧血，血小板↓，LDH↑，尿酸↑
- 骨髄検査：骨髄中の芽球↑
- 形態学的検査：ミエロペルオキシダーゼは陰性
- 表面マーカー検査：B細胞系またはT細胞系の鑑別
- 遺伝子検査：フィラデルフィア（Ph）染色体の判定
- 脳脊髄液検査：白血球↑→中枢神経浸潤
- **診断基準**
  - ミエロペルオキシダーゼ陰性のリンパ芽球が骨髄有核細胞の25%以上（WHO分類），30%以上（FAB分類）
- **鑑別診断**
  - 伝染性単核球症などのウイルス感染症

A

病因
- **病因**
  - リンパ球の分化過程でBあるいはT/NK系統への分化が決定したリンパ系前駆細胞での腫瘍化
- **危険因子**
  - 後天的遺伝子異常
- **疫学**
  - 罹患率は0～4歳がピーク，40歳前後までは加齢とともに低くなり，その後，高齢ほど高い

治療評価
- **重症度分類**
  - 予後不良因子は臨床試験ごとに一致していない
  - 年齢（35歳以上）
  - 初診時白血球数（B細胞性3万/μL以上，T細胞性10万/μL以上）
  - 染色体異常〔フィラデルフィア染色体転座，t（4；11）転座，低倍数体染色体異常〕
  - 治療後の微小残存病変の有無
- **治療の必要性**
  - 小児と比較して再発が多く予後不良であるが，成人若年者（＜65歳）のPh陽性例では，初回治療後の3年以上の全生存割合は30～64%であるなど一定の効果が期待できるため，必要

- **治療方針**
  - 年齢，Ph染色体の有無より，治療レジメンを選択する

【Ph陽性】
成人若年者（65歳未満）
- 化学療法単独では予後不良
- TKIと化学療法の併用は，高率で持続的な完全寛解→生存期間の延長が期待
- 寛解導入療法，地固め療法，TKIの使用方法が一定ではなく，どの治療法がよいかは未確立

高齢者（65歳以上）
- TKIと化学療法の併用は，寛解率を向上させるが，生存割合の改善なし
- TKIとステロイドの併用は，早期治療関連死亡がなく安全に完全寛解が期待

【Ph陰性】
- 標準的な多剤併用化学療法は開発段階

【中枢神経系再発予防】
- 抗がん薬の髄腔内投与および中枢神経系への移行性の良い全身化学療法を使用

【第一寛解期】
- 可能な場合，同種造血幹細胞移植
- 造血幹細胞移植不可能→維持療法

【再発例】
- 前治療歴を考慮した再寛解導入療法

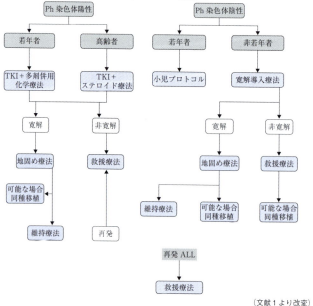

（文献1より改変）

薬物治療

●標準的な薬物治療計画

【Ph陽性：イマチニブ併用レジメン例（60歳未満）】

寛解導入療法

CPA 1,200mg/m² day1
DNR 60mg/m² day1〜3
VCR 1.3mg/m²（最大2mg） day1,
　　 8, 15, 22
PSL 60mg/m² day1〜21
イマチニブ 600mg/body day8〜63
髄注（MTX15mg＋AraC40mg＋DEX
　　 4mg）day29

地固め療法（C1とC2を交互に4サイクル）

・地固め療法C1
MTX 1,000mg/m² day1
AraC 2,000mg/m² × 2 day2〜3
mPSL 50mg×2 day1〜3
髄注（MTX15mg＋AraC40mg＋DEX
　　 4mg）day1
・地固め療法C2
イマチニブ 600mg/body day1〜28
髄注（MTX15mg＋AraC40mg＋DEX
　　 4mg）day1

維持療法

VCR 1.3mg/m²（最大2mg） day1
PSL 60mg/m² day1〜5
イマチニブ 600mg/body day1〜28

【Ph陰性：化学療法レジメン例（60歳未満）】

寛解導入療法

VCR 1.3mg/m²（最大2mg） day1,
　　 8, 15, 22
DNR 60mg/m² day1〜3
CPA 1,200mg/m² day1
L-ASP 3,000U/m² day9, 11, 13,
　　 16, 18, 20
PSL 60mg/m² day1〜21

地固め療法

・地固め療法C1, C4
AraC 2,000mg/m² × 2 day1〜3
ETP 100mg/m² day1〜3
DEX 40mg/m² day1〜3
髄注（MTX15mg＋DEX 4mg） day1
・地固め療法C2, C5
MTX 3,000（50歳以上：1,500）mg/m²
　　 day1, 15
VCR 1.3mg/m²（最大2mg） day1,
　　 15
6-MP 25mg/m² day1〜21
髄注（MTX15mg＋DEX 4mg） day1,
　　 15
・地固め療法C3
VCR 1.3mg/m²（最大2mg） day1,
　　 8, 15
ADR 30mg/m² day1, 8, 15
DEX 10mg/m² day1〜8, 15〜22
CPA 1,000mg/m² day29
6-MP 60mg/m² day29〜42
AraC 75mg/m² day29〜33, 36〜
　　 40
髄注（MTX15mg＋AraC40mg＋DEX
　　 4mg） day1, 29

維持療法

VCR 1.3mg/m²（最大2mg） day1
PSL 60mg/m² day1〜5
MTX 20mg/m² day1, 8, 15, 22
6-MP 60mg/m² day1〜28

●注意すべき副作用

- CPA：悪心，嘔吐，脱毛，骨髄抑制，出血性膀胱炎
- DNR, ADR：骨髄抑制，粘膜障害，脱毛，心筋障害
- VCR：骨髄抑制，末梢神経障害，脱毛，便秘
- PSL, mPSL, DEX：耐糖能異常，骨粗鬆症，うつ状態，血栓症
- イマチニブ：浮腫，肝機能障害，骨髄抑制，出血
- MTX：骨髄抑制，間質性肺炎，肝機能障害，腎機能障害，粘膜障害
- AraC：悪心，嘔吐，下痢，粘膜障害，骨髄抑制，肝機能障害，中枢神経障害，シタラビン症候群（発熱，筋肉痛，骨痛）
- L-ASP：悪心，嘔吐，凝固能障害，急性膵炎，高アンモニア血症
- ETP：骨髄抑制，粘膜障害，脱毛
- 6-MP：悪心，嘔吐，肝機能障害，骨髄抑制

●注意すべき相互作用

- CPA⇔抗がん薬，アロプリノールなど：骨髄抑制などの副作用↑
- DNR, ADR⇔抗悪性腫瘍薬：骨髄抑制などの副作用↑
- VCR⇔抗がん薬：骨髄抑制などの副作用↑，CYP3A4誘導/阻害薬：CL変動
- イマチニブ⇔CYP3A4誘導/阻害薬：CL変動
- MTX⇔NSAIDs, ST合剤：MTX副作用↑，PPI：MTX血中濃度↑
- AraC⇔抗がん薬：骨髄抑制などの副作用↑
- ETP⇔抗がん薬：骨髄抑制などの副作用↑，二次性白血病，静脈閉塞性肝疾患
- 6-MP⇔フェブキソスタット，トピロキソスタット，アロプリノール：6-MP血中濃度↑

治療目的／治療モニタリング／患者教育

●治療のゴール

- 完全寛解（末梢血液所見の正常化，骨髄の芽球5％未満，髄外腫瘍の消失）

●治療のモニタリング項目

- 血液検査，骨髄検査

●副作用のモニタリング項目

- 臨床検査値（肝機能，腎機能，骨髄機能，電解質）
- 悪心，嘔吐
- 脱毛
- 排便状況
- シタラビン症候群：発熱，筋肉痛，骨痛
- 腫瘍崩壊症候群：電解質，腎機能

●患者教育

- 感染予防対策と副作用発現時の対応
- 患者による副作用モニタリングの必要性

64 慢性骨髄性白血病（CML）

S/O

症状[1, 2]
- 造血幹細胞に染色体転座 t（9；22）（q34；q11）が起こることで発症し，Philadelphia（Ph）染色体を特徴とする
- 発症は緩徐，患者が診断される慢性期（CP，診断後約3～5年間）では自覚症状に乏しい
- 白血球増加による全身倦怠感，肝脾腫による腹部膨満感，高ヒスタミン血症

に伴う皮膚瘙痒，胃潰瘍がみられる
- 移行期（AP，3～9ヵ月）APに進行すると，肝脾腫の増悪に伴う疼痛，発熱などの症状が出現
- 急性転化期（BP，約3～6ヵ月）では急性白血病と同様の感染症，出血等がみられる

検査所見[1]
- 骨髄穿刺／染色体検査
- 細胞の表面抗原解析／遺伝子解析

- 病理学的検査／肝臓の腫瘤の有無
- 感染の徴候や出血の有無
- 白血球数や血小板数増加等の血算と血液像

診断基準[1]
- G-バンド法やFISH法などの染色体分析か，RT-PCR法で*BCR*/*ABL1*融合遺伝子の検出
- 骨髄における芽球割合5％未満（CP）

A

病因
病因[1]
- 放射線被曝などが原因となるが，多くの症例で原因は不明である

危険因子
- 特定されていない

疫学[1]
- 年間の発生率は10万人あたり約1.8～2.0人とまれで，男女比は男性にやや多い
- 発症率は年齢とともに増加し，発症年齢の中央値は55歳
- 未治療のCML-CP患者を対象としたIRIS試験において，イマチニブ投与により5年生存率は89％，無イベント生存率は83％，AP/BPへの進行はわずか7％と画期的な成績が得られている

治療評価
病期分類
- CP期で多くの患者（85％）が診断され，顆粒球の分化異常が進行するAPを経て，未分化な芽球が増加して急性白血病に類似するBPへ進展し致死的となる

予後分類[3-5]
- 初診時の年齢，脾腫（肋骨弓下cm），血小板数，末梢血中の骨髄芽球比率（％），末梢血好酸球比率（％），末梢

血好塩基球比率（％）の6因子から計算されるHasford score（表1）があり，低リスク，中間リスク，高リスクの3リスク群に分類される
- その他，年齢，脾腫（肋骨弓下cm），血小板数，末梢血中の骨髄芽球比率（％）の4因子から計算されるSokal scoreや，脾臓径と好塩基球比率（％）の2因子から計算されるEUTOS scoreがある

表1 Hasford score[6]
〔0.6666×年齢（50歳未満は0，50歳以上は1）+（0.0420×脾臓径）+（0.0584×芽球比率）+（0.0413×好酸球比率）+（0.2039×好塩基球比率（3％未満は0，3％以上は1））+〔1.0956×血小板数（150万/mL未満は0，150万/mL以上は1）〕〕×1,000
低リスク：≦780，中間リスク：＞780，≦1,480，高リスク：＞1,480

治療の必要性
- チロシンキナーゼ阻害薬（TKI）の開発によりCML治療は劇的に変わり，TKI時代のCPのCML（CML-CP）症例の生命予後は同年代の一般人口とほぼ同程度とまで言われており，TKIによる治療開始が重要となる
- 患者背景を踏まえた上で第一世代のイマチニブ，第二世代のニロチニブ・ダサチニブ・ボスチニブ，第三世代のポナチニブのいずれかを使用して治療す

る

治療方針
- 各TKIで副作用プロファイルは異なるため，初発症例には患者背景を考慮して，イマチニブ・ニロチニブ・ダサチニブ・ボスチニブのいずれかを選択する
- 治療開始後はEuropean LeukemiaNet（ELN）2013[7]の定めた時期（3ヵ月後，6ヵ月後，12ヵ月後，その後どの時点でも）に効果判定を行う
- 至適奏効（Optimal）の場合は治療継続，Warning（要注意）の場合は頻回なモニタリング
- Failure（不成功）の場合は，イマチニブは第2世代TKIへ，ニロチニブはダサチニブまたはボスチニブへ，ダサチニブはニロチニブまたはボスチニブへ薬剤を変更するとともに同種移植に備えて本人・同胞のHLA検索を行う
- CML-CP治療においては，少なくともMMRの治療効果を得る（表2）
- 長期に分子遺伝学的奏効が得られた症例ではTKIを中止できる可能性が示唆されているが，現段階では，原則，臨床試験以外の日常臨床においてTKI中止は推奨されない

P

薬物治療
標準的な薬物治療計画
【TKI】（いずれか）

第1世代
イマチニブ　CP期：400～600mg/day，1日1回，食後投与
AP/BP期：600～800mg/day，600mgの時：1日1回，800mgの時：1日2回，食後投与

第2世代
ニロチニブ　800mg/day，1日2回，食間投与
※初発慢性期の場合：600mg/day，食間投与
ダサチニブ　CP期：100～140mg/day，100mgの時：1日1回，140mgの時：1日1回，食後投与
AP/BP期：140～180mg/day，1日2

回，食後投与
ボスチニブ　500～600mg/day，1日1回，食後投与

第3世代
ポナチニブ　45mg/day，1日1回，食事にかかわらず投与

注意すべき副作用
- 第2世代TKI：長期投与により重篤な心血管イベント

- 第3世代TKI：重篤な動脈閉塞性事象
- イマチニブ：体液貯留，皮疹，肝障害，筋肉痛，関節痛など
- ニロチニブ：QT延長，肝障害，脂質異常，耐糖能障害，膵酵素上昇，心血管系閉塞性病変など
- ダサチニブ：胸水貯留，肺高血圧，消化管出血，心嚢液貯留など
- ボスチニブ：下痢，肝障害，皮疹，嘔吐など
- ポナチニブ：心血管系閉塞性病変，膵炎，腹痛，リパーゼ上昇など

●注意すべき相互作用
- イマチニブ⇔ロミタピド：ロミタピドの血中濃度⬆（併用禁忌）
- イマチニブ／ニロチニブ／ダサチニブ／ボスチニブ／ポナチニブ等のTKI⇔アゾール系抗真菌薬，クラリスロマイシン等と併用：TKIの血中濃度⬆，グレープフルーツ含有食品と併用：TKIの血中濃度⬆，TKI⇔セントジョーンズワート含有食品：TKIの血中濃度⬇
- イマチニブ⇔ワルファリン：抗凝固作用⬆
- ニロチニブ／ダサチニブ／ボスチニブ⇔PPI等と併用：TKIの血中濃度⬇

治療目的／治療モニタリング／患者教育
●治療のゴール
- TKIの登場で長期生存が可能となり，白血病細胞のコントロールと病期進行の回避が治療の主目的
- CML-CPから進展したAP期には未使用TKIで治療し，BC期にはTKI単独もしくは急性白血病に準じた化学療法を併用
- 移植適応症例であれば，同種移植（allo-HSCT）が推奨される
- *T315I*点突然変異が確認された場合は，*T315I*変異に唯一有効なポナチニブへ変更

●治療効果判定
- ELN2013[7]の基準に従い，イマチニブなどのTKI療法の効果をモニタリングする
- CP期の治療効果は，まず血液学的奏効（HR），次に骨髄染色体検査での細胞遺伝学的奏効（CyR）がみられる
- それ以降の微小残存病変については，分子遺伝学的奏効（MR）で評価し，これら3つの奏効レベルで判定する（表2）
- HRは末梢血所見の改善，CyRは骨髄細胞中のPh染色体割合で，MRはポリメラーゼ連鎖反応（PCR）により血液細胞中の*BCR-ABL1*遺伝子発現量で判断
- AP/BC期では，血液学的奏効規準がCP期と異なるが，CyRとMRは同じ規準を用いる

●治療のモニタリング項目
- CMLによる症候または症状
- 血液，骨髄，遺伝子所見→「治療効果判定」参照
- 触知可能な脾腫の有無

●副作用のモニタリング項目
- 皮疹，下肢の腫脹，息切れ，咳嗽・呼吸困難，不整脈，出血，食欲不振，悪心・嘔吐，下痢，筋肉痛・関節痛，血糖値，血圧，膵酵素・リパーゼ，LDLコレステロール
- 胸痛，腹痛，四肢痛，片麻痺，視力低下，頭痛，肩窓り，頭重感，眩暈
- 感染徴候の有無
- 肝炎ウイルス感染有無
- 腎機能，肝機能

●患者教育
- 「治療・副作用のモニタリング項目」の理解
- 「副作用のモニタリング項目」で挙げた症状の有無→症状があればすぐ連絡
- 長期に渡る治療となるため，服薬アドヒアランス維持への理解
- 支持療法への理解
- 手指消毒／感染症対策／口腔衛生
- 高リスク群（糖尿病・高血圧・脂質異常症）に対して，第2世代TKIのリスクとベネフィットの説明と禁煙指導

表2　慢性骨髄性白血病に対する治療効果の判定規準

血液学的奏効 （Hematologic Response：HR）		血液・骨髄検査所見および臨床所見
慢性期CML	完全（complete） HR：CHR	1. WBC<10,000/μL 2. PLT<450,000/μL 3. 末梢血中に芽球も前骨髄球もなし 4. 末梢血液中の骨髄球+後骨髄球=0% 5. 好塩基球<5% 6. 脾臓および肝臓の腫大なく，髄外病変なし
進行期CML （移行期+急性期）	完全（complete） HR：CHR	1. WBC≦施設基準値の上限 2. 好中球数≧1,000/μL 3. PLT≧100,000/μL 4. 末梢血中に芽球も前骨髄球もなし 5. 骨髄中の芽球≦5% 6. 末梢血液中の骨髄球+後骨髄球<5% 7. 好塩基球<20% 8. 脾臓および肝臓の腫大なく，髄外病変なし
	白血病の所見なし： No Evidence of Leukemia（NEL）	1. WBC≦施設基準値の上限 2. 末梢血中に芽球も前骨髄球もなし 3. 骨髄中の芽球≦5% 4. 末梢血液中の骨髄球+後骨髄球<5% 5. 好塩基球<20% 6. 脾臓および肝臓の腫大なく，髄外病変なし

細胞遺伝学的奏効 （Cytogenetic Response：CyR）	骨髄有核細胞中のPh染色体 （*BCR-ABL1*）陽性率
細胞遺伝学的大（major）奏効：MCyR	0〜35%
細胞遺伝学的完全（complete）奏効：CCyR	0%
細胞遺伝学的部分（partial）奏効：PCyR	1〜35%
細胞遺伝学的小（minor）奏効：Minor CyR	36〜65%
細胞遺伝学的微小（minimum）奏効：Mini CyR	66〜95%
細胞遺伝学的非（none）奏効：No CyR	>95%

分子遺伝学的奏効（Molecular Response：MR）	*BCR-ABL1*^{IS*2}遺伝子レベル （RT-PCR法）
分子遺伝学的大（major）奏効：MMR	*BCR-ABL1*^{IS*2}≦0.1%
分子遺伝学的に深い（deep）奏効：DMR[*1]	
MR$^{4.0}$	*BCR-ABL1*^{IS}≦0.01%
MR$^{4.5}$	*BCR-ABL1*^{IS}≦0.0032%
MR$^{5.0}$	*BCR-ABL1*^{IS}≦0.001%

[*1]以前に用いられていたELN2009では分子遺伝学的完全（complete）奏効（CMR）と定義された奏効レベル
[*2]*BCR-ABL1*^{IS}：国際標準で補正された値

（文献2より転載）

65 慢性リンパ性白血病（CLL）

S/O

- **症状** [1, 2]
- 無症状で，末梢血のリンパ球の増加で診断されることが多い
- 約8割の症例でリンパ節腫大を，約半数の症例で脾腫を伴う
- まれに，倦怠感，寝汗，体重減少等の腫瘍関連症状を示す
- 溶血性貧血等の自己免疫疾患や感染症等を合併することがある
- **検査所見** [2]
- 骨髄穿刺／染色体検査
- 細胞の表面抗原解析／遺伝子解析
- 病理学的検査／リンパ節腫脹の有無
- 感染の徴候や出血の有無
- 白血球数やリンパ球数増加の有無
- **診断基準** [1, 2]
- 3ヵ月以上持続するBリンパ球増多（末梢血で>5,000/μL）
- リンパ節腫脹，肝腫・脾腫，貧血，血小板減少がある

A

病因
- **疫学** [2]
- 年間の発生率は10万人あたり約0.3人，男女比は1.5～2：1で男性にやや多い
- 発症年齢の中央値は70歳
- 欧米では成人白血病の最も頻度の高い疾患だが，日本ではまれ
- **予後分類** [1]
- 50％生存期間は，改訂Rai分類低リスクでは10年以上，中間リスクは8年，高リスクは6.5年，Binet分類の病期A期は10年以上，B期は8年，C期は6.5年
- **病期分類**
- 病期診断が治療方針の決定に重要．米国では改訂Rai分類，欧州ではBinet分類（**表1**）が使用される
- 画像所見は用いず，診察所見と貧血，血小板減少だけで決定する

表1-1　改訂Rai病期分類

改訂Rai分類	Rai分類病期	分類規準
低リスク	0	末梢血モノクローナルBリンパ球>5,000/μL +骨髄リンパ球>40％
中間リスク	I	病期0+リンパ節腫脹
	II	病期0～I +肝腫，脾腫（どちらかまたは両方）
高リスク	III	病期0～II +貧血（Hb<11g/dLまたはHt<33％）
	IV	病期0～III+血小板<10万/μL

（文献1より転載）

表1-2　Binet病期分類

病期	分類規準
A	Hb≧10 g/dL +血小板≧10万/μL +リンパ領域腫大が2ヵ所以下
B	Hb≧10 g/dL +血小板≧10万/μL +リンパ領域腫大が3ヵ所以上
C	Hb<10 g/dL または血小板<10万/μL リンパ節腫大領域数は規定しない

リンパ節領域は①頭頸部，②腋窩，③鼠径部，④脾臓，⑤肝臓の5領域（両側でも1領域と評価する）．身体診察のみの所見である

（文献1より転載）

治療評価
- **治療の必要性**
- CLLは最も悪性度の低いリンパ系腫瘍であり，不適切な治療介入による治療関連死亡は避けなければならない
- 病期分類および**表2**を用いて，治療適応を判断
- ①改訂Rai分類の高リスク症例，②Binet分類のC期症例，③IWCLLの治療開始基準を満たす症例が治療の対象となり，それ以外の症例は経過観察が推奨される
- **治療方針** [1]
- 初回治療は，イブルチニブやリツキシマブを併用するフルダラビン＋シクロホスファミド療法（FCR療法）が標準治療である
- 17p欠失やTP53異常などを認める場合はフルダラビンなどの治療に抵抗性でBTK阻害薬であるイブルチニブが推奨される
- 再発および難治性や染色体17p欠失も

しくはTP53異常がある場合は，ベネトクラクス＋リツキシマブやイブルチニブによる救援療法を実施後，適宜，同種造血幹細胞移植を考慮する
- 抗CD52抗体のアレムツズマブは染色体17p欠失／TP53異常症例にも有効性が期待されているが，初回治療は保険適用外で，再発の場合に使用可能である

表2　International Workshop on Chronic Lymphocytic Leukemia (IWCLL)で示された治療開始規準

以下の項目のいずれかに該当すれば，活動性（active disease）とし，治療を考慮する

1) 進行性の骨髄機能低下による貧血や血小板減少の進行・悪化
2) 左肋骨下6cm以上の脾腫，進行性または症候性の脾腫
3) 長径10cm以上のリンパ節塊，進行性または症候性のリンパ節腫脹
4) 2ヵ月以内に50％を超える進行性リンパ球増加，6ヵ月以下のリンパ球倍加時間
5) 副腎皮質ステロイドや他の標準治療に反応の悪い自己免疫性貧血や血小板減少症
6) CLLに起因する以下のいずれかの症状のあるとき
   ①減量によらない過去6ヵ月以内の10％以上の体重減少
   ②労働や日常生活が困難である（ECOG PS 2以上）の倦怠感
   ③感染症の所見なしに2週間以上続く38℃以上の発熱
   ④感染症徴候のない寝汗

（文献1より転載）

P

薬物治療
- **標準的な薬物治療計画**

【イブルチニブ療法】

イブルチニブ　420mg/回　1日1回，

経口投与

【FCR療法】

リツキシマブ 375mg/m² day1
フルダラビン 25mg/m² day2〜4
シクロホスファミド 250mg/m²
day2〜4
1クール28日間を計6クール

【ベネトクラクス＋リツキシマブ療法】

ベネトクラクス 第1週目に20mg/回，
第2週目に50mg/回，第3週目に
100mg/回，第4週目に200mg/回，
第5週目に400mg/回 1日1回，食
後経口投与，その後の維持投与期は
400mg/回 1日1回，食後経口投
与

リツキシマブ 初回コースに1回量
375mg/m²，2コース目以降は1回
量500mg/m²，最大投与回数は6回
まで

【アレムツズマブ療法】

アレムツズマブ 1日1回3mg連日
点滴静注から開始し，1日1回
10mgに増量した後，1日1回30mg
を週3回隔日投与，12週間まで
※Grade3以上のインフュージョンリ
アクションが認められない場合に3
mg→10mg→30mgへの増量可能

◉注意すべき副作用

- イブルチニブ：下痢，関節痛，発疹，
疲労，発熱，悪心，骨髄抑制など
- リツキシマブ：Infusion reaction，腫
瘍崩壊症候群，B型肝炎ウイルス再活
性化，肝機能障害など
- フルダラビン：発熱，悪心・嘔吐，疲
労脱力感，骨髄抑制，B型肝炎ウイル
ス再活性化など
- シクロホスファミド：骨髄抑制，悪心・
嘔吐，出血性膀胱炎など
- ベネトクラクス：腫瘍崩壊症候群，下
痢，悪心，咳嗽，好中球減少症，貧血，
血小板減少症など
- アレムツズマブ：骨髄抑制，悪心・嘔
吐，発熱，サイトメガロウイルス検査
陽性，B型肝炎ウイルス再活性化など

◉注意すべき相互作用

- イブルチニブ⇔イトラコナゾール，ク
ラリスロマイシン：イブルチニブの血
中濃度↑のため禁忌
- イブルチニブ⇔シプロフロキサシン，ア
プレピタント，グレープフルーツ含有
食品等：イブルチニブの血中濃度↑
- イブルチニブ⇔セントジョーンズワー
ト含有食品：イブルチニブの血中濃度
⇩

- フルダラビン⇔抗悪性腫瘍薬：骨髄抑
制↑
- シクロホスファミド⇔抗悪性腫瘍薬，
放射線照射：骨髄抑制↑
- ベネトクラクス⇔イトラコナゾール，
クラリスロマイシン，アプレピタント：
ベネトクラクスの血中濃度↑

治療目的/治療モニタリング/患者教育

◉治療効果判定[1]

- 表3に従い，治療効果を判定

◉治療のゴール

- 症状緩和や白血病の病勢コントロール
- 治療関連死亡を避けるため，慎重に治
療方法を選択

◉治療のモニタリング項目

- CLLによる症候または症状
- 血液，骨髄，遺伝子所見→「治療効果
判定基準」参照

◉副作用のモニタリング項目

- 肝炎ウイルス感染有無の確認，HBs抗
原，HBc抗体，HBs抗体，HBV-DNA
定量，AST/ALT
- 腫瘍崩壊症候群有無の確認，血液検査
（K，Ca，P，UA，CRE）
- サイトメガロウイルス検査有無の確認
- 息切れ・咳嗽・呼吸困難，呼吸数等，
血圧・脈拍等
- 悪心・嘔吐，排尿時痛，排尿困難，下
痢，関節痛，疲労感，発疹，発熱
- 感染徴候の有無

◉患者教育

- 「治療・副作用のモニタリング」項目
の理解
- 「副作用のモニタリング」項目で挙げ
た症状の有無→症状あればすぐ連絡
- 支持療法への理解
- 手指消毒/感染症対策/口腔衛生

表3 治療効果の判定基準

【完全奏効（complete response：CR）】
以下の基準をすべて満たす状態が，3ヵ月以上継続すること
1. 末梢血中にクローナルなBリンパ球がないこと（4,000/μL以下）
2. 径1.5cm以上のリンパ節がないこと
3. 診察で肝脾腫がないこと（CTでは長径［cranio-caudal length］が13cm未満）
4. 消耗性の症状がないこと
5. 血球が以下の条件
　　1) 好中球＞1,500/μL
　　2) 血小板＞10万/μL
　　3) 輸血しない状況でヘモグロビン＞11.0g/dL

【部分奏効（partial response：PR）】
以下の基準を少なくとも2つ以上満たす状態が，2ヵ月以上継続すること
1. 末梢血中にクローナルなBリンパ球が50％以上減少すること
2. リンパ節が50％以上減少
3. 肝脾腫が50％以上減少
4. 血球が以下の条件
　　1) 好中球＞1,500/μLまたは治療前より50％以上の改善
　　2) 血小板＞10万/μLまたは治療前より50％以上の改善
　　3) 輸血しない状況でヘモグロビン＞11.0g/dL，または治療前より50％以上の
　　　改善

【進行（progression）PD】
以下の基準を少なくとも1つ以上満たす状態
1. リンパ節腫脹
　　1) 径1.5cm以上の新たなリンパ節腫脹，新たな肝脾腫，臓器浸潤
　　2) 最大径50％以上の増加，径1〜1.5cmのリンパ節では50％の増加，または径
　　　1.5cm以上，1.5cm以上のリンパ節では長径2.0cm以上になること
　　3) 多発しているリンパ節の径の和の50％以上の増大
2. 肝臓，脾臓のサイズの50％以上の増大
3. 末梢血中リンパ球数の50％以上の増大またはBリンパ球数5,000/μL以上
4. Richter症候群のような増殖が速い腫瘍への形質転換（可能な限り，リンパ節
　等の生検で確認する）
5. CLLと関連のある血球減少の出現

【安定（stable disease）】
CRやPRに達せず，進行にもあたらない場合

(文献1より転載)

66 悪性リンパ腫

※本項では，悪性リンパ腫の中で最も頻度の高いびまん性大細胞型B細胞リンパ腫について解説した．

S/O

●症状[1]
- リンパ節腫脹：無痛性，弾性硬，可動性，非連続性
- B症状：38℃以上の理由不明の発熱，寝汗，6ヵ月以内の体重減少（≧10%）
- 汎血球減少：易感染性，貧血，出血傾向
- 肝脾腫

●検査所見[1]
【病理検査】
- リンパ節生検

【画像診断】
- X線
- CT スキャン
- FDG-PET
- MRI
- 心エコー

【検査データ】
- 末梢血血球算定
- 生化学検査
- 血清学的検査（CRP，可溶性IL-2R，β2ミクログロブリンなど）

- ウイルス検査（HBs抗原，HBs抗体，HBc抗体，HCV抗体，HIV抗体など）
- 尿検査
- フローサイトメトリー
- 免疫組織化学検査（CD20, bcl-2, bcl-6, cyclin D1など）
- 骨髄穿刺・生検

●診断基準
- 病理組織診断

A

病因
●病因
- 不明

●危険因子
- MTX，HIV感染，高齢，EBV感染

●疫学[1]
- ホジキンリンパ腫：5〜10%
- DLBCL：非ホジキンリンパ腫のうち3割強

●WHO病型分類と臨床分類[1]
- 成熟B細胞腫瘍
- aggressive lymphoma

●病期分類：Lugano分類[1, 2]

限局期	Ⅰ期	1つのリンパ節領域の病変，または1つのリンパ節外の限局性病変
	Ⅱ期	横隔膜の片側にとどまる2つ以上のリンパ節領域の病変，または1つのリンパ節外の限局性病変と横隔膜の同側のリンパ節領域の病変
進行期	Ⅲ期	横隔膜の上下にわたる複数のリンパ節領域の病変
	Ⅳ期	リンパ節病変の有無にかかわらず，1つ以上のリンパ節外のびまん性・多発性病変，または所属リンパ節以外の病変を伴う1つのリンパ節外病変

●Performance Status (PS)[3]

0	発症前と同じ
1	軽度の症状，肉体労働に制限あり
2	日中の50%起居，時に介助必要
3	日中の50%就床，ほぼ介助必要
4	終日就床，常に介助必要

●予後因子（IPI）[1]
- 年齢>60歳
- LDH>正常上限
- PS≧2
- Stage≧Ⅲ
- 節外病変≧2

●R-CHOPで治療されたDLBCL患者の予後（Revised IPI）[4]

グループ	予後因子	4年生存率
Very Good	0	94%
Good	1〜2	79%
Poor	3〜5	55%

治療評価
●治療方針
【初期治療】
Ⅰ・Ⅱ期bulky病変なし
- R-CHOP療法3コース＋IFRT（involved-field radiotherapy）
- R-CHOP療法6〜8コース±IFRT

Ⅰ・Ⅱ期bulky病変あり
- R-CHOP療法6〜8コース±IFRT

Ⅲ・Ⅳ期
- R-CHOP療法6〜8コース±IFRT

【二次療法】
大量化学療法適応あり
- 救援化学療法

臓器機能が保持されている65歳以下
- 自家造血幹細胞移植併用大量化学療法

SD・PD・大量化学療法適応なし
- 救援化学療法，緩和的放射線療法，best supportive care

132

薬物治療

● 標準的な薬物治療計画[1, 5]

薬剤名	投与量	投与日	間隔/回数

【初回治療】
R-CHOP療法 3週毎

リツキシマブ	375mg/m²	1	
シクロホスファミド	750mg/m²	1	3時間 div
ドキソルビシン	50mg/m²	1	30分 div
ビンクリスチン	1.4mg/m²	1 (max 2mg)	iv
プレドニゾロン	100mg/body	1～5	

- リツキシマブ投与前に抗ヒスタミン薬、解熱鎮痛薬を前投与。初回投与時は25mg/時で開始
- B型肝炎スクリーニングを行い、「免疫抑制・化学療法により発症するB型肝炎対策ガイドライン」に準拠する
- アントラサイクリン系薬物の累積投与量確認

【救援化学療法】[1, 6-8]
DHAP療法 ±リツキシマブ 3～4週毎

デキサメタゾン	40mg/m²	1～4	15分 div
シスプラチン	100 mg/m²	1	24時間 div
シタラビン	2 g/m²	2	3時間 div 12時間毎

- 結膜炎予防にステロイド薬を点眼

ESHAP療法 ±リツキシマブ 3～4週毎

エトポシド	40mg/m²	1～4	1時間 div
シスプラチン	25mg/m²	1～4	24時間 div
シタラビン	2 g/m²	5	2時間 div
メチルプレドニゾロン	500mg/body	1～5	

- 結膜炎予防にステロイド薬を点眼

MINE療法 ±リツキシマブ 3週毎

メスナ	1,330g/m²	1～3	
イホスファミド	1,330g/m²	1～3	2時間 div
ミトキサントロン	8 mg/m²	1	30分 div
エトポシド	65mg/m²	1～3	2時間 div

- アントラサイクリン系薬物の累積投与量確認

その他
- ICE療法、CHASE療法、Dose adjusted-EPOCH療法、GDP療法、CD19標的CAR-T (chimeric antigen receptor T-cell) 療法

● 注意すべき副作用
- リツキシマブ療法：Infusion reaction、劇症肝炎、アナフィラキシー
- R-CHOP療法：出血性膀胱炎、心機能障害、末梢神経障害、イレウス、便秘、脱毛
- DHAP療法：シタラビン症候群、消化器障害
- ESHAP療法：シタラビン症候群、下痢、中枢神経障害
- MINE療法：出血性膀胱炎、心機能障害、下痢

● 注意すべき相互作用
- 各薬品の添付文書等を参照

● 支持療法[9]
- 腫瘍崩壊症候群：補液・利尿、アロプリノール、ラスブリカーゼ
- 輸血 (HGB<7g/dL, PLT<1～2万/μL)
- 制吐対策・感染対策（各種ガイドライン参照）

治療目的/治療モニタリング/患者教育

● 治療のゴール
- 完全寛解
- 生命予後延長
- 症状およびPSの改善

● 治療のモニタリング項目[1]
- リンパ節腫脹、LDH
- 可溶性IL-2R
- CTスキャン、FDG-PET

● 副作用のモニタリング項目
【一般的モニター項目】
- 骨髄抑制、悪心・嘔吐、電解質異常、腫瘍崩壊症候群、易感染性、脱毛、肝腎機能障害、薬剤熱、精神高揚、高血糖

● 患者教育
- 効果・副作用のモニター項目の理解
- 支持療法への理解
- 手指消毒
- 感染症対策
- 口腔衛生
- 移植患者のHEPAフィルター個室使用への理解
- 植物の持ち込み禁止

● 治療効果判定（PETを加味した評価）[1, 10]

CR (完全寛解)	全病変の消失 1) 治療前PET陽性が陰性化 2) 治療前PET陰性例ではリンパ節病変が正常サイズに縮小
PR (部分寛解)	測定可能病変の≧50%縮小かつ新病変なし 1) 治療前PET陽性の場合、元の病変が陽性 2) 治療前PET陰性の場合、リンパ節病変がCTなどで縮小
SD (安定)	CR/PRもPDの定義にも満たない
PD (進行)	新病変の出現または元の病変サイズから50%以上の増大
RD (再燃)	新規病変の出現または元の病変の再腫大、再出現

67 多発性骨髄腫

S/O

●症状[1]
- 貧血，腎障害，骨痛，高Ca血症，易感染性

●検査所見[1]
- 末梢血：RBC，HGB，HCT，WBC，PLT，分画
- 生化学：TP，ALB，蛋白分画，ALP，LDH，BUN，sCr，血清Ca，電解質
- 血清免疫：血清蛋白電気泳動，免疫グロブリン定量，血清免疫電気泳動，免疫固定法，血清遊離軽鎖（血清FLC：free light chain）測定，β_2MG（β_2-microglobllin），CRP
- 尿：尿蛋白定量，尿蛋白電気泳動，尿中BJP（Bence Jones protein）
- 骨髄穿刺・生検：骨髄像，骨髄腫細胞の形態，表面マーカー，染色体，FISH（fluorescence in situ hybridization）
- 画像検査：単純骨X線，CT，MRI，PET

●IMWG診断基準（2014改訂）[1-3]

症候性多発性骨髄腫の定義
以下の2項目を満たす．
①骨髄のクローナルな形質細胞割合≧10%，または生検で確認された骨もしくは髄外形質細胞腫を認める．
②以下に示す骨髄腫診断事象（MDE：myeloma defining events）の1項目以上を満たす．

骨髄腫診断事象
【形質細胞腫瘍に関連した臓器障害（CRAB症状）】
- 高Ca血症：血清Ca>11mg/dLもしくは基準値上限値より>1mg/dL高い．
- 腎障害：CCr<40mL/分*もしくはsCr>2mg/dL．
- 貧血：HGB<10g/dLもしくは正常下限より>2g/dL低い．
- 骨病変：全身骨単純X線写真，CTもしくはPET-CTで溶骨性骨病変を1ヵ所以上認める．

【進行するリスクが高いバイオマーカー（myeloma defining biomarkers；MDB）】
- 骨髄のクローナルな形質細胞割合≧60%．
- 血清FLC比（M蛋白成分のFLCとM蛋白成分以外のFLCの比）≧100．
- MRIで局所性の骨病変（径5mm以上）>1個．

くすぶり型多発性骨髄腫の定義
以下の2項目を満たす．
①血中M蛋白（IgGもしくはIgA）量≧3g/dLもしくは尿中M蛋白量≧500mg/24時間以上，または骨髄のクローナルな形質細胞割合が10〜60%．
②骨髄腫診断事象およびアミロイドーシスの合併がない．

*：実測するか，推定式（modification of diet in renal diseaseまたはchronic kidney disease epidemiology collaborationの計算式）を用いる．

A

病因

●病因
- 不明

●危険因子[1]
- 予後不良染色体異常〔t（4；14），t（14；16），t（14；20），1q21増多，1p欠失，17p欠失〕，MDBを有する症例

●疫学
- 10万人当たり約5.6人
- 年間死亡者数：4,000人前後

●治療方針[1,2]
- 無症候性骨髄腫は経過観察

治療評価

●改訂版国際病期分類（R-ISS）とOS・PFS[1,2,4]

病期	定義	OS（月）中央値	PFS（月）中央値	5yr-OS（%）	5yr-PFS（%）
I	血清β_2MG<3.5mg/L 血清ALB≧3.5g/dL 高リスク染色体異常なし LDH基準値上限未満	NR	66	82	55
II	IでもIIIでもない	83	42	62	36
III	血清β_2MG>5.5mg/L 高リスク染色体異常あり LDH基準値上限以上	43	29	40	24

OS：overall suivival（全生存割合），PFS：progression-free survival（無増悪生存割合），高リスク染色体異常：del（17p）かつ/またはt（4；14）かつ/またはt（14；16），NR：not reached

【症候性骨髄腫】

初期治療

無症候性骨髄腫	経過観察
症候性骨髄腫	【移植適応あり（65歳未満，重篤な合併症なし，心肺機能正常）】新規薬剤を含む2〜3剤導入療法：Bd，CBd，BAD，BLd→末梢血幹細胞採取（G-CSF，G-CSF+plerixafor，HD-CPA+G-CSF）→HD-MEL併用自家末梢血幹細胞移植【移植適応なし（65歳以上，重篤臓器障害あり，移植拒否）】D-MPB，DLd，Bd，MPB

救援療法

Bortezomib含有レジメン後1年以内の初回再発・抵抗例	Ld，Td，Kd DLd，ELd，ILd，KLd，DKd，Isa-Kd
Lenalidomide含有レジメン後1年以内の初回再発・抵抗例	Bd，Kd DBd，PANO-Bd，PBd，DKd，Isa-Kd
Bortezomib/Lenalidomide抵抗性再発例	Pd，Kd CPd，EPd，DKd，DPd，Isa-Kd，Isa-Pd，BAd，KPd，BSC

Bd：bortezomib（BOR）+dexamethasone（DEX），CBd：cyclophosphamide（CPA）+BOR+DEX，BAD：BOR+doxorubicin（DXR）+DEX，BLd：BOR+lenalidomide（LEN）+DEX，G-CSF：granulocyte colony stimulating factor，HD-CPA：high dose-CPA，HD-MEL：high dose-melphalan（MEL），D-MPB：daratumumab（DARA）+MEL+prednisolone（PSL）+BOR，DLd：DARA+LEN+DEX，Ld：LEN+DEX，Td：thalidomide+DEX，Kd：carfilzomib（CFZ）+DEX，ELd：elotuzumab（ELO）+LEN+DEX，ILd：Ixazomib+LEN+DEX，KLd：CFZ+LEN+DEX，DKd：DARA+CFZ+DEX，Isa-Kd：isatuximab（ISA）+CFZ+DEX，DBd：DARA+BOR+DEX，PANO-Bd：Panobinostat+BOR+DEX，PBd：pomalidomide（POM）+BOR+DEX，Pd：POM+DEX，CPd：CPA+POM+DEX，EPd：ELO+POM+DEX，DPd：DARA+POM+DEX，Isa-Kd：ISA+CFZ+DEX，KPd：CFZ+POM+DEX（国内保険適用外），BSC：best supportive care

- ◉**治療の必要性**[1]
  - 骨髄形質細胞割合≧10%で,

1．MDEとされCRAB症候を認める とき

2．CRAB症状を有さないがMDBを 有し,病勢悪化が示唆されるとき

P

薬物治療
◉**標準的な薬物治療計画**

【未治療初発移植適応　レジメン例】

BLd　3週毎（IFM2009試験[5]）

> ボルテゾミブ　1.3mg/m²/日　1, 4, 8, 11日目
> レナリドミド　25mg/body/日　1 ～14日目
> デキサメタゾン　20mg/body/日　1, 2, 4, 5, 8, 9, 11, 12日目

BCD　3週毎（EVOLUTION試験[6]）

> ボルテゾミブ　1.3mg/m²/日　1, 4, 8, 11日目
> シクロホスファミド　500mg/m² 1, 8, 15日目
> デキサメタゾン　40mg/body/日　1, 8, 15日目

【未治療初発移植非適応　レジメン例】

DLd　4週毎（MAIA試験[7]）

> ダラツムマブ　16mg/kg/日　1, 8, 15, 22日目（1～2コース目）, 1, 15日目（3～6コース目）, 1日目（7 コース目以降）
> レナリドミド　25mg/body/日　1 ～21日目
> デキサメタゾン　40mg/body/日　1, 8, 15, 22日目

D-MPB　6週毎（10コース目以降は4週 毎）（ALCYONE試験[8]）

> ダラツムマブ皮下注　1800mg/ body/日　1, 8, 15, 22, 29, 36 日目（1コース目）, 1, 22日目（2 ～9コース目）, 1日目（10コース 目以降）
> ボルテゾミブ　1.3mg/m²/日　1, 4, 8, 11, 22, 25, 29, 32日目（1コ ース目）, 1, 8, 22, 29日目（2～ 9コース目）
> メルファラン　9mg/m²/日　1～4日 目（1～9コース目）
> プレドニゾロン　60mg/m²/日　2～ 4日目（1～9コース目）

【再発難治　レジメン例】

Isa-Kd　4週毎（IKEMA試験[9]）

> イサツキシマブ　10mg/kg/日　1, 8, 15, 22日目（1コース目）, 1, 15 日目（2コース目以降）
> カルフィルゾミブ　20mg/m²/日　1, 2日目（1コース目）
> カルフィルゾミブ　56mg/m²/日　8, 9, 15, 16日目（1コース目）, 1, 2, 8, 9, 15, 16日目（2コース目以降）
> デキサメタゾン　20mg/body/日　1, 2, 8, 9, 15, 16, 22, 23日目

ELd　4週毎（ELOQUENT-2試験[10]）

> エロツズマブ　10mg/kg/日　1, 8, 15, 22日目（1～2コース目）, 1, 15日目（3コース目以降）
> レナリドミド　25mg/body/日　1 ～21日目
> デキサメタゾン　28mg/body/日　1, 8, 15, 22日目（1～2コース目）, 1, 15日目（3コース目以降）
> デキサメタゾン　40mg/body/日　8, 22日目（3コース目以降）

◉**注意すべき副作用**

- ボルテゾミブ：肺障害, 帯状疱疹（ア シクロビル予防内服）, 末梢神経障害, 起立性低血圧
- デキサメタゾン・プレドニゾロン：血 糖上昇, 精神高揚
- エンドキサン：出血性膀胱炎, 低Na 血症
- メルファラン：間質性肺炎, 粘膜障害
- レナリドミド・ポマリドミド：深部静 脈血栓症（予防のため抗血小板薬・抗 凝固薬内服）, 催奇形性, 眠気, 末梢 神経障害
- ダラツムマブ：infusion reaction, 好 中球減少
- イサツキシマブ：infusion reaction, 好中球減少
- カルフィルゾミブ：腫瘍崩壊症候群, 心菱性, 血小板減少
- エロツズマブ：infusion reaction, 好

中球減少
- ゾレドロン酸・デノスマブ：顎骨壊死, 骨痛, 低Ca血症
- ラスブリカーゼ：アナフィラキシー, 溶血性貧血, メトヘモグロビン血症

◉**合併症対策**[1, 2, 11]

- 骨病変対策：ゾレドロン酸, デノスマ ブ
- 高Ca血症対策：ゾレドロン酸, エルカ トニン, 補液,（デノスマブは2018年8 月現在骨病変にのみ保険適用）
- 腫瘍崩壊症候群：補液・利尿, アロプ リノール, ラスブリカーゼ
- 輸血（HGB< 7 g/dL, PLT< 1 ～ 2 万/μL）
- 制吐対策・感染対策（各種ガイドライ ン参照）

治療目的/治療モニタリング/患者教育
◉**治療のゴール**[1, 2]

- 生命予後延長とQOL改善

◉**治療のモニタリング項目**[1, 2]

- 血清・尿中M蛋白, 骨髄形質細胞
- 溶骨性病変, 軟部組織の形質細胞腫
- 血清Ca濃度, 血清FLC
- 症状（疼痛, 貧血, 意識障害）

◉**副作用のモニタリング項目**

【一般的モニタリング項目】

- 骨髄抑制, 悪心嘔吐, 電解質異常, 腫 瘍崩壊症候群, 易感染性, 脱毛, 肝腎 機能障害, 薬剤熱

◉**患者教育**

- 転倒転落による骨折の危険性
- 貧血症状への理解と対策
- 効果・副作用のモニタリング項目の理 解
- 顎骨壊死予防：口腔衛生
- 感染症対策：手指清潔, 口腔衛生
- ワクチン接種：インフルエンザ・肺炎 球菌
- レナリドミド・ポマリドミド適正管理 手順の遵守

68 発熱性好中球減少症（FN）

S/O

● 症状
- 発熱，副鼻腔，口腔内，腹部，肛門周囲，皮膚，カテーテル穿入部の感染症状

● 検査所見[1]
- CBC（血球分画），sCr，BUN，AST/ALT，T-BIL，ALP，電解質，血液培養2セット，CVカテーテル内腔から採取した血液培養（CV挿入時），プロカルシトニン
- 胸部X線：呼吸器症状がある場合
- 尿検査：感染が疑われる場合

● 診断基準[1, 2]
【体温】
- 腋窩≧37.5℃
- 口腔内≧38.0℃

【好中球】
- <500/μL，または40時間以内に<500/μLが予想される<1,000/μL

● 鑑別診断
- 薬剤熱
- 腫瘍熱
- 膠原病
- アレルギー

A

病因
● 病因
- 好中球減少

● 危険因子[1]
- 65歳以上，PS不良，腎・肝機能障害，心血管疾患，併存疾患，HIV感染，進行がん，がん薬物療法または放射線療法施行歴，最近の手術歴，開放創，治療前の好中球減少，腫瘍の骨髄浸潤

● 起因菌[1]
【グラム陽性菌】
- コアグラーゼ陰性ブドウ球菌
- 黄色ブドウ球菌（MRSAを含む）
- レンサ球菌
- 腸球菌

【グラム陰性菌】
- 緑膿菌
- エンテロバクター属
- 大腸菌

【真菌】
- カンジダ属
- アスペルギルス属

治療評価
● 重症度分類
【リスク分類：MASCC score[3]】
- 下記の合計点数で21点以上であれば低リスク
- 症状なしまたは軽度：5点もしくは中等度：3点
- 低血圧なし：5点
- 慢性閉塞性肺疾患なし：4点
- 固形腫瘍もしくは血液悪性腫瘍で真菌

- 感染の既往なし：4点
- 外来患者：3点
- 脱水なし：3点
- 60歳未満：2点

● 治療方針
【初期治療（経験的治療）[1]】
低リスク
外来治療
- CPFX＋CVA/AMPC内服
- 臓器機能が保たれている
- 好中球減少期間が10日以内と予想される
- FQの予防投与なし
- 消化管の吸収に問題なく内服可能であり，介助者がいて，緊急時に来院可能
- 急変時に常時対応可能な外来体制が整備されている

入院治療
- 抗菌薬静脈投与
- FQの予防投与あり
- FQの予防投与がないが，静注治療が必要な場合，または消化器症状のため内服困難な場合

高リスク
入院治療
- 抗緑膿菌作用を持つβラクタム薬投与
- 血行動態不安定，蜂窩織炎合併，耐性グラム陽性菌感染が疑われる場合→抗MRSA薬を併用
- 敗血症性ショック，肺炎，緑膿菌感染を合併した重症例→AG or FQを併用

【治療期間[1]】
- 解熱が得られ，かつ好中球≧500/μLとなるまで継続
- 若年者に限り，緊急時に受診可能な場合は，経口抗菌薬への変更を考慮

● 初期治療3〜4日後に解熱しない患者の再評価[1]
【感染巣・原因菌が不明で発熱が持続】
低リスク
- 外来治療時は，入院し広域抗菌薬静注

高リスク
- 全身状態安定
→好中球が増加傾向で，新たな感染症の所見を認めなければ現行治療継続
→好中球減少が持続している場合は，真菌症の検査（β-D-グルカン，アスペルギルス抗原）・CT（副鼻腔，肺）・超音波検査（肝脾）施行
- 血行動態が不安定
→新たな感染巣，増悪した病変の画像検索と耐性菌・真菌治療：AG or FQ追加投与，抗MRSA薬追加投与，抗真菌薬の経験的治療

【感染巣・原因菌に応じて抗菌薬投与を行うも発熱が持続】
- 新たな感染巣，増悪した病変の画像，感染部位の培養・生検・ドレナージ（細菌・真菌・ウイルス）検索を行い，抗菌薬のスペクトラム・投与量を見直し，抗真菌薬治療を検討する
- 血行動態が不安定な場合は広域抗菌薬投与に変更する

薬物治療

◉標準的な薬物治療計画[1-4]
（保険適応外使用含む）

- 薬剤は, リスク分類・重症度・予測される起因菌・感染臓器・ローカルファクター（緑膿菌の薬剤感受性）から選択し, 腎肝機能より用法用量を調節

【経口抗菌薬】

CPFX 1回200mg 1日3回
＋CVA/AMPC 125/250mg 1日3〜4回

【抗緑膿菌作用を持つβラクタム系薬】
Time above MIC

CFPM 1回2g 1日2回
TAZ/PIPC 1回4.5g 1日4回
MEPM 1回1g 1日3回
IPM/CS 1回0.5g 1日4回

【FQ系薬】 Cmax/MIC, AUC/MIC

CPFX 1回400〜750mg 1日2回

【抗MRSA薬】

VCM（要TDM）
AUC/MIC≧400
TEIC（要TDM）
トラフ：15〜30μg/mL（複雑性感染症や重症は20〜40μg/mLを考慮）

【AG系】 Cmax/MIC

GM, TOB(要TDM)(once daily dosing)
MIC＝2μg/mL
ピーク：≧15〜20μg/mL
MIC≦1μg/mL
ピーク：≧8〜10μg/mL
トラフ：＜1μg/mL
AMK（要TDM）(once daily dosing)
MIC＝8μg/mL
ピーク：≧50〜60μg/mL
MIC≦4μg/mL
ピーク：≧41〜49μg/mL
トラフ：＜4μg/mL

【ペニシリンアレルギーのある患者】

- 即時型アレルギーの既往がある場合

AZT 1回2g・1日3回
＋VCM（上記参照）
CPFX 1回400〜750mg・1日2回
＋CLDM 1回900mg・1日3回

【抗真菌薬】

L-AMPB 2.5mg/kg 1日1回
MCFG 100〜150mg 1日1回
CPFG 初日70mg 1日1回, 以降50mg 1日1回
ITCZ 初日・2日目200mg 1日2回, 以降200mg 1日1回
VRCZ 初日6mg/kg 1日2回, 以降4mg/kg 1日2回 （TDM考慮） トラフ：1〜4μg/mL

（予防内服が行われている場合には別の系統の薬剤へ変更）

【G-CSF療法】

- FNを発症した患者に対して治療の投与は推奨されない. 重症化する可能性が高い場合は考慮する
- FN発症頻度＜10%：一次予防は推奨されない
- FN発症頻度≧20%：一次予防は推奨される
- FN発症頻度10〜20%：FNリスクがある場合推奨される（65歳以上, がん薬物療法治療歴, 放射線治療歴, 最近の手術歴, 肝・腎機能障害, 持続する好中球減少, 腫瘍の骨髄浸潤）

【IVIG療法】

- 生命予後が改善するという根拠はなく, 投与は推奨されない

◉注意すべき副作用

- VCM：急性腎障害, レッドネック（レッドマン）症候群
- TEIC：第8脳神経障害
- GM, TOB, AMK：第8脳神経障害, 急性腎障害
- L-AMB：低K血症, 血小板減少
- VRCZ：肝障害, 視覚障害

◉注意すべき相互作用

- アゾール系抗真菌薬：CYP3A4基質

治療目的/治療モニタリング/患者教育

◉治療のゴール

- FNによる死亡を防ぐ
- 次回化学療法時のFNを予防する
- 予定した治療量・治療期間を保って化学療法を完遂する

◉治療のモニタリング項目

- 身体所見, 自覚症状の改善, 体温, 好中球数, 各種培養結果, 薬剤感受性結果, 画像所見

◉副作用のモニタリング項目

- 一般項目：腎肝機能障害, 偽膜性腸炎, アナフィラキシー
- カルバペネム系：痙攣
- キノロン系：痙攣, QT延長, 光毒性
- 抗MRSA薬：第8脳神経障害
- アミノグリコシド系：第8脳神経障害

◉患者教育[1]

- 手指消毒, 口腔内清潔保持
- 好中球減少時の生食品の十分な洗浄と加熱
- 標準予防策への理解
- 急性白血病患者で好中球減少遷延が予測される場合のHEPAフィルター個室使用

◉予防[1, 5]

- FQ予防投与：好中球100/μLが7日を超えることが予想される患者
- 抗真菌薬予防投与：高度な好中球減少（好中球100/μL未満が7日を超えて続くこと）が予測される患者
- 抗ヘルペスウイルス薬予防投与：自家造血幹細胞移植患者, プロテアソーム阻害薬投与患者
- ST合剤予防投与：造血幹細胞移植患者, ALL患者, ATLL患者, リツキシマブ投与患者, プリンアナログ・PSL（≧20mg）, 放射線治療とテモゾロミド併用療法施行患者
- 核酸アナログ予防投与：「B型肝炎治療ガイドライン」を参照
- ワクチン接種：インフルエンザ, 肺炎球菌

69 抗がん薬による悪心・嘔吐

S/O

●症状[1]
- 悪心・嘔吐
- 食事摂取量⇩

●診断基準
- 急性悪心・嘔吐：24時間以内発現
- 遅発性悪心・嘔吐：24時間以降に発現

- 予測性悪心・嘔吐：投与前に発現
- 突出性悪心嘔吐：予防投与を十分行っても発現継続

●鑑別診断
- （サブ）イレウス，腸管運動麻痺
- 前庭機能障害

- 脳転移
- 電解質異常（高Ca血症，低Na血症，高血糖）
- 尿毒症
- オピオイドを含む併用薬剤
- 心因性要因（不安，予測性悪心・嘔吐）

A

病因
●危険因子[1, 2]
- 抗がん薬の種類・投与量
- 前治療での悪心・嘔吐の経験
- 女性
- 若年（50歳未満）
- 重症悪阻の既往
- 飲酒の習慣が少ない
- 放射線照射部位

治療評価（催吐性リスク分類）
●重症度分類（CTCAE v.5.0）
【悪心のGrade分類[3]】
- Grade1：摂食習慣に影響のない食欲低下
- Grade2：顕著な体重減少，脱水または栄養失調を伴わない経口摂取の低下
- Grade3：カロリーや水分の経口摂取が不十分（経管栄養/TPN/入院を要する）

【嘔吐のGrade分類[3]】
- 5分以上間隔が開いたものをそれぞれ1エピソードとする
  - Grade1：1～2エピソード/24時間
  - Grade2：3～5エピソード/24時間
  - Grade3：6エピソード以上/24時間，TPNまたは入院を要する
  - Grade4：生命を脅かす，緊急処置を要する
  - Grade5：死亡

●治療の必要性
- QOL維持および治療継続のため必要

●注射抗がん薬催吐性リスク分類[1]

リスク分類	薬剤・レジメン
高度催吐性リスク （催吐頻度>90%）	AC療法（ADM+CPA），EC療法（EPI+CPA），CPA（≧1,500mg/㎡），CDDP，DTIC，ストレプトゾシン，FOLFOXIRI療法（5-FU＋L-OHP＋CPT-11），FOLFIRINOX療法（5-FU＋CPT-11＋L-OHP）
中等度催吐性リスク （催吐頻度30～90%）	ACT-D，ADM，AMR，Ara-C（>200mg/㎡），ATO，BH-AC，BUS，CBDCA，CPA（<1,500mg/㎡），CPT-11，DNR，IDA，EPI，IFM，IL-2（>1,200万～1,500万IU/㎡），INF-α（≧1,000万IU/㎡），L-OHP，L-PAM（≧50mg/㎡），MTX（≧250mg/㎡），THP-ADM，TMZ，254S，アザシチジン，クロファラビン，ベンダムスチン，ミリプラチン，GEM/CDDP療法，GS療法（GEM＋S-1），GEM＋nabPTX療法
軽度催吐性リスク （催吐頻度10～30%）	ACNU，Aflibercept Beta，Ara-C（100～200mg/㎡），DTX，ETOP，GEM，IL-2（≦1,200万IU/㎡），INF-α（500万～1,000万IU/㎡），MCNU，MIT，MMC，MTX（50～250mg/㎡），NGT，PEM，PTX，PTX-albumin，TDM-1，5-FU，エリブリン，カバジタキセル，カルフィルゾミブ，ブララトレキサート，ブレンツキシマブ，ペントスタチン，リポソーマルドキソルビシン，ロミデプシン
最小度催吐性リスク （催吐頻度<10%）	Ara-C（<100mg/㎡），BLM，F-ara-A，L-ASP，INF-α（≦500IU/㎡），MTX（≦50mg/㎡），VBL，VCR，VDS，VNR，2-CdA，アレムツズマブ，イピリムマブ，オファツムマブ，ゲムツズマブオゾガマイシン，セツキシマブ，テムシロリムス，トラスツズマブ，ニボルマブ，ネララビン，パニツムマブ，ベバシズマブ，ペグインターフェロン，ペプロマイシン，ペムブロリズマブ，ペルツズマブ，ボルテゾミブ，ラムシルマブ，リツキシマブ

●経口抗がん薬催吐性リスク分類[1]

リスク分類	薬剤
高度催吐性リスク （催吐頻度>90%）	PCZ
中等度催吐性リスク （催吐頻度30～90%）	CPA，TAS-102，TMZ，イマチニブ，クリゾチニブ
軽度催吐性リスク （催吐頻度10～30%）	ETOP，F-ara-A，UFT，S-1，アレクチニブ，エベロリムス，カペシタビン，サリドマイド，スニチニブ，ラパチニブ，レナリドミド
最小度催吐性リスク （催吐頻度<10%）	HU，MTX，6-MP，エルロチニブ，ゲフィチニブ，ソラフェニブ

P

●標準的な薬物治療計画
【注射抗がん薬催吐性リスク別の制吐療法[1]】
- ( ) 内は代替用量，DEX：通常1日目は注射，2日目〜は経口投与
- APRの代わりにホスアプレピタント (150mg) 使用時は，1日目のみ投与（ホスアプレピタント投与方法：抗がん薬投与1時間前に30分で点滴）
- 併用化学療法：催吐性リスクが最も高い薬剤に基づき制吐療法決定（化学放射線療法もこれに準ずる）
- 胸焼け，食欲不振,消化不良の有症状時→H₂受容体拮抗薬，PPI併用考慮

	1日目	2日目	3日目	4日目

高度催吐性リスク

APR (mg)	125	80	80	
5-HT₃-RA	○			
DEX (mg)	9.9	8	8	8

- APR未使用時は1日目のDEX注射薬は13.2〜16.5mg

中等度催吐性リスク

5-HT₃-RA	○			
DEX (mg)	9.9(6.6)	8	8	

- DEX使用不可能時は2〜4日目は第2世代の5-HT₃-RAで代替

中等度催吐性リスクのオプション
- CBDCA, IFM, CPT-11, MTXなど使用時

APR (mg)	125	80	80	
5-HT₃-RA	○			
DEX (mg)	4.95(3.3)			

- 2〜4日目は状況に応じてDEX 4mg/dayの投与検討

軽度催吐性リスク

DEX (mg)	6.6(3.3)

- 状況に応じてプロクロルペラジンまたはメトクロプラミド投与

最小度催吐性リスク
- 通常，予防的制吐療法は推奨されない

APR
- 1日目抗がん薬投与1〜1.5時間前に服用
- 2日目〜午前服用（最長5日目まで服用可能）

5-HT₃-RA
- 投与経路による効果に差なし
- 急性悪心・嘔吐抑制効果は薬剤間で同等
- 遅発性悪心・嘔吐抑制効果はパロノセトロンが優れている

DEX
- 投与経路による効果に差なし

【内服抗がん薬の制吐療法[1-3]】
- Grade3以上の悪心・嘔吐を発現させずに内服継続を図る

高度・中等度催吐性リスク[2]
- 5-HT₃-RA

軽度・最小度催吐性リスク[2]
- メトクロプラミド，プロクロルペラジン，5-HT₃-RA

【予測性悪心・嘔吐の制吐療法[1]】
- ベンゾジアゼピン系抗不安薬の投与
- ロラゼパム 0.5〜1.5mg/回 実施前夜および当日朝（1日3mgまで）
- アルプラゾラム 0.2〜0.8mg/回 実施前夜から服用開始（1日2〜3回1日1.2mgまで）

【突発性悪心・嘔吐の制吐療法[1]】
- 作用機序の異なる制吐薬を複数，定時投与：メトクロプラミド，ハロペリドール，オランザピン，ロラゼパム，DEX，プロクロルペラジン　など
- 糖尿病患者へのオランザピン投与は禁忌

- 予防的に5-HT₃-RA使用時→他の5-HT₃-RAへ変更

●注意すべき副作用
- NK₁-RA：便秘，注射部位痛
- DEX：高血糖
- オランザピン：高血糖
- メトクロプラミド，プロクロルペラジン：遅発性ジスキネジア，悪性症候群

●注意すべき相互作用
- NK₁-RA⇔コルチコステロイド：CYP3A4阻害による
  →制吐薬として使用するDEXは減量
  →抗がん薬として使用するコルチコステロイドは減量しない
- NK₁-RA⇔ワルファリン：CYP2C9誘導によりINR↓
- NK₁-RA⇔CYP3A4阻害薬，誘導薬

治療目的/治療モニタリング/患者教育
●治療のゴール[1]
- 悪心・嘔吐の発症予防

●治療のモニタリング項目
- 悪心の程度（NRS評価），嘔吐の回数，食事摂取量

●副作用のモニタリング項目
- NK₁-RA：頭痛，便秘，吃逆，注射部位疼痛（ホスアプレピタント）
- 5-HT₃-RA：便秘，頭痛，QT延長
- DEX：精神高揚，不眠，吃逆，耐糖能異常，浮腫
- オランザピン：高血糖，糖尿病性ケトアシドーシス

●患者教育
- アプレピタント服薬時間
- 脱水への注意喚起
- 食事対策・環境改善
- 患者自身の副作用モニタリングの必要性

70 がん疼痛

S/O

●症状

【体性痛】
- 部位：骨，皮膚，関節，結合組織などの体性組織
- 症状：限局した痛み，圧痛，体動に伴った痛み

【内臓痛】
- 部位：消化管などの管腔臓器と肝臓，腎臓などの固形臓器
- 症状：局在が不明瞭，深く絞られるような痛み，押されるような痛み

【神経障害性疼痛】
- 部位：末梢神経や脊髄神経，大脳などの痛み
- 症状：痺れ感を伴う痛み，電気が走るような痛み

●検査所見

【血液検査】
- 骨機能低下，肝機能低下
- 炎症・感染症の有無

【画像検査】
- 痛みの原因，病態の同定

●診断基準
- 視診：皮膚転移，褥瘡，帯状疱疹，蜂窩織炎の有無
- 触診：感覚異常を痛みのない部位と比較，アロディニア
- 筋力低下：両上肢の挙上，握力，立ち上がり動作
- 画像所見：消化管ガス，腹水，胸水，腫瘍の性状，骨転移，脳内病変の有無

●問診

【痛みの評価】
- 日常生活への影響：STAS-J
- 痛みのパターン：持続痛→1日の大半，突出痛→一過性，定時鎮痛薬切れ目の痛み→定時鎮痛薬投与前に出現
- 痛みの強さ：NRS，VAS，VRS，FPSなど
- 痛みの部位：身体・画像所見などとも評価
- 痛みの経過
- 痛みの性状
- 痛みの増強・軽快因子

A

病因

●病因
- がん疼痛は，がんの診断時に20〜50%，進行がん患者全体では70〜80%の患者に存在する

●危険因子
- 患者の痛みは，身体的苦痛としてのみではなく，精神的，社会的，スピリチュアルな苦痛，いわゆるトータルペインとしての理解が必要である
- それぞれの要素が痛みを増大させる因子となる

治療評価

●重症度分類
- NRSなどの疼痛測定ツールを用いて評価する

●治療の必要性
- 詳細な病歴，身体診察，心理的状況の評価，痛みの評価など包括的な評価を行い，検討する

●治療方針
- 表1を参考に鎮痛薬を選択する
- 鎮痛薬は，「経口的に」「時間を決めて」「患者ごとに」「細かい配慮をもって」投与する

- 速放性製剤（SAO; short acting opioid）と徐放性製剤：痛みが安定していればいずれを使用しても良い．痛みが安定していなければ速放性製剤や持続注射を使用
- ROO（rapid onset opioid）製剤：SAOよりも効果発現が速い．持続痛のコントロールができている患者へレスキューとして使用．国内ではバッカル錠，舌下錠が使用可能．ROO製剤の使用頻度をもとに定時投与薬の増量は不可
- モルヒネ徐放性製剤：いずれの製剤でも差はない
- 24時間徐放性製剤：朝，夜いずれも投与可
- 非オピオイドとの併用：オピオイドと非オピオイドを併用することが推奨されるが，非オピオイドの長期投与は副作用を評価して判断

【鎮痛補助薬】
- オピオイド抵抗性の痛みに対して使用するが，非オピオイドorオピオイド鎮痛薬による痛み治療も同時に行う
- 神経障害性疼痛：抗けいれん薬，抗うつ薬，抗不整脈薬，NMDA受容体拮抗薬，コルチコステロイドのいずれかを使用
- 骨転移痛：ビスホスホネート製剤，デノスマブ
- 消化管閉塞：オクトレオチド，ブチルスコポラミン，コルチコステロイド

●非薬物治療

【放射線治療】
- 有痛性骨転移痛：外照射，RI治療（ストロンチウム89）

表1　鎮痛薬の選択の目安

疼痛強度（NRS）	軽度（1〜3）	中等度（4〜6）	高度（7〜10）	突出痛
推奨	アセトアミノフェン，NSAIDs	モルヒネ，ヒドロモルフォン，オキシコドン，フェンタニル，タペンタドール		レスキュー薬[*1]
条件付き推奨	−	メサドン[*2]		経粘膜性フェンタニル[*5]
		コデイン，トラマドール[*3]，ブプレノルフィン[*4]	−	

* 1：経口モルヒネ・ヒドロモルフォン・オキシコドン速放性製剤，オピオイド注射剤のボーラス投与，オピオイド坐剤のいずれか
* 2：メサドン以外の強オピオイドが投与されているにもかかわらず，適切な鎮痛効果が得られないとき
* 3：嗜好，医療者の判断，医療現場の状況で，強オピオイドが投与できないとき
* 4：高度の腎機能障害があるとき，他の強オピオイドが投与できないとき
* 5：フェンタニル舌下錠またはバッカル錠

（文献1より改変）

【非オピオイド】
- アセトアミノフェン：抗炎症作用がない．650mg/4時間，1,000mg/6時間，1日最大量4,000mg
- NSAIDs：認容性のあるいずれのNSAIDsを使用してもよい．2種類までの薬剤選択を許容．アセトアミノフェ

ンとの併用も検討

【オピオイド】
- 弱オピオイドor強オピオイド：いずれから開始しても安全で有効
- オピオイドの選択：可能な投与経路，合併症，併存症状，痛みの強さなどから検討

- 脳転移：外照射

【神経ブロック適応】
- 局所的な痛みで神経ブロックにより鎮痛効果が期待できる
- 大量のオピオイド全身投与では鎮痛が得られない

- オピオイドなどの鎮痛薬や鎮痛補助薬が副作用のため使用できない
- オピオイドの使用量が多く経済的効果を考慮せざるを得ない（膵臓癌などによる上腹部痛・胸痛，直腸癌などによる会陰部痛，悪性腸腰筋症候群など）

【経皮的椎体形成術（骨セメント）の適応】
- 椎体の腫瘍性病変による体動時痛み，腫瘍が脊柱管に大きく露出していない，解剖学的に穿刺針の刺入が可能
- 処置に要する体位保持が可能

P

薬物治療
◉標準的な薬物治療計画 ☞表1
◉注意すべき副作用
- アセトアミノフェン：肝機能障害

- NSAIDs：消化管障害，腎機能障害
- オピオイド：悪心・嘔吐，便秘，眠気，せん妄・幻覚，呼吸抑制

表2 オピオイドの代謝[1]

	Ae%	代謝経路	活性代謝物
コデイン*	～16	CYP2D6	モルヒネ
トラマドール*	30	CYP2D6	O-デスメチル体
モルヒネ*	～10	グルクロン酸抱合	M6G
オキシコドン*	～19	CYP2D6, 3A4	オキシモルフォン
フェンタニル	10	CYP3A4	―
メサドン	21	CYP3A4, 2B6	―
タペンタドール	3	グルクロン酸抱合	―
ヒドロモルフォン	3	グルクロン酸抱合	―

＊：腎障害では減量を考慮する

表3 オピオイドの開始量と副作用／等価換算表[1]

	開始量	副作用			投与経路		
		嘔気	便秘	眠気	静脈/皮下	経口	その他
トラマドール	100mg/日	+	+	+		150	
モルヒネ	20mg/日	+	+	+	10～15	30	直腸 20
オキシコドン	10mg/日	+	+	+	12～15	20	
フェンタニル	12.5ug/hr	+	±	+	0.2～0.3		経皮 12.5μg/hr
メサドン	15mg/日	+	+	+			
タペンタドール	50mg/日	+	+	+		100	
ヒドロモルフォン	4mg/日	+	+	+	1.2	6	

表4 レスキュー薬（突出痛や定時鎮痛薬切れ目の痛みの時に使用）

剤型と投与経路	SAO製剤またはROO製剤，原則として定時投与薬と同じ経路
投与量と間隔	1日投与量の1/4～1/6量を1時間以上
持続静注・持続皮下注	1時間量を急速投与，15～30分毎

表5 鎮痛補助薬[1]

薬剤	開始量	維持量
プレガバリン	50mg	150～300mg
ガバペンチン	200mg	600～2,400mg
アミトリプチリン	10mg	10～75mg
デュロキセチン	20mg	20～60mg
カルバマゼピン	200mg	200～1,200mg
メキシレチン	300mg	150～450mg
ケタミン持続静注	0.5～1mg/kg/日	100～500mg/日
ベタメタゾン	4～8mg	0.5～4mg
オクトレオチド	0.2～0.3mg/日	0.2～0.3mg/日
ブチルスコポラミン	10～20mg/日	40～120mg

- ガバペンチン，プレガバリン：腎機能により適宜減量
- デュロキセチン：高度腎障害のある患者は禁忌

◉注意すべき相互作用
- モルヒネ⇔シメチジン，MTX，CDDP：CL⇩

- モルヒネ，オキシコドン，メサドン，タペンタドール，ヒドロモルフォン⇔ブプレノルフィン，ペンタゾシン：受容体の結合阻害により効果⇩
- オキシコドン⇔CYP2D6阻害薬，CYP3A4阻害薬：CL⇩
- フェンタニル，メサドン⇔CYP3A4阻害薬：CL⇩
- メサドン⇔QT延長を起こすことが知られている薬剤，抗不整脈薬，三環系抗うつ薬：QT延長作用を増強

治療目的/治療モニタリング/患者教育
◉治療のゴール
- 第1目標：夜間睡眠の確保
- 第2目標：安静時の痛みの消失
- 第3目標：体動時の痛みの消失

◉治療のモニタリング項目
【痛みの評価】 →S/O参照
【レスキュー薬の使用状況と効果確認】
- 使用後の鎮痛効果と副作用
【疼痛増強時】
オピオイドの増量
- 前日のレスキュー薬の合計量を参考にしながら，30～50%増量
- 定時投与量増量に伴い，レスキュー薬も必要に応じて増量

オピオイドスイッチング
- オピオイドの副作用や鎮痛効果が不十分な場合に実施

◉副作用のモニタリング項目
- 便秘：緩下剤，ナルデメジンの追加
- 吐き気：薬剤の変更・追加
- 眠気：不快ならオピオイドを減量・変更
- せん妄：オピオイドの変更・投与経路の変更，抗精神病薬の追加
- 呼吸抑制：呼吸補助，ナロキソンを0.04～0.08mg/30分毎に使用
- 胃十二指腸潰瘍：PPIやH₂ブロッカーを併用

◉患者教育
- 誤った認識がないかを確認：最後の手段，麻薬中毒になる，一度使うとやめられない，寿命が縮まる，徐々に効果がなくなる，副作用が強い
- 治療計画と鎮痛薬の使用方法：痛みの治療目標，治療計画，定期服用薬（決まった時間に服用）とレスキュー薬（投与量，投与間隔）の使用方法
- 痛みの伝え方：医療者へ伝える意義，伝える方法（NRSや日記など），痛みマネジメントがうまくいかなかったときの連絡先
- 生活の工夫：薬物療法以外の有効な痛み緩和方法の確認，痛み緩和につながる非薬物療法を見つけるよう促す

文　献

1 本態性高血圧症

1）日本高血圧学会：高血圧治療ガイドライン2019. ライフサイエンス出版, 2019.
2）日本老年医学会：高齢者高血圧診療ガイドライン2017. 日老医誌, 54：236-298, 2017.
3）福井次矢ほか監修：ハリソン内科学 第5版. メディカル・サイエンス・インターナショナル, 2017.

2 慢性心不全

1）厚生労働省：第4回心血管疾患に係るワーキンググループ資料2.〈https://www.mhlw.go.jp/stf/shingi2/0000165487.html〉（2022年10月閲覧）
2）日本循環器学会ほか：2021年JCS/JHFSガイドラインフォーカスアップデート版 急性・慢性心不全診療, 2021年9月10日更新版.〈https://www.j-circ.or.jp/cms/wp-content/uploads/2021/03/JCS2021_Tsutsui.pdf〉（2022年10月閲覧）
3）日本循環器学会ほか：急性・慢性心不全診療ガイドライン（2017年改訂版）, 2022年4月1日更新版.〈https://www.j-circ.or.jp/cms/wp-content/uploads/2017/06/JCS2017_tsutsui_h.pdf〉（2022年10月閲覧）
4）日本循環器学会編：心不全療養指導士認定試験ガイドブック（改訂第2版）, 南江堂, 2022.

3 ST上昇型急性心筋梗塞：急性期

1）日本循環器学会：急性冠症候群ガイドライン（2018年改訂版）, 2019年6月1日更新版.〈https://www.j-circ.or.jp/cms/wp-content/uploads/2020/02/JCS2018_kimura.pdf〉（2022年10月閲覧）
2）日本循環器学会：2020年JCSガイドライン フォーカスアップデート版 冠動脈疾患患者における抗血栓療法.〈https://www.j-circ.or.jp/cms/wp-content/uploads/2020/04/JCS2020_Kimura_Nakamura.pdf〉（2022年10月閲覧）

4 急性肺血栓塞栓症

1）日本循環器学会：肺血栓塞栓症および深部静脈血栓症の診断, 治療, 予防に関するガイドライン（2017年改訂版）, 2020年8月28日更新版.〈https://www.j-circ.or.jp/cms/wp-content/uploads/2017/09/JCS2017_ito_h.pdf〉（2022年10月閲覧）
2）Konstantinides SV, et al: 2014 ESC guidelines on the diagnosis and management of acute pulmonary embolism. Eur Heart J, 35: 3033-3369, 2014.
3）日本循環器学会：循環器疾患における抗凝固・抗血小板療法に関するガイドライン（2009年改訂版）, 2015年10月7日更新版.〈https://www.j-circ.or.jp/cms/wp-content/uploads/2020/02/JCS2009_hori_h.pdf〉（2022年10月閲覧）
4）Kearon C, et al: Antithrombotic therapy for VTE disease: Antithrombotic Therapy and Prevention of Thrombosis, 9th

ed: American College of Chest Physicians Evidence-Based Clinical Practice Guidelines. Chest, 141（2 Suppl）: e419S-e496S, 2012.

5 虚血性心疾患二次予防

1）日本循環器学会：急性冠症候群ガイドライン（2018年版）, 2019年6月1日更新版.〈https://www.j-circ.or.jp/cms/wp-content/uploads/2020/02/JCS2018_kimura.pdf〉（2022年10月閲覧）
2）日本循環器学会：2020年JCSガイドライン フォーカスアップデート版 冠動脈疾患患者における抗血栓療法.〈https://www.j-circ.or.jp/cms/wp-content/uploads/2020/04/JCS2020_Kimura_Nakamura.pdf〉（2022年10月閲覧）

6 冠攣縮性狭心症

1）日本循環器学会ほか：冠攣縮性狭心症の診断と治療に関するガイドライン（2013年改訂版）.〈https://www.j-circ.or.jp/cms/wp-content/uploads/2020/02/JCS2013_ogawah_h.pdf〉（2022年10月閲覧）

7 深部静脈血栓症

1）Meissner MH, et al: The hemodynamics and diagnosis of venous disease. J Vasc Surg, 46: 4S-24S, 2007.
2）日本循環器学会：肺血栓塞栓症および深部静脈血栓症の診断, 治療, 予防に関するガイドライン（2017年改訂版）, 2020年8月28日更新版.〈https://www.j-circ.or.jp/cms/wp-content/uploads/2017/09/JCS2017_ito_h.pdf〉（2022年10月閲覧）
3）日本循環器学会：循環器疾患における抗凝固・抗血小板療法に関するガイドライン（2009年改訂版）, 2015年10月7日更新版.〈https://www.j-circ.or.jp/cms/wp-content/uploads/2020/02/JCS2009_hori_h.pdf〉（2022年10月閲覧）
4）Kearon C, et al：Antithrombotic therapy for venous thromboembolic disease：American College of Chest Physicians Evidence-Based Clinical Practice Guidelines（8th Edition）. Chest, 133：454S-545S, 2008.

8 心房細動

1）日本循環器学会ほか：不整脈の診断とリスク評価に関するガイドライン（2022年改訂版）.〈https://www.j-circ.or.jp/cms/wp-content/uploads/2022/03/JCS2022_Takase.pdf〉（2022年10月閲覧）
2）日本循環器学会ほか：2020年改訂版 不整脈薬物治療ガイドライン, 2022年2月14日更新版.〈https://www.j-circ.or.jp/cms/wp-content/uploads/2020/01/JCS2020_Ono.pdf〉（2022年10月閲覧）
3）日本循環器学会ほか：2021年JCS/ JHRSガイドライン フォーカスアップデート版 不整脈非薬物治療.〈https://www.

j-circ.or.jp/cms/wp-content/uploads/2021/03/JCS2021_Kurita_Nogami.pdf）〈2022年10月閲覧〉

9 感染性心内膜炎

1）日本循環器学会ほか：感染性心内膜炎の予防と治療に関するガイドライン（2017年改訂版），2020年8月20日更新版.〈https://www.j-circ.or.jp/cms/wp-content/uploads/2017/07/JCS2017_nakatani_h.pdf〉〈2022年10月閲覧〉

2）感染症診療の手引き編集委員会：新訂第4版 感染症診療の手引き．シーニュ，2021.

3）JAID/JSC感染症治療ガイド・ガイドライン作成委員会 編：JAID/JSC感染症治療ガイド2019．日本感染症学会・日本化学療法学会，2019.

10 冠動脈ステント治療における抗凝固・抗血小板療法

1）日本循環器学会：2020年JCSガイドライン フォーカスアップデート版 冠動脈疾患患者における抗血栓療法．〈https://www.j-circ.or.jp/cms/wp-content/uploads/2020/04/JCS2020_Kimura_Nakamura.pdf〉〈2022年10月閲覧〉

2）Cutlip DE, et al；Academic Research Consortium：Clinical end points in coronary stent trials：a case for standardized definitions. Circulation, 115：2344-2351, 2007.

3）日本循環器学会ほか：急性冠症候群ガイドライン（2018年改訂版），2019年6月1日更新版.〈https://www.j-circ.or.jp/cms/wp-content/uploads/2020/02/JCS2018_kimura.pdf〉〈2022年3月閲覧〉

4）日本循環器学会：安定冠動脈疾患の血行再建ガイドライン（2018年改訂版），2019年5月15日更新版.〈https://www.j-circ.or.jp/cms/wp-content/uploads/2018/09/JCS2018_nakamura_yaku.pdf〉〈2022年10月閲覧〉

11 成人気管支喘息

1）日本アレルギー学会：喘息予防・管理ガイドライン2021．協和企画，2021.

2）一般社団法人日本喘息学会；喘息診療実践ガイドライン2021．協和企画，2021.

12 慢性閉塞性肺疾患（COPD）

1）日本呼吸器学会：COPD（慢性閉塞性肺疾患）診断と治療のためのガイドライン第6版．メディカルレビュー社，2022.

2）Seemungal TA, et al：Long-term erythromycin therapy is associated with decreased chronic obstructive pulmonary disease exacerbations. Am J Respir Crit Care Med, 178：1139-1147, 2008.

3）山本一彦編：改訂版ステロイド薬の選び方・使い方ハンドブック．羊土社，2011.

4）Yamaya M, et al：Inhibitory effects of macrolide antibiotics

on exacerbations and hospitalization in chronic obstructive pulmonary disease in Japan：a retrospective multicenter analysis. J Am Geriatr Soc, 56：1358-1360, 2008.

13 消化性潰瘍

1）Herfindal ET, et al, eds, 福地 坦監訳：クリニカルファーマシーのための疾病解析，第7版．医薬ジャーナル社，2005.

2）Koda-Kimble MA, et al（緒方宏泰ほか日本語版総編集）：アプライドセラピューティクス―症例解析にもとづく薬物治療（日本語版），第5巻．テクノミック，2002.

3）Dipiro JT, et al（百瀬弥寿徳訳）：ファーマコセラピー―病態生理からのアプローチ，第6版．ブレーン出版，2007.

4）Kohler B,et al：Upper GI-bleeding--value and consequences of emergency endoscopy and endoscopic treatment. Hepatogastroenterology,38：198-200,1991.

5）日本消化器学会：消化性潰瘍診療ガイドライン2020（改訂第3版）．南江堂，2020.

14 潰瘍性大腸炎

1）厚生労働科学研究費補助金 難治性疾患政策研究事業「難治性炎症性腸管障害に関する調査研究」班：潰瘍性大腸炎・クローン病 診断基準・治療指針［令和3年度改訂版］，2022.

2）日本炎症性腸疾患協会編：潰瘍性大腸炎の診療ガイド 第4版．文光堂，2021.

3）日本消化器病学会編：炎症性腸疾患（IBD）ガイドライン2020．南江堂，2020.

15 急性膵炎

1）厚生労働省：重篤副作用疾患別対応マニュアル急性膵炎（薬剤性膵炎）．平成21年5月（令和3年4月改定），2021.

2）Masamune A,et al：Clinical practice of acute pancreatitis in Japan: An analysis of nationwide epidemiological survey in 2016. Pancreatology, 20：629-636, 2020.

3）高田忠敬編：急性膵炎診療ガイドライン2021第5版．金原出版，2021.

16 慢性膵炎

1）日本膵臓学会：慢性膵炎臨床診断基準2019．膵臓，34：279-281, 2019.

2）早川哲夫ほか：慢性膵炎のStage分類．膵臓, 16: 381-385, 2001.

3）日本消化器病学会編：慢性膵炎診療ガイドライン2021 改訂第3版．南江堂，2021.

17 胆道感染症

1）急性胆管炎・胆嚢炎診療ガイドライン改訂出版委員会ほか：TG18新基準掲載 ［第3版］急性胆管炎・胆嚢炎診療ガイドライン2018．医学図書出版，2018.

2）Gomi H, et al：TG13 antimicrobial therapy for acute cholangitis and cholecystitis. J Hepatobiliary Pancreat Sci, 20：60-70, 2013.

3）Gomi H, et al: Updated comprehensive epidemiology, microbiology, and outcomes among patients with acute cholangitis. J Hepatobiliary Pancreat Sci, 24：310-318, 2017.

4）Rhodes A, et al：Surviving Sepsis Campaign: International Guidelines for Management of Sepsis and Septic Shock: 2016. Intensive Care Med, 43：304-377, 2017.

5）van den Hazel SJ, et al：Role of antibiotics in the treatment and prevention of acute and recurrent cholangitis. Clin Infect Dis, 19:279-286, 1994.

6）急性胆管炎・胆嚢炎診療ガイドライン改訂出版委員会ほか編：急性胆管炎・胆嚢炎診療ガイドライン2018 モバイルアプリケーション.〈http://www.jshbps.jp/modules/publications/index.php?content_id=7〉（2022年6月閲覧）

18 C型慢性肝炎

1）市田文弘ほか：C型肝炎研究の進歩，肝炎ウィルスの変異，犬山分類の再検討. 中外医学社，1996.

2）Kiyosawa K, et al: Interrelationship of blood transfusion, non-A, non-B hepatitis and hepatocellular carcinoma: analysis by detection of antibody to hepatitis C virus. Hepatology, 12: 671-675, 1990.

3）Pugh RN, et al: Transection of the oesophagus for bleeding oesophageal varices. The Br J Surg, 60: 646-649, 1973.

4）日本肝臓学会：慢性肝炎・肝硬変の診療ガイド2019. 文光堂，2019.

5）Kobayashi M, et al: Sustained virologic response by direct antiviral agents reduces the incidence of hepatocellular carcinoma in patients with HCV infection. J Med Virol, 89: 476-483, 2017.

6）Nagata H, et al: Effect of interferon-based and-free therapy on early occurrence and recurrence of hepatocellular carcinoma in chronic hepatitis C. J Hepatol, 67: 933-939, 2017.

7）日本肝臓学会：C型肝炎治療ガイドライン第8.1版（2022年5月）. <https://www.jsh.or.jp/medical/guidelines/jsh_guidlines/hepatitis_c>

19 慢性便秘症

1）日本消化器病学会関連研究会 慢性便秘の診断・治療研究会：慢性便秘症診療ガイドライン2017. 南江堂，2017.

20 慢性腎臓病（CKD）

1）日本腎臓学会編：エビデンスに基づくCKD診療ガイドライン2018. 東京医学社，2018.

2）福井 次矢ほか日本語版監修：ハリソン内科学 第5版. メディカル・サイエンス・インターナショナル，2017.

3）日本糖尿病学会編：糖尿病治療ガイドライン2019. 南江堂，2019.

4）日本透析医学会：一般社団法人日本透析医学会 血液透析患者の糖尿病治療ガイド 2012. 透析会誌 46：311-357, 2013.

5）日本透析医学会：2015年版 日本透析医学会 慢性腎臓病患者における腎性貧血治療のガイドライン. 透析会誌，49：89-158, 2016.

6）日本腎臓学会：HIF-PH阻害薬適正使用に関するrecommendation. 日腎会誌，62：711-716, 2020.

21 ネフローゼ症候群

1）成田一衛監：エビデンスに基づくネフローゼ症候群診療ガイドライン2020. 東京医学社，2020.

22 前立腺肥大症

1）Homma Y, et al: Estimate criteria for efficacy of treatment in benign prostatic hyperplasia. Int J Urol, 3: 267-273, 1996.

2）排尿障害臨床試験ガイドライン作成委員会：排尿障害臨床試験ガイドライン 第一部 前立腺肥大症. 医学図書出版，1997.

3）日本泌尿器科学会編：男性下部尿路症状・前立腺肥大症診療ガイドライン. リッチヒルメディカル，2017（2020年アップデート内容）.〈https://www.urol.or.jp/other/guideline/〉（2022年7月閲覧）

23 過活動膀胱

1）日本排尿機能学会編：過活動膀胱診療ガイドライン 第2版. リッチヒルメディカル，2015.

2）日本排尿機能学会編：過活動膀胱診療ガイドライン 第3版. リッチヒルメディカル，2022.

3）日本排尿機能学会ほか編：女性下部尿路症状診療ガイドライン 第2版. リッチヒルメディカル，2019.

24 脂質異常症

1）日本動脈硬化学会：動脈硬化性疾患予防ガイドライン2022年版. 日本動脈硬化学会，2022.

2）日本動脈硬化学会：動脈硬化性疾患予防のための脂質異常症診療ガイド2018年版. 日本動脈硬化学会，2018.

25 2型糖尿病

1）日本糖尿病学会編著：糖尿病治療ガイド2018-2019. 文光堂，2018.

2）厚生労働省：平成28年 国民健康・栄養調査.

3）日本透析医学会：図説 わが国の慢性透析療法の現況. 2016年12月31日現在.

4）厚生労働科学研究補助金難治性疾患政策研究事業・視神経委縮症に関する調査研究：平成28年度 統括・分担研究報告書：

文 献

32, 2017.

5）各薬剤添付文書（セイブル®錠, ザファテック®錠, マリゼブ®錠, リキスミア®皮下注, ビデュリオン®皮下注用ペン）.

6）Cushing A, et al: Optimizing medicines management: From compliance to concordance. Ther Clin Risk Manag, 3:1047-1058, 2007.

26 甲状腺機能亢進症

1）日本甲状腺学会：甲状腺疾患診断ガイドライン2021. <https://www.japanthyroid.jp/doctor/guideline/japanese. html>（2022年12月閲覧）

2）日本甲状腺学会：バセドウ病治療ガイドライン2019. 南江堂, 2019.

3）DiPiro JT, et al：Pharmacotherapy：a pathophysiologic approach. 11th edition, McGraw-Hill, 2020.

27 高尿酸血症・痛風

1）日本痛風・尿酸核酸学会編：高尿酸血症・痛風の治療ガイドライン第3版. 診断と治療社, 2018.

2）Zeind CS, et al: Applied Therapeutics: The Clinical Use of Drugs. 11th edition. Lippincott Williams & Wilkins, 2017.

3）Day RO et al：Clinical pharmacokinetics and pharmacodynamics of allopurinol and oxypurinol. Clin Pharmacokinet, 46:623-644, 2007.

4）Hochberg M, et al eds: Rheumatology. 6th edition, Elsevier, 2015.

5）FitzGerald JD, et al：2020 American College of Rheumatology Guideline for the Management of Gout. Arthritis Care Res（Hoboken）, 72：744-760, 2020.

6）White WB, et al for the CARES investigators: Cardiovascular safety of febuxostat or allopurinol in patients with gout. N Engl J Med, 378: 1200-1210, 2018.

7）Mackenzie IS, et al：Long-term cardiovascular safety of febuxostat compared with allopurinol in patients with gout（FAST）：a multicentre, prospective, randomised, open-label, non-inferiority trial. Lancet, 396：1745-1757, 2020.

8）Brunton LL, et al：Goodman and Gilman's The Pharmacological Basis of Therapeutics. 12th Edition, McGraw Hill, 2011.

9）Yang CY, et al：Allopurinol Use and Risk of Fatal Hypersensitivity Reactions：A Nationwide Population-Based Study in Taiwan. JAMA Intern Med, 175：1550-1557, 2015.

10）鳥居薬品株式会社：緊急安全性情報 尿酸排泄薬ベンズブロマロン（ユリノーム®, ユリノーム®25mg）による劇症肝炎について. <https://www.pmda.go.jp/files/000148219.pdf>

28 鉄欠乏性貧血

1）日本鉄バイオサイエンス学会：鉄剤の適正使用による貧血治

療指針 改訂［第3版］. 響文社, 2015.

29 関節リウマチ

1）日本リウマチ学会：関節リウマチ診療ガイドライン2020. 診断と治療社, 2021.

2）日本リウマチ学会：関節リウマチ治療におけるメトトレキサート（MTX）診療ガイドライン2016年版. 羊土社, 2016.

3）日本リウマチ学会：関節リウマチ（RA）に対する各薬剤使用の手引き, ガイド. 〈https://www.ryumachi-jp.com/publish/guide/〉（2022年5月閲覧）

4）各薬剤添付文書, 適正使用ガイド

30 全身性エリテマトーデス（SLE）

1）Longo DL, et al：Harrison's principles of internal medicine. 19th edition, McGraw-Hill Professional, 2011.

2）橋本博史：全身性エリテマトーデス臨床マニュアル 第2版, 日本医事新報社, 2012.

3）Fanouriakis A, et al：2019 update of the EULAR recommendations for the management of systemic lupus erythematosus. Ann Rheum Dis, 78：736-745, 2019.

4）難病情報センター：全身性エリテマトーデス 診断・治療指針. <http://www.nanbyou.or.jp/entry/215>（2022年8月閲覧）

5）高久史麿ほか監訳：ワシントンマニュアル 第13版. メディカル・サイエンス・インターナショナル, 2015.

6）住田孝之編：EXPERT膠原病・リウマチ 改訂第3版. 診断と治療社, 2013.

7）日本リウマチ学会編：全身性エリテマトーデス診療ガイドライン2019. 南山堂, 2019.

8）Xiong W, et al：Pragmatic approaches to therapy for systemic lupus erythematosus. Nat Rev Rheumatol, 10：97-107, 2014.

9）厚生労働省難治性疾患克服研究事業進行性腎障害に関する調査研究班 難治性ネフローゼ症候群分科会編：ネフローゼ症候群診療指針. 日腎会誌, 53：78-122, 2011.

10）Brunton L, et al: Goodman & Gilman's The Pharmacological Basis of Therapeutics. 12th edition, McGraw-Hill Professional, 2011.

11）各薬剤添付文書.

12）日本皮膚科学会：ヒドロキシクロロキン適正使用の手引き. 日皮会誌, 125：2049-2060, 2015.

13）日本眼科医会：「ヒドロキシクロロキン網膜症のスクリーニング」の周知について. 日本の眼科, 88：80-84, 2017.

31 脳梗塞

1）日本脳卒中学会脳卒中ガイドライン委員会編：脳卒中治療ガイドライン2021. 協和企画, 2021.

2）厚生労働省：令和2年（2020）人口動態統計月報年計（概数）の概況. <https://www.mhlw.go.jp/toukei/saikin/hw/jinkou/

145

geppo/nengai20/index.html〉（2022年10月閲覧）

32 パーキンソン病

1）難病情報センター：パーキンソン病（指定難病6）．〈https://www.nanbyou.or.jp/entry/314〉（2022年5月閲覧）

2）厚生労働科学研究費補助金難治性疾患等政策研究事業（難治性疾患政策研究事業）神経変性疾患領域における基盤的調査研究班：パーキンソン病の療養の手引き．2016．

3）日本神経学会：パーキンソン病診療ガイドライン2018．医学書院，2018．

4）厚生労働省：重篤副作用疾患別対応マニュアル 薬剤性パーキンソニズム 平成18年11月（令和4年2月改定）．〈https://www.pmda.go.jp/safety/info-services/drugs/adr-info/manuals-for-hc-pro/0001.html〉（2022年5月閲覧）

5）Hoehn MM, et al: Parkinsonism: onset, progression and mortality. Neurology, 17: 427-442, 1967.

6）各薬剤添付文書．

33 てんかん

1）てんかん治療ガイドライン作成委員会編（日本神経学会監修）：てんかん治療ガイドライン2018．医学書院，2018．

2）てんかん治療ガイドライン作成委員会編（日本神経学会監修）：てんかん治療ガイドライン2018追補版．〈https://www.neurology-jp.org/guidelinem/tenkan_tuiho_2018.html〉（2022年5月閲覧）

3）各薬剤添付文書・インタビューフォーム．

34 統合失調症

1）尾崎紀夫ほか編：標準精神医学 第8版．医学書院，2021．

2）日本精神神経学会監：DSM-5精神疾患の診断・統計マニュアル．医学書院，2014．

3）Ogawa K, et al : A long-term follow-up study of schizophrenia in Japan--with special reference to the course of social adjustment. Br J Psychiatry, 151：758-765, 1987.

4）田尻美寿々ほか：統合失調症診療の新たな展開 生命予後とその改善．Pharma Medica, 34：25-31，2016．

5）竹林実：電気けいれん療法（ECT）．日本臨床，71：694-700，2013．

6）柴崎千代ほか：修正型電気けいれん療法（ECT）治療反応後の1年転帰に関する後方視的検討．精神医学，53：277-283，2011．

7）日本神経精神薬理学会：統合失調症薬物治療ガイドライン2022．〈https://www.jsnp-org.jp/csrinfo/03_2.html〉（2022年10月閲覧）

8）稲垣 中ほか：向精神薬の等価換算 第28回新規抗精神病薬の等価換算（その8）：Brexpiprazole．臨床精神薬理，25：91-98，2022．

9）Solmi M, et al : Safety, tolerability, and risks associated with first-and second-generation antipsychotics : a state-of-the-art clinical review. Ther Clin Risk Manag, 13：757-777, 2017.

35 大うつ病性障害

1）日本精神神経学会監：DSM-5精神疾患の診断・統計マニュアル．医学書院，2014．

2）日本うつ病学会：日本うつ病学会治療ガイドライン Ⅱ．大うつ病性障害．〈https://www.secretariat.ne.jp/jsmd/iinkai/katsudou/kibun.html〉（2022年6月閲覧）

3）川上憲人：精神疾患の有病率等に関する大規模疫学調査研究：世界精神保健日本調査セカンド 総合研究報告書．〈http://wmhj2.jp/report/〉（2022年6月閲覧）

36 アルツハイマー型認知症

1）日本神経学会監修：認知症疾患診療ガイドライン2017．医学書院，2017．

2）認知症に対するかかりつけ医の向精神薬使用の適正化に関する調査研究班：かかりつけ医のためのBPSDに対応する向精神薬使用ガイドライン（第2版）．〈https://www.mhlw.go.jp/stf/seisakunitsuite/bunya/0000135953.html〉

3）日本認知症学会：認知症テキストブック．中外医学社，2008．

37 不眠障害

1）厚生労働科学研究・障害者対策総合研究事業「睡眠薬の適正使用及び減量・中止のための診療ガイドラインに関する研究班」ほか編：睡眠薬の適正な使用と休薬のための診療ガイドライン（2014年7月22日更新）．〈https://jssr.jp/guideline〉（2022年8月閲覧）

38 骨粗鬆症

1）骨粗鬆症の予防と治療ガイドライン作成委員会編：骨粗鬆症の予防と治療ガイドライン2015年版．ライフサイエンス出版，2015．

2）日本骨代謝学会編：ステロイド性骨粗鬆症の管理と治療ガイドライン 2014年改訂版．大阪大学出版会，2014．

3）日本骨粗鬆症学会編：骨粗鬆症診療における骨代謝マーカーの適正使用ガイド 2018年版．ライフサイエンス出版，2018．

4）日本整形外科学会骨粗鬆症委員会骨粗鬆症性椎体骨折診療マニュアルワーキンググループ：骨粗鬆症性椎体骨折診療マニュアル．日整会誌，94：882-906，2020．

5）日本骨代謝学会ほか：原発性骨粗鬆症の診断基準（2012年度改訂版）．Osteoporosis Japan, 21：9-21, 2013.

6）各薬剤添付文書．

文 献

39 緑内障

1) DiPiro JT, et al：Pharmacotherapy：a pathophysiologic approach, 10th edition, McGraw-Hill, 2016.
2) 日本緑内障学会 緑内障診療ガイドライン改訂委員会：緑内障診療ガイドライン（第5版）. 日眼会誌, 126：85-177, 2022.
3) Iwase A, et al：The prevalence of primary open-angle glaucoma in Japanese：the Tajimi Study. Ophthalmology, 111：1641-1648, 2004.
4) Yamamoto T, et al：The Tajimi Study report 2: prevalence of primary angle closure and secondary glaucoma in a Japanese population. Ophthalmology, 112：1661-1669, 2005.
5) 各薬剤添付文書.

40 中耳炎

1) 日本耳科学会ほか編：小児急性中耳炎診療ガイドライン2018年版. 金原出版, 2018.
2) 戸塚恭一ほか日本語版監修：日本語版サンフォード感染症治療ガイド2021（第51版）. ライフサイエンス出版, 2021.
3) 日本耳科学会ほか編：小児滲出性中耳炎診療ガイドライン2021年版. 金原出版, 2021.

41 アレルギー性鼻炎（通年性，花粉症）

1) 日本耳鼻咽頭科免疫アレルギー感染症学会 鼻アレルギー診療ガイドライン作成委員会：鼻アレルギー診療ガイドライン―通年性鼻炎と花粉症―2020年版（改訂第9版）. ライフ・サイエンス, 2020.
2) 各医薬品の添付文書.

42 アトピー性皮膚炎

1) 日本皮膚科学会・日本アレルギー学会 アトピー性皮膚炎診療ガイドライン作成委員会：アトピー性皮膚炎診療ガイドライン2021年版. アレルギー, 70：1257-1342, 2021.
2) 各医薬品の添付文書・インタビューフォーム.

43 市中肺炎

1) 日本呼吸器学会成人肺炎診療ガイドライン作成委員会：成人肺炎診療ガイドライン2017. 日本呼吸器学会, 2017.
2) 日本感染症学会・日本化学療法学会：JAID/JSC感染症治療ガイド2019. ライフ・サイエンス, 2019.

44 院内肺炎

1) 日本呼吸器学会 成人肺炎診療ガイドライン2017作成委員会：成人肺炎診療ガイドライン2017. 日本呼吸器学会, 2017.
2) 日本呼吸器学会 呼吸器感染症に関するガイドライン作成委員会：成人院内肺炎診療ガイドライン. 日本呼吸器学会,

2008.
3) 日本感染症学会ほか：JAID/JSC感染症治療ガイドライン-呼吸器感染症-. 日本化学療法学会雑誌, 62：16-25, 2014.
4) 抗菌薬TDMガイドライン作成委員会/TDMガイドライン策定委員会抗菌薬小委員会：抗菌薬TDM臨床実践ガイドライン2022. 日本化学療法学会雑誌, 70：1-72, 2022.

45 細菌性髄膜炎

1) 細菌性髄膜炎診療ガイドライン作成委員会：細菌性髄膜炎診療ガイドライン2014. 南江堂, 2014.
2) Heckenberg SG, et al：Bacterial meningitis. Handb Clin Neurol, 121：1361-1375, 2014.
3) Brouwer MC, et al：Epidemiology, diagnosis, and antimicrobial treatment of acute bacterial meningitis. Clin Microbiol Rev, 23：467-492, 2010.
4) National Healthcare Safety Network：CDC/NHSN Surveillance Definitions for Specific Types of Infections. <https://www.cdc.gov/nhsn/pdfs/pscmanual/17pscnosinfdef_current.pdf>（2022年6月閲覧）
5) 福井次矢ほか日本語版監修：ハリソン内科学 第3版. メディカル・サイエンス・インターナショナル, 2009.
6) 菊池賢ほか日本語版監修：サンフォード感染症治療ガイド2020（第50版）. ライフサイエンス出版, 2020.
7) 平田純生ほか編：透析患者への投薬ガイドブック 慢性腎臓病（CKD）の薬物治療 改訂3版. じほう, 2017.

46 尿路感染症

1) 日本感染症学会ほか：JAID/JSC感染症治療ガイドライン2015－尿路感染症・男性性器感染症－. 日本化学療法学会雑誌, 64：1-30, 2016.
2) Bonkat G, et al：EAU Guidelines on Urological Infections. European Association of Urology 2022.〈https://uroweb.org/guidelines/urological-infections〉
3) JAID/JSC感染症治療ガイド・ガイドライン作成委員会：JAID/JSC感染症治療ガイド2019. ライフサイエンス出版, 2019.
4) Rodriguez-Baño J, et al：Treatment of Infections Caused by Extended-Spectrum-Beta-Lactamase-, AmpC-, and Carbapenemase-Producing Enterobacteriaceae. Clin Microbiol Rev, 31：e00079-17, 2018.
5) 菊池 賢ほか日本語版監修：サンフォード感染症治療ガイド2020（第50版）. ライフサイエンス出版, 2020.
6) 平田純生ほか：透析患者への投薬ガイドブック 慢性腎臓病（CKD）の薬物治療改訂3版. じほう, 2017.

47 肺結核

1) 日本結核・非結核性抗酸菌症学会 教育・用語委員会：結核症の基礎知識（改訂第5版）. 結核, 96；93-123, 2021.
2) 日本結核病学会治療委員会：「結核医療の基準」の改定：2018年. 結核, 93：61-68, 2018.

3）厚生労働省：2021年 結核登録者情報調査年報集計結果について．〈https://www.mhlw.go.jp/stf/seisakunitsuite/bunya/0000175095_00007.html〉（2022年10月閲覧）

4）四元秀毅編：医療者のための結核の知識 第5版．医学書院，2019.

5）厚生労働省健康局結核感染症課長：結核症の予防及び感染症の患者に対する医療に関する法律における結核患者の入退院及び就業制限の取扱いについて．健感発第0907001号（平成19年9月7日）平成26年1月29日一部改正後全文．

6）Nahid P, et al: Official American Thoracic Society/Centers for Disease Control and Prevention/Infectious Diseases Society of America Clinical Practice Guidelines: Treatment of Drug-Susceptible Tuberculosis. Clin Infect Dis, 63：e147-e195, 2016.

7）厚生労働省健康局結核感染症課長：「結核医療の基準」の一部改正について．健感発1018第1号（令和3年10月18日）．

8）日本結核病学会予防委員会・治療委員会：潜在性結核感染症治療レジメンの見直し．結核，94：515-518, 2019.

48 HIV感染症/AIDS

1）令和3年度厚生労働行政推進調査事業費補助金エイズ対策政策研究事業 HIV感染症および血友病におけるチーム医療の構築と医療水準の向上を目指した研究班：抗HIV治療ガイドライン．2022年3月．<https://hiv-guidelines.jp/index.htm>（2022年4月閲覧）

2）Department of Health and Human Services：Guidelines for the Use of Antiretroviral Agents in Adults and Adolescents with HIV. <https://clinicalinfo.hiv.gov/en/guidelines/hiv-clinical-guidelines-adult-and-adolescent-arv/whats-new-guidelines>（2022年10月閲覧）．

3）日本エイズ学会HIV感染症治療委員会：HIV感染症「治療の手引き」第26版．2022年11月発行．<http://www.hivjp.org/guidebook/>（2022年12月閲覧）

4）厚生労働行政推進調査事業費補助金（エイズ対策政策研究事業）HIV感染症及びその合併症の課題を克服する研究班：HIV診療における外来チーム医療マニュアル（改訂第3版），2021.<https://osaka-hiv.jp/document.htm>（2022年4月閲覧）

5）The Joint United Nations Programme on HIV/AIDS（UNAIDS）：Fact sheet 2022. <https://www.unaids.org/en/resources/fact-sheet>（2022年10月閲覧）

6）厚生労働省エイズ動向委員会：令和3（2021）年エイズ発生動向年報．<https://api-net.jfap.or.jp/status/japan/nenpo.html>（2022年10月閲覧）

7）エイズ対策実用化研究事業「国内流行HIV及びその薬剤耐性株の長期的動向把握に関する研究」：抗HIV薬が薬剤耐性に与える影響についての研究．<https://www.psaj.com/>（2022年4月閲覧）

49 帯状疱疹

1）Dworkin RH, et al；Recommendations for the management of herpes zoster. Clin Infect Dis, 44（Suppl. 1）：S1-S26, 2007.

2）泉 孝英編：ガイドライン外来診療2011．日経メディカル開発，2011.

3）Gross G, et al：Herpes zoster guideline of the German Dermatology Society（DDG）. J Clin Virol, 26：277-289；discussion 291-293, 2003.

4）British Society for the Study of Infection：Guidelines for the management of shingles. Report of a working group of the British Society for the Study of Infection（BSSI）.

5）Peyramond D, et al：Management of infections due to the varicella-zoster virus. 11th consensus conference on antiinfective therapy of the French-speaking Society of Infectious Diseases（SPILF）. Eur J Dermatol, 8：397-402, 1998.

6）Hales CM et al: Update on Recommendations for Use of Herpes Zoster Vaccine. MMWR Morb Mortal Wkly Rep. 2014 Aug 22；63：729-731.

7）渡辺大輔ほか：帯状疱疹の診断・治療・予防のコンセンサス．臨床医薬，28：161-173, 2012.

8）日本ペインクリニック学会：神経障害性疼痛薬物療法ガイドライン改訂第2版．2016.

9）日本ペインクリニック学会：帯状疱疹・帯状疱疹後神経痛．In：ペインクリニック治療指針改訂第6版, pp 138-142, 2019.

10）平田純生ほか編：透析患者への投薬ガイドブック，改訂3版．じほう，2017.

11）戸塚恭一ほか日本語版監修：日本語版サンフォード感染症治療ガイド2017（第47版）．ライフ・サイエンス出版，2017.

12）各薬剤添付文書．

13）日本腎臓学会：薬剤性腎障害診療ガイドライン2016．2016.

50 敗血症

1）日本版敗血症診療ガイドライン2020特別委員会：日本版敗血症診療ガイドライン2020．日本集中治療医学会雑誌，28 Suppl, 2021.

2）Singer M, et al：The Third International Consensus Definitions for Sepsis and Septic Shock（Sepsis-3）. JAMA, 315：801-810, 2016.

3）Centers for Disease Control and Prevention：What is sepsis?〈https://www.cdc.gov/sepsis/what-is-sepsis.html.〉Accessed May 6, 2022.

4）Levy MM, et al：The Surviving Sepsis Campaign Bundle: 2018 Update. Crit Care Med, 46：997-1000, 2018.

5）日本呼吸器学会ARDS診療ガイドライン作成委員会：ARDS

文 献

診療ガイドライン2016. 総合医学社, 2016.
6）日本集中治療医学会J-PADガイドライン作成委員会：日本版・集中治療室における成人重症患者に対する痛み・不穏・せん妄管理のための臨床ガイドライン. 日本集中治療医学会雑誌, 21：539-579, 2014.
7）日本集中治療医学会重症患者の栄養管理ガイドライン作成委員会：日本版重症患者の栄養療法ガイドライン. 日本集中治療医学会雑誌, 23：185-281, 2016.
8）日本循環器学会ほか：肺血栓塞栓症および深部静脈血栓症の診断, 治療, 予防に関するガイドライン（2017年改訂版）, 2020年8月28日更新版.〈https://www.j-circ.or.jp/cms/wp-content/uploads/2017/09/JCS2017_ito_h.pdf〉（2022年6月閲覧）
9）AKI（急性腎障害）診療ガイドライン作成委員会編：AKI（急性腎障害）診療ガイドライン2016. 日腎会誌, 59：419-533, 2017.

51 胃癌

1）国立がん研究センター内科レジデント：がん診療レジデントマニュアル 第8版. 医学書院, 2019.
2）国立がん研究センターがん対策情報センター：がん情報サービス.〈http://ganjoho.jp/public/index.html〉（2022年8月閲覧）
3）がん研究振興財団：がんの統計2022.〈https://ganjoho.jp/public/qa_links/report/statistics/2022_jp.html〉（2022年8月閲覧）
4）日本胃癌学会：胃癌取扱い規約 第15版. 金原出版, 2017.
5）日本胃癌学会：胃癌治療ガイドライン医師用2021年7月改訂第6版. 金原出版, 2021.
6）日本胃癌学会：CheckMate649試験, ATTRACTION-4試験の概要ならびにHER2陰性の治癒切除不能な進行・再発胃癌/胃食道接合部癌の一次治療における化学療法とニボルマブ併用に関する胃癌学会ガイドライン委員会のコメント（2021年12月）.〈https://www.jgca.jp/guideline.html〉（2022年8月閲覧）

52 大腸癌

1）国立がん研究センター：がん情報サービス がん種別統計情報：大 腸.〈https://ganjoho.jp/reg_stat/statistics/stat/cancer/67_colorectal.html〉（2022年10月閲覧）
2）大腸癌研究会編：大腸癌取扱い規約 第9版. 金原出版, 2018.

53 初期乳癌

1）日本乳癌学会編：乳癌取扱い規約第18版. 金原出版, 2018.
2）Goldhirsch A,et al：Personalizing the treatment of women with early breast cancer: highlights of the St Gallen International Expert Consensus on the Primary Therapy of Early Breast Cancer 2013.Ann Oncol, 24：2206-2223, 2013.
3）日本乳癌学会：乳癌診療ガイドライン2022年版. 金原出版, 2022.

54 転移・再発乳癌

1）増田慎三編：乳がん薬物療法副作用マネジメント プロのコツ 改訂第2版. メジカルビュー社, 2021.
2）国立がん研究センターがん対策情報センター：がん情報サービス 乳がん.〈http://ganjoho.jp/public/cancer/breast/index.html〉（2022年8月閲覧）
3）日本乳癌学会：乳癌診療ガイドライン2022年版. 金原出版, 2022.

55 小細胞肺癌（SCLC）

1）日本肺癌学会：肺癌診療ガイドライン2021年版.〈https://www.haigan.gr.jp/guideline/2021/〉（2022年5月閲覧）
2）国立がん研究センター内科レジデント編：がん診療レジデントマニュアル 第8版. 医学書院, 2019.
3）国立がん研究センターがん対策情報センター：がん情報サービス.〈https://ganjoho.jp/public/index.html〉（2022年5月閲覧）

56 非小細胞肺癌（NSCLC）

1）日本肺癌学会：肺癌診療ガイドライン2021年版.〈https://www.haigan.gr.jp/guideline/2021/〉（2022年5月閲覧）
2）国立がん研究センター内科レジデント編：がん診療レジデントマニュアル 第8版. 医学書院, 2019.
3）国立がん研究センターがん対策情報センター：がん情報サービス〈https://ganjoho.jp/public/index.html〉（2022年5月閲覧）

57 卵巣癌・卵管癌・腹膜癌

1）小西郁生ほか：卵巣癌・卵管癌・腹膜癌手術進行期分類の改訂および外陰癌, 腟癌, 子宮肉腫, 子宮腺肉腫手術進行期分類の採用について. 日産婦誌, 66：2736-2741, 2014.
2）日本婦人科腫瘍学会編：卵巣がん・卵管癌・腹膜癌治療ガイドライン2020年版. 金原出版, 2020.
3）日本婦人科腫瘍学会編：患者さんとご家族のための子宮頸がん・子宮体がん・卵巣がん治療ガイドライン第2版. 金原出版, 2016.
4）武田薬品工業株式会社：ゼジューラ®添付文書

58 子宮頸癌

1）小西郁生ほか：子宮頸癌, 子宮体癌進行期分類の改定について. 日産婦誌, 64：1471-1477, 2012.
2）Pecorelli S: Revised FIGO staging for carcinoma of the vulva, cervix, and endometrium. Int J Gynecol Obstet, 105：

149

103-104, 2009.

3）日本婦人科腫瘍学会編：子宮頸癌治療ガイドライン2017年版. 金原出版，2017.

59 子宮体癌

1）小西郁生ほか：子宮頸癌，子宮体癌進行期分類の改定について. 日産婦誌，64：1471-1477，2012.

2）日本婦人科腫瘍学会編：子宮体がん治療ガイドライン2018年版. 金原出版，2018.

60 前立腺癌

1）日本泌尿器科学会：前立腺癌診療ガイドライン2016年版. 金原出版，2016.

2）日本泌尿器科学会ほか編：前立腺癌取扱い規約第4版. 金原出版，2010.

3）Brierley JD, et al eds: TNM Classification of Malignant Tumours. 8th edition, Wiley-Blackwell, 2017.

4）日本泌尿器科学会監訳：NCCN腫瘍学臨床診療ガイドライン 前立腺癌　2019年第4版. <https://www2.tri-kobe.org/nccn/guideline/urological/index.html>（2022年8月閲覧）

61 腎細胞癌

1）国立がん研究センター内科レジデント編：がん診療レジデントマニュアル 第8版. 医学書院，2019.

2）日本泌尿器科学会編：腎癌診療ガイドライン2017年版 2022年アップデート〈https://www.urol.or.jp/other/guideline/〉（2022年6月閲覧）

3）Heng DY, et al：External validation and comparison with other models of the International Metastatic Renal-Cell Carcinoma Database Consortium prognostic model: a population-based study. Lancet Oncol, 14：141-148, 2013.

4）各薬剤添付文書.

62 急性骨髄性白血病（AML）

1）日本血液学会：造血器腫瘍診療ガイドライン 2018年版補訂版. 金原出版，2020.

2）日本造血細胞移植学会：造血細胞移植ガイドライン 急性骨髄性白血病 第3版. 〈https://www.jstct.or.jp/modules/guideline/index.php?content_id=1〉（2022年8月閲覧）

3）日本臨床腫瘍学会：新臨床腫瘍学　改訂第6版. 南江堂，2021.

4）国立がん研究センター内科レジデント編：がん診療レジデントマニュアル 第8版. 医学書院, 2019.

63 急性リンパ性白血病（ALL）

1）日本血液学会：造血器腫瘍診療ガイドライン 2018年版補訂版. 金原出版，2020.

2）日本臨床腫瘍学会：新臨床腫瘍学　改訂第6版. 南江堂，2021.

3）国立がん研究センター内科レジデント編：がん診療レジデントマニュアル　第8版. 医学書院，2019.

4）Yanada M, et al: High complete remission rate and promising outcome by combination of imatinib and chemotherapy for newly diagnosed BCR-ABL-positive acute lymphoblastic leukemia: a phase II study by the Japan Adult Leukemia Study Group. J Clin Oncol, 24：460-466, 2006.

5）Sakura T, et al: High-dose methotrexate therapy significantly improved survival of adult acute lymphoblastic leukemia: a phase III study by JALSG. Leukemia, 32：626-632, 2018.

64 慢性骨髄性白血病（CML）

1）血液内科学会編：血液専門医テキスト改訂第2版. 南江堂，2015.

2）日本血液学会編：造血器腫瘍診療ガイドライン 2018年版補訂版. 金原出版，2020.

3）Sokal JE,et al: Prognostic discrimination in "good-risk" chronic granulocytic leukemia.Blood,63: 789-799,1984.

4）Hasford J,et al: Predicting complete cytogenetic response and subsequent progression-free survival in 2060 patients with CML on imatinib treatment: the EUTOS score.Blood, 118: 686-692,2011.

5）Arber DA,et al: The 2016 revision to the World Health Organization classification of myeloid neoplasms and acute leukemia.Blood,127: 2391-2405,2016.

6）Hasford J,et al: A new prognostic score for survival of patients with chronic myeloid leukemia treated with interferon alfa.Writing Committee for the Collaborative CML Prognostic Factors Project Group.J Natl Cancer Inst,90: 850-858,1998.

7）Baccarani M,et al: European LeukemiaNet recommendations for the management of chronic myeloid leukemia: 2013. Blood,122: 872-884,2013.

65 慢性リンパ性白血病（CLL）

1）日本血液学会編：造血器腫瘍診療ガイドライン 2018年版補訂版. 金原出版，2020.

2）血液内科学会編：血液内科専門医テキスト 改訂第2版. 南江堂，2015.

66 悪性リンパ腫

1）日本血液学会：造血器腫瘍診療ガイドライン2018年版補訂版. 金原出版，2020.

2）Cheson RD, et al: Recommendations for initial evaluation, staging, and response assessment of Hodgkin and non-Hodgkin lymphoma: the Lugano classification. J Clin Oncol,

32: 3059-3068, 2014.

3）日本臨床腫瘍研究グループ：JCOGホームページ.〈http://www.jcog.jp/doctor/tool/ps.html〉（2022年6月閲覧）

4）Sehn LH, et al：The revised International Prognostic Index (R-IPI) is a better predictor of outcome than the standard IPI for patients with diffuse large B-cell lymphoma treated with R-CHOP. Blood, 109：1857-1861, 2007.

5）日本肝臓学会編：B型肝炎治療ガイドライン（第3.4版）.〈https://www.jsh.or.jp/medical/guidelines/jsh_guidlines/hepatitis_b.html〉（2022年6月閲覧）

6）Velasquez WS, et al：Effective salvage therapy for lymphoma with cisplatin in combination with high-dose Ara-C and dexamethasone（DHAP）. Blood, 71：117-122, 1988.

7）Martin A, et al：Grupo Español de Linfomas/Trasplante Autólogo de Médula Osea（GEL/TAMO Cooperative Group）：R-ESHAP as salvage therapy for patients with relapsed or refractory diffuse large B-cell lymphoma：the influence of prior exposure to rituximab on outcome. A GEL/TAMO study. Haematologica, 93：1829-1836, 2008.

8）Rodriguez MA, et al：Results of a salvage treatment program for relapsing lymphoma：MINE consolidated with ESHAP. J Clin Oncol, 13：1734-1741, 1995.

9）Coiffier B, et al：Guidelines for the management of pediatric and adult tumor lysis syndrome：an evidence-based review. J Clin Oncol, 26：2767-2778, 2008.

10）Cheson BD, et al：International Harmonization Project on Lymphoma：Revised response criteria for malignant lymphoma. J Clin Oncol, 25：579-586, 2007.

67 多発性骨髄腫

1）日本骨髄腫学会：多発性骨髄腫の診療指針 第5版. 2020.

2）日本血液学会：造血器腫瘍診療ガイドライン2018年版補訂版. 金原出版, 2020.

3）Rajkumar SV, et al：International Myeloma Working Group updated criteria for the diagnosis of multiple myeloma. Lancet Oncol, 15：e538-548, 2014.

4）Palumbo A, et al：Revised International staging system for multiple myeloma：a report from International Myeloma working Group. J Clin Oncol, 33：2863-2869, 2015.

5）Attal M, et al：Lenalidomide, Bortezomib, and Dexamethasone with Transplantation for Myeloma. N Engl J Med, 376：1311-1320, 2017.

6）Kumar S, et al：Randomized, multicenter, phase 2 study（EVOLUTION）of combinations of bortezomib, dexamethasone, cyclophosphamide, and lenalidomide in previously untreated multiple myeloma. Blood, 119：4375-4382, 2012.

7）Facon T, et al：Daratumumab plus Lenalidomide and Dexamethasone for Untreated Myeloma.N Engl J Med, 380：2104-2115, 2019.

8）Mateos MV, et al：Daratumumab plus Bortezomib, Melphalan, and Prednisone for Untreated Myeloma. N Engl J Med, 378：518-528, 2018.

9）Moreau P, et al：Isatuximab, carfilzomib, and dexamethasone in relapsed multiple myeloma（IKEMA）：a multicentre, open-label, randomised phase 3 trial. Lancet, 397：2361-2371, 2021.

10）Lonial S,et al：Elotuzumab Therapy for Relapsed or Refractory Multiple Myeloma. N Engl J Med, 373：621-631, 2015.

11）Coiffier B, et al：Guidelines for the management of pediatric and adult tumor lysis syndrome：an evidence-based review. J Clin Oncol, 26：2767-2778, 2008.

68 発熱性好中球減少症（FN）

1）日本臨床腫瘍学会：発熱性好中球減少症（FN）診療ガイドライン 改訂第2版. 南江堂, 2017.

2）Klastersky J, et al：The Multinational Association for Supportive Care in Cancer risk index：A multinational scoring system for identifying low-risk febrile neutropenic cancer patients. J Clin Oncol, 18：3038-3051, 2000.

3）日本化学療法学会ほか：抗菌薬TDM臨床実践ガイドライン 2022.

4）菊地 賢ほか日本語版監修：日本語版サンフォード感染症治療ガイド2021（第51版）. ライフ・サイエンス出版, 2021.

5）日本肝臓学会：B型肝炎治療ガイドライン（第3.4版）. 2021.

69 抗がん薬による悪心・嘔吐

1）日本癌治療学会編：制吐薬適正使用ガイドライン 2015年10月（第2版）一部改訂版（ver2.2）.〈http://www.jsco-cpg.jp/item/29/index.html〉（2022年6月閲覧）

2）The National Comprehensive Cancer Network® （NCCN®）：NCCN Clinical Practice Guidelines in Oncology（NCCN Guidelines®）Antiemesis Version: 2, 2022.〈https://www.nccn.org/guidelines/category_3〉（2022年6月閲覧）

3）National Cancer Institute: Common Terminology Criteria for Adverse Events（CTCAE）v5.0, 2017.〈https://ctep.cancer.gov/protocolDevelopment/electronic_applications/ctc.htm#ctc_50〉（2022年6月閲覧）

70 がん疼痛

1）日本緩和医療学会 ガイドライン統括委員会編：がん疼痛の薬物療法に関するガイドライン2020年版. 金原出版, 2020.

ガイドライン一覧

1 本態性高血圧症
- 日本高血圧学会：高血圧治療ガイドライン2019．ライフサイエンス出版，2019．
- 日本老年医学会；高齢者高血圧診療ガイドライン2017．日老医誌，54：236-298，2017．

2 慢性心不全
- 日本循環器学会ほか：急性・慢性心不全診療ガイドライン（2017年改訂版），2022年4月1日更新版．〈https://www.j-circ.or.jp/cms/wp-content/uploads/2017/06/JCS2017_tsutsui_h.pdf〉（2022年10月閲覧）
- 日本循環器学会ほか：2021年JCS/JHFSガイドラインフォーカスアップデート版 急性・慢性心不全診療，2021年9月10日更新版．〈https://www.j-circ.or.jp/cms/wp-content/uploads/2021/03/JCS2021_Tsutsui.pdf〉（2022年10月閲覧）

3 ST上昇型急性心筋梗塞：急性期
- 日本循環器学会：急性冠症候群ガイドライン（2018年改訂版），2019年6月1日更新版．〈https://www.j-circ.or.jp/cms/wp-content/uploads/2020/02/JCS2018_kimura.pdf〉（2022年10月閲覧）
- 日本循環器学会：2020年JCSガイドライン フォーカスアップデート版 冠動脈疾患患者における抗血栓療法．〈https://www.j-circ.or.jp/cms/wp-content/uploads/2020/04/JCS2020_Kimura_Nakamura.pdf〉（2022年10月閲覧）

4 急性肺血栓塞栓症
- 日本循環器学会：肺血栓塞栓症および深部静脈血栓症の診断，治療，予防に関するガイドライン（2017年改訂版），2020年8月28日更新版．〈https://www.j-circ.or.jp/cms/wp-content/uploads/2017/09/JCS2017_ito_h.pdf〉（2022年10月閲覧）

5 虚血性心疾患二次予防
- 日本循環器学会：急性冠症候群ガイドライン（2018年版），2019年6月1日更新版．〈https://www.j-circ.or.jp/cms/wp-content/uploads/2020/02/JCS2018_kimura.pdf〉（2022年10月閲覧）
- 日本循環器学会：2020年JCSガイドライン フォーカスアップデート版 冠動脈疾患患者における抗血栓療法．〈https://www.j-circ.or.jp/cms/wp-content/uploads/2020/04/JCS2020_Kimura_Nakamura.pdf〉（2022年10月閲覧）

6 冠攣縮性狭心症
- 日本循環器学会ほか：冠攣縮性狭心症の診断と治療に関するガイドライン（2013年改訂版）．〈https://www.j-circ.or.jp/cms/wp-content/uploads/2020/02/JCS2013 ogawah_h.pdf〉（2022年10月閲覧）

7 深部静脈血栓症
- 日本循環器学会：肺血栓塞栓症および深部静脈血栓症の診断，治療，予防に関するガイドライン（2017年改訂版），2020年8月28日更新版．〈https://www.j-circ.or.jp/cms/wp-content/uploads/2017/09/JCS2017_ito_h.pdf〉（2022年10月閲覧）

8 心房細動
- 日本循環器学会ほか：不整脈の診断とリスク評価に関するガイドライン（2022年改訂版）．〈https://www.j-circ.or.jp/cms/wp-content/uploads/2022/03/JCS2022_Takase.pdf〉（2022年10月閲覧）
- 日本循環器学会ほか：2020年改訂版 不整脈薬物治療ガイドライン，2022年2月14日更新版．〈https://www.j-circ.or.jp/cms/wp-content/uploads/2020/01/JCS2020_Ono.pdf〉（2022年10月閲覧）
- 日本循環器学会ほか：2021年JCS/ JHRSガイドライン フォーカスアップデート版 不整脈非薬物治療．〈https://www.j-circ.or.jp/cms/wp-content/uploads/2021/03/JCS2021_Kurita_Nogami.pdf〉（2022年10月閲覧）

9 感染性心内膜炎
- 日本循環器学会ほか：感染性心内膜炎の予防と治療に関するガイドライン（2017年改訂版），2020年8月20日更新版．〈https://www.j-circ.or.jp/cms/wp-content/uploads/2017/07/JCS2017_nakatani_h.pdf〉（2022年10月閲覧）
- 感染症診療の手引き編集委員会：新訂第4版 感染症診療の手引き．シーニュ，2021．
- JAID/JSC感染症治療ガイド・ガイドライン作成委員会 編：JAID/JSC感染症治療ガイド2019．日本感染症学会・日本化学療法学会，2019．

10 冠動脈ステント治療における抗凝固・抗血小板療法
- 日本循環器学会：2020年JCSガイドライン フォーカスアップデート版 冠動脈疾患患者における抗血栓療法．〈https://www.j-circ.or.jp/cms/wp-content/uploads/2020/04/JCS2020_Kimura_Nakamura.pdf〉（2022年10月閲覧）

11 成人気管支喘息
- 日本アレルギー学会：喘息予防・管理ガイドライン2021．協和企画，2021．
- 一般社団法人日本喘息学会：喘息診療実践ガイドライン2021．協和企画，2021．

12 慢性閉塞性肺疾患（COPD）
- 日本呼吸器学会：COPD（慢性閉塞性肺疾患）診断と治療のためのガイドライン第6版．メディカルレビュー社，2022．

13 消化性潰瘍

・日本消化器病学会：消化性潰瘍診療ガイドライン2020（改訂第3版）．南江堂，2020．

14 潰瘍性大腸炎

・厚生労働科学研究費補助金　難治性疾患政策研究事業「難治性炎症性腸管障害に関する調査研究」班：潰瘍性大腸炎・クローン病　診断基準・治療指針［令和3年度改訂版］，2022．
・日本消化器病学会編：炎症性腸疾患（IBD）ガイドライン2020．南江堂，2020．
・日本炎症性腸疾患協会編：潰瘍性大腸炎の診療ガイド　第4版．文光堂，2021．

15 急性膵炎

・高田忠敬編：急性膵炎診療ガイドライン2021第5版．金原出版，2021．

16 慢性膵炎

・日本膵臓学会：慢性膵炎臨床診断基準2019．膵臓，34：279-281，2019．
・日本消化器病学会編：慢性膵炎診療ガイドライン2021　改訂第3版．南江堂，2021．

17 胆道感染症

・急性胆管炎・胆嚢炎診療ガイドライン改訂出版委員会ほか：TG18新基準掲載［第3版］急性胆管炎・胆嚢炎診療ガイドライン2018．医学図書出版，2018．
・急性胆管炎・胆嚢炎診療ガイドライン改訂出版委員会ほか編：急性胆管炎・胆嚢炎診療ガイドライン2018　モバイルアプリケーション．<http://www.jshbps.jp/modules/publications/index.php?content_id=7>（20222年6月閲覧）

18 C型慢性肝炎

・日本肝臓学会：C型肝炎治療ガイドライン第8.1版（2022年5月）．<https://www.jsh.or.jp/medical/guidelines/jsh_guidlines/hepatitis_c>
・日本肝臓学会：慢性肝炎・肝硬変の診療ガイド2019．文光堂，2019．

19 慢性便秘症

・日本消化器病学会関連研究会 慢性便秘の診断・治療研究会：慢性便秘症診療ガイドライン2017．南江堂，2017．

20 慢性腎臓病（CKD）

・日本腎臓学会編：エビデンスに基づくCKD診療ガイドライン2018．東京医学社，2018．
・厚生労働科学研究委託事業（難治性疾患等実用化研究事業（腎疾患実用化研究事業））研究班ほか監：腎障害進展予防と腎代替療法への移行　CKDステージG3b〜5診療ガイドライン2015．東京医学社，2015．
・日本透析医学会：慢性腎臓病に伴う骨・ミネラル代謝異常の診療ガイドライン．透析会誌，45：301-356，2012．

21 ネフローゼ症候群

・成田一衛監：エビデンスに基づくネフローゼ症候群診療ガイドライン2020．東京医学社，2020．
・日本腎臓学会編：エビデンスに基づくCKD診療ガイドライン2018．東京医学社，2018．

22 前立腺肥大症

・日本泌尿器科学会編：男性下部尿路症状・前立腺肥大症診療ガイドライン．リッチヒルメディカル，2017（2020年アップデート内容）．<https://www.urol.or.jp/other/guideline/>（2022年7月閲覧）

23 過活動膀胱

・日本排尿機能学会編：過活動膀胱診療ガイドライン　第3版．リッチヒルメディカル，2022．
・日本排尿機能学会ほか編：女性下部尿路症状ガイドライン　第2版．リッチヒルメディカル，2019．

24 脂質異常症

・日本動脈硬化学会：動脈硬化性疾患予防ガイドライン2022年版．日本動脈硬化学会，2022．
・日本動脈硬化学会：動脈硬化性疾患予防のための脂質異常症診療ガイド2018年版．日本動脈硬化学会，2018．

25 2型糖尿病

・日本糖尿病学会編著：糖尿病治療ガイド2022-2023．文光堂，2022．
・日本糖尿病学会ほか編著：高齢者糖尿病治療ガイド2021．文光堂，2021．
・日本糖尿病学会編著：糖尿病診療ガイド2019．南江堂，2019．

26 甲状腺機能亢進症

・日本甲状腺学会：甲状腺疾患診断ガイドライン2021．<https://www.japanthyroid.jp/doctor/guideline/japanese.html>（2022年12月閲覧）
・日本甲状腺学会：バセドウ病治療ガイドライン2019．南江堂，2019．

27 高尿酸血症・痛風

・日本痛風・尿酸核酸学会編：高尿酸血症・痛風の治療ガイドライン第3版．診断と治療社，2018．

153

- FitzGerald JD, et al：2020 American College of Rheumatology Guideline for the Management of Gout. Arthritis Care Res (Hoboken)，72：744-760, 2020.

28 鉄欠乏性貧血
- 日本鉄バイオサイエンス学会：鉄剤の適正使用による貧血治療指針 改訂［第3版］．響文社，2015.

29 関節リウマチ
- 日本リウマチ学会：関節リウマチ診療ガイドライン2020．診断と治療社，2021.
- 日本リウマチ学会：関節リウマチ治療におけるメトトレキサート（MTX）診療ガイドライン2016年版．羊土社，2016.

30 全身性エリテマトーデス（SLE）
- 日本リウマチ学会編：全身性エリテマトーデス診療ガイドライン2019．南山堂，2019.
- Fanouriakis A, et al：2019 update of the EULAR recommendations for the management of systemic lupus erythematosus. Ann Rheum Dis, 78：736-745, 2019.

31 脳梗塞
- 日本脳卒中学会脳卒中ガイドライン委員会編：脳卒中治療ガイドライン2021．協和企画，2021.

32 パーキンソン病
- 日本神経学会：パーキンソン病診療ガイドライン2018．医学書院，2018.

33 てんかん
- てんかん治療ガイドライン作成委員会編（日本神経学会監修）：てんかん治療ガイドライン2018．医学書院，2018.
- てんかん治療ガイドライン作成委員会編（日本神経学会監修）：てんかん治療ガイドライン2018追補版．〈https://www.neurology-jp.org/guidelinem/tenkan_tuiho_2018.html〉（2022年5月閲覧）

34 統合失調症
- 日本神経精神薬理学会：統合失調症薬物治療ガイドライン2022．〈https://www.jsnp-org.jp/csrinfo/03_2.html〉（2022年10月閲覧）

35 大うつ病性障害
- 日本うつ病学会：日本うつ病学会治療ガイドライン Ⅱ．大うつ病性障害．<https://www.secretariat.ne.jp/jsmd/iinkai/katsudou/kibun.html>（2022年6月閲覧）

36 アルツハイマー型認知症
- 日本神経学会監修：認知症疾患診療ガイドライン2017．医学書院，2017.
- 日本認知症学会：認知症テキストブック．中外医学社，2008.

37 不眠障害
- 厚生労働科学研究・障害者対策総合研究事業「睡眠薬の適正使用及び減量・中止のための診療ガイドラインに関する研究班」ほか編：睡眠薬の適正な使用と休薬のための診療ガイドライン（2014年7月22日更新）．〈https://jssr.jp/guideline〉（2022年8月閲覧）
- 日本神経治療学会：標準的神経治療：不眠・過眠と概日リズム障害．神経治療学，33：573-609，2017.
- 内山 真編：睡眠障害の対応と治療ガイドライン第3版．じほう，2019.

38 骨粗鬆症
- 骨粗鬆症の予防と治療ガイドライン作成委員会編：骨粗鬆症の予防と治療ガイドライン2015年版．ライフサイエンス出版，2015.

39 緑内障
- 日本緑内障学会 緑内障診療ガイドライン改訂委員会：緑内障診療ガイドライン（第5版）．日眼会誌，126：85-177，2022.

40 中耳炎
- 日本耳科学会ほか編：小児急性中耳炎診療ガイドライン2018年版．金原出版，2018.
- 戸塚恭一ほか日本語版監修：日本語版サンフォード感染症治療ガイド2021（第51版）．ライフサイエンス出版，2021.
- 日本耳科学会ほか編：小児滲出性中耳炎診療ガイドライン2021年版．金原出版，2021.

41 アレルギー性鼻炎（通年性，花粉症）
- 日本耳鼻咽喉科免疫アレルギー感染症学会 鼻アレルギー診療ガイドライン作成委員会：鼻アレルギー診療ガイドライン―通年性鼻炎と花粉症―2020年版（改訂第9版）．ライフ・サイエンス，2020.

42 アトピー性皮膚炎
- 日本皮膚科学会・日本アレルギー学会 アトピー性皮膚炎診療ガイドライン作成委員会：アトピー性皮膚炎診療ガイドライン2021年版．アレルギー，70：1257-1342，2021.

43 市中肺炎
- 日本呼吸器学会成人肺炎診療ガイドライン作成委員会：成人肺炎診療ガイドライン2017．日本呼吸器学会，2017.

154

ガイドライン一覧

- 日本感染症学会・日本化学療法学会：JAID/JSC感染症治療ガイド2019. ライフ・サイエンス，2019.

44 院内肺炎

- 日本呼吸器学会 成人肺炎診療ガイドライン2017作成委員会：成人肺炎診療ガイドライン2017. 日本呼吸器学会，2017.
- 日本感染症学会ほか：JAID/JSC感染症治療ガイドライン–呼吸器感染症-.日本化学療法学会雑誌，62：16-25，2014.
- 日本呼吸器学会 呼吸器感染症に関するガイドライン作成委員会：成人院内肺炎診療ガイドライン．日本呼吸器学会，2008.

45 細菌性髄膜炎

- 細菌性髄膜炎診療ガイドライン作成委員会：細菌性髄膜炎診療ガイドライン2014. 南江堂，2014.

46 尿路感染症

- 日本感染症学会ほか：JAID/JSC感染症治療ガイドライン2015－尿路感染症・男性性器感染症－．日本化学療法学会雑誌，64：1-30，2016.
- Bonkat G, et al：EAU Guidelines on Urological Infections. European Association of Urology 2022.〈https://uroweb.org/guidelines/urological-infections〉
- JAID/JSC感染症治療ガイド・ガイドライン作成委員会：JAID/JSC感染症治療ガイド2019. ライフサイエンス出版，2019.

47 肺結核

- 日本結核・非結核性抗酸菌症学会教育・用語委員会：結核症の基礎知識 第5版改訂．結核，96：93-123，2021.
- Nahid P, et al: Official American Thoracic Society/Centers for Disease Control and Prevention/Infectious Diseases Society of America Clinical Practice Guidelines: Treatment of Drug-Susceptible Tuberculosis. Clin Infect Dis, 63：e147-e195, 2016.

48 HIV感染症/AIDS

- 令和3年度厚生労働行政推進調査事業費補助金エイズ対策政策研究事業HIV感染症および血友病におけるチーム医療の構築と医療水準の向上を目指した研究班：抗HIV治療ガイドライン，2022年3月．<https://hiv-guidelines.jp/index.htm>（2022年4月閲覧）
- Department of Health and Human Services：Guidelines for the Use of Antiretroviral Agents in Adults and Adolescents with HIV. <https://clinicalinfo.hiv.gov/en/guidelines/hiv-clinical-guidelines-adult-and-adolescent-arv/whats-new-guidelines>（2022年10月閲覧）
- European AIDS Clinical Society：EACS Guidelines Version 11.0. 2021. <https://www.eacsociety.org/guidelines/eacs-guidelines/>（2022年4月閲覧）

49 帯状疱疹

- Dworkin RH, et al：Recommendations for the management of herpes zoster. Clin Infect Dis, 44（Suppl. 1）：S1-S26, 2007.

50 敗血症

- 日本版敗血症診療ガイドライン2020特別委員会：日本版敗血症診療ガイドライン2020. 日本集中治療医学会雑誌，28 Suppl,2021.
- Laura Evans, et al：Surviving sepsis campaign: international guidelines for management of sepsis and septic shock 2021. Intensive Care Med, 47：1181-1247, 2021.

51 胃癌

- 日本胃癌学会：胃癌治療ガイドライン医師用2021年7月改訂第6版．金原出版，2021.

52 大腸癌

- 大腸癌研究会編：大腸癌治療ガイドライン 医師用 2022年版．金原出版，2022.
- 大腸癌研究会編：遺伝性大腸癌診療ガイドライン 2020年版．金原出版，2020.

53 初期乳癌

- 日本乳癌学会編：乳癌診療ガイドライン2022年版．金原出版，2022.

54 転移・再発乳癌

- 日本乳癌学会編：乳癌診療ガイドライン2022年版．金原出版，2022.

55 小細胞肺癌（SCLC）

- 日本肺癌学会：肺癌診療ガイドライン2021年版．〈https://www.haigan.gr.jp/guideline/2021/〉（2022年5月閲覧）

56 非小細胞肺癌（NSCLC）

- 日本肺癌学会：肺癌診療ガイドライン2021年版．〈https://www.haigan.gr.jp/guideline/2021/〉（2022年5月閲覧）

57 卵巣癌・卵管癌・腹膜癌

- 日本婦人科腫瘍学会編：卵巣がん・卵管癌・腹膜癌治療ガイドライン2020年版．金原出版，2020.

58 子宮頸癌

- 日本婦人科腫瘍学会：子宮頸癌治療ガイドライン2017年版．金原出版，2017.

59 子宮体癌

・日本婦人科腫瘍学会編：子宮体がん治療ガイドライン2018年版. 金原出版, 2018.

60 前立腺癌

・日本泌尿器科学会：前立腺癌診療ガイドライン2016年版. 金原出版, 2016.
・日本泌尿器科学会監訳：NCCN腫瘍学臨床診療ガイドライン 前立腺癌 2019年第4版. <https://www2.tri-kobe.org/nccn/guideline/urological/index.html>（2022年8月閲覧）

61 腎細胞癌

・日本泌尿器科学会編：腎癌診療ガイドライン2017年版 2022年アップデート. 〈https://www.urol.or.jp/other/guideline/〉（2022年6月閲覧）

62 急性骨髄性白血病（AML）

・日本血液学会：造血器腫瘍診療ガイドライン 2018年版補訂版. 金原出版, 2020.

63 急性リンパ性白血病（ALL）

・日本血液学会：造血器腫瘍診療ガイドライン 2018年版補訂版. 金原出版, 2020.

64 慢性骨髄性白血病（CML）

・日本血液学会編：血液専門医テキスト 改訂第3版. 南江堂, 2019.
・日本血液学会編：造血器腫瘍診療ガイドライン 2018年版補訂版. 金原出版, 2020.

65 慢性リンパ性白血病（CLL）

・日本血液学会編：血液専門医テキスト 改訂第3版. 南江堂, 2019.
・日本血液学会編：造血器腫瘍診療ガイドライン 2018年版補訂版. 金原出版, 2020.

66 悪性リンパ腫

・日本血液学会：造血器腫瘍診療ガイドライン2018年版補訂版. 金原出版, 2020.

67 多発性骨髄腫

・日本骨髄腫学会：多発性骨髄腫の診療指針 第5版. 2020.
・日本血液学会：造血器腫瘍診療ガイドライン2018年版補訂版. 金原出版, 2020.

68 発熱性好中球減少症（FN）

・日本臨床腫瘍学会：発熱性好中球減少症（FN）診療ガイドライン 改訂第2版. 南江堂, 2017.
・日本化学療法学会ほか：抗菌薬TDM臨床実践ガイドライン 2022.

69 抗がん薬による悪心・嘔吐

・日本癌治療学会編：制吐薬適正使用ガイドライン2015年10月（第2版）一部改訂版（ver2.2）.〈http://www.jsco-cpg.jp/item/29/index.html〉（2022年6月閲覧）

70 がん疼痛

・日本緩和医療学会 ガイドライン統括委員会編：がん疼痛の薬物療法に関するガイドライン2020年版. 金原出版, 2020.

■ 編者紹介

　日本アプライド・セラピューティクス（実践薬物治療）学会は，2009年に発足した学会である．医療用医薬品，一般用医薬品のみならず，いわゆるサプリメントなどの補助的非薬物治療も含め，広く薬物治療が科学的で合理的なエビデンスに基づいて行われることを目指している．主な会員の構成は，薬剤師，医師，大学教官となっている．

　医療の現場にエビデンスに基づいた薬物治療が行われるよう，診療ガイドラインの中の薬物治療関連事項を2ページでまとめる取り組み（本書）や，医師，薬剤師を対象にした適切妥当な薬物選択を考える症例ワークショップの開催も行っている．

　学会ホームページ：http://www.applied-therapeutics.org

2ページで理解する
標準薬物治療ファイル

2013年8月10日　　1版1刷　　　　　　　　　　　Ⓒ2023
2019年8月 1日　　3版1刷
2023年3月15日　　4版1刷

編　者
日本アプライド・セラピューティクス（実践薬物治療）学会
　　　　　　　　　　　　　　　　じっせんやくぶつちりょう　　がっかい
　にほん

発行者
株式会社　南山堂　　代表者　鈴木幹太
〒113-0034　東京都文京区湯島 4-1-11
TEL 代表 03-5689-7850　　www.nanzando.com

ISBN 978-4-525-77344-1

JCOPY ＜出版者著作権管理機構 委託出版物＞
複製を行う場合はそのつど事前に(一社)出版者著作権管理機構（電話03-5244-5088，FAX 03-5244-5089, e-mail: info@jcopy.or.jp）の許諾を得るようお願いいたします．

本書の内容を無断で複製することは，著作権法上での例外を除き禁じられています．また，代行業者等の第三者に依頼してスキャニング，デジタルデータ化を行うことは認められておりません．